高等院校医护类专业创新教材

Windows 10 + Office 2016
医学计算机基础

主　编　朱　丁（无锡学院）
　　　　周鸣鸣（江苏省南通卫生高等职业技术学校）
副主编　曾蕙明（无锡学院）
　　　　宋绍征（无锡太湖学院）
　　　　宋　磊（无锡学院）
　　　　鲍文君（无锡学院）
参　编　武　丽（无锡学院）
　　　　于庆南（无锡学院）
　　　　段晴晴（无锡学院）
　　　　赵昊阳（无锡学院）
主　审　王建军（江苏省南通卫生高等职业技术学校）

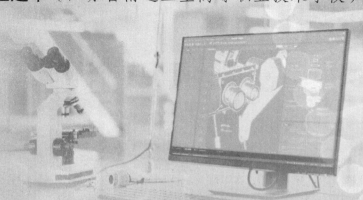

西北大学出版社
·西安·

图书在版编目(CIP)数据

医学计算机基础 / 朱丁，周鸣鸣主编. —西安：
西北大学出版社，2023.6
ISBN 978-7-5604-5167-1

Ⅰ. ①医⋯ Ⅱ. ①朱⋯ ②周⋯ Ⅲ. ①计算机应用—
医学 Ⅳ. ①R319

中国国家版本馆 CIP 数据核字(2023)第 124494 号

医学计算机基础

YIXUE JISUANJI JICHU

朱 丁 周鸣鸣 主编

出版发行	西北大学出版社
地 址	西安市太白北路 229 号
网 址	http://nwupress.nwu.edu.cn
电 话	029-88303059
经 销	全国新华书店
印 装	三河市骏杰印刷有限公司
开 本	850 毫米×1168 毫米 1/16
印 张	21
字 数	454 千字
版 次	2023 年 6 月第 1 版 2023 年 6 月第 1 次印刷
书 号	ISBN 978-7-5604-5167-1
定 价	59.80 元

如有印装质量问题,请与本社联系调换,电话 029-88302966。

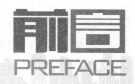

前言
PREFACE

党的二十大报告指出:"教育、科技、人才是全面建设社会主义现代化国家的基础性、战略性支撑。必须坚持科技是第一生产力、人才是第一资源、创新是第一动力,深入实施科教兴国战略、人才强国战略、创新驱动发展战略,开辟发展新领域新赛道,不断塑造发展新动能新优势。"

在信息时代,每一名在校大学生必须掌握计算机基础知识和基本操作技能,这也是用人单位对大学毕业生的基本要求。随着医药卫生行业数字化进程的不断推进,计算机技术在医药卫生行业中的应用也越来越深入,很多医院都实行了数字化管理,原来的纸质病历也由电子病历所取代,这就要求医药卫生行业的工作人员不仅要有过硬的专业知识,还必须熟练掌握计算机基本操作技能。在新形势下,作为培养卫生人才的医学院校,除了要传授医学生卫生相关的专业知识外,还要提高医学计算机基础教学质量,夯实医学生的计算机应用基础知识,更好地适应社会需要。

本书结合医学专业、医药学科未来的应用方向,以期使学生能够适应未来各自专业工作中对计算机技术、网络技术、信息技术、多媒体技术等本专业数字化技术的需求,从教、学、用三方面培养适应医药卫生行业信息技术需求的合格人才。

本书作为全国高等院校医学、药学、中医学、护理学等各专业"医学计算机与信息技术应用基础"公共基础课程的教材,把计算机技术、信息技术、网络技术和多媒体技术的基础理论及基本技能与现代医学信息化的需要相结合,本着系统全面、科学合理、结合专业、注重实用、知识宽泛、关注发展、助学助教七项原则安排内容,构建医学人才的 IT 知识结构。本书落实立德树人根本任务,坚持为党育人、为国育才,发掘医药卫生行业的思政元素,融入劳模精神、专业精神、职业精神、工匠精神和创新精神等,帮助学生树立正确的世界观、人生观和价值观。

本书共有 12 章,主要内容包括计算机基础知识,中文操作系统 Windows 10,Word 2016 文字处理软件,Excel 2016 表格处理软件,PowerPoint 2016 演示文稿制作软件,计算机网络、安全及新一代信息技术应用,数据处理及常用统计软件 SPSS,计算机医学影像,电子病历系统,检验信息系统,健康管理系统,大数据应用。

本书是江苏省教育科学"十四五"规划 2021 年度高教重点课题"产教融合背景下应用型本科高校实验室建设与管理研究"(项目编号 B/2021/01/66)、2022 年度江苏省高校哲学社会科学研究一般项目"基于产教融合的应用型本科高校实验室建设与管理研究——以无锡学院为例"（项目编号 2022SJYB0995）、无锡学院 2021 年教学改革研究课题"高校产教融合实验室建设的研究与实践"（项目编号 JGYB202104）课题研究成果之一。

本书由朱丁、周鸣鸣任主编，曾蕙明、宋绍征、宋磊、鲍文君任副主编，武丽、于庆南、段晴晴、赵昊阳共同参与编写。全书由王建军主审。

在编写本书的过程中，编者查阅和引用了国内外大量书籍及其他相关资料，因篇幅有限，不能一一列出作者，在此对相关作者一并表示衷心的感谢。同时，各编者所在单位也给予了大力的支持，在此一并表示诚挚的感谢。

鉴于编者水平有限，书中难免存在疏漏和不当之处，敬请广大读者批评指正。

编　者

目录
CONTENTS

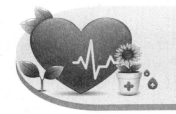

第一章　计算机基础知识

知识目标：了解计算机的基础知识，包括计算机的产生、发展历程和发展趋势，计算机的特点、组成和存储方式；熟悉计算机硬件系统和软件系统。

技能目标：掌握常用的几种数制和转换方式，以及大学生选购个人计算机的原则。

思想切入点：民族自豪感，时代精神，国家竞争力，可持续发展。

思想延伸

20世纪60年代以来，信息技术飞速发展，互联网应用加速普及，在全球范围内掀起了信息革命的发展浪潮。这是自工业革命以来影响最为广泛和深远的历史变革，给人类的生产和生活方式乃至经济社会的各个领域都带来了前所未有的深刻变化。当前，信息技术日益成为重塑世界竞争格局的重要力量，成为大国综合国力较量的制高点。曾经痛失工业革命机遇的中华民族，从未放弃攀登世界科技之巅的梦想，无论如何都不能与信息革命的历史机遇失之交臂。党的十八大以来，党和国家的事业发展取得了巨大的历史性成就、发生了历史性变革，中华民族伟大复兴进入不可逆转的历史进程。立足新的历史方位，习近平总书记敏锐指出："信息化为中华民族带来了千载难逢的机遇""我们必须抓住信息化发展的历史机遇，不能有任何迟疑，不能有任何懈怠，不能失之交臂，不能犯历史性错误。"在信息化发展时代潮流与世界百年未有之大变局和中华民族伟大复兴战略全局发生历史性交汇的新时期，中国在信息化领域逐渐实现从跟跑到并跑、领跑的转变。

一、案例

神威·太湖之光超级计算机

这台由我国国家并行计算机工程技术研究中心研制、安装在国家超级计算无锡中心的超级计算机，是世界上首个峰值运算速度超过十亿亿次的超级计算机，峰值速度为12.5亿亿次/秒，持续性能为9.3亿亿次/秒，一分钟计算能力相当于全世界72亿人同时用计算机计算32年。神威·太湖之光共安装了40 960个中国自主研发的"申威26010"众核处理器，该处理器采用64位自主申威指令系统。神威·太湖之光有三项成果入围超算界的诺贝尔奖——戈登贝尔奖，并凭借其中一项最终获奖。

量子计算机

1900年，42岁的德国人普朗克（全名：马克斯·卡尔·恩斯特·路德维希·普朗克；德语：Max Karl Ernst Ludwig Planck）首次提出"量子论"。2017年，世界首台超越早期经典计算机的光量子计算机在我国诞生，为实现超越经典计算能力的量子计算目标（国际学术界称之为"量子称霸"）奠定了基础。2020年年底，量子计算原型机"九章"在中国科学技术大学横空出世，在费曼提出量子计算概念近40年后，"九章"在实验上严格地证明了量子计算的加速能力，把梦想变成了现实。"九章"处理特定问题的速度比当时世界排名第一的超级计算机"富岳"快100万亿倍，同时也等效地比谷歌发布的53比特量子计算原型机"悬铃木"快100亿倍。2021年，"九章二号""祖冲之号""祖冲之二号"以迅雷不及掩耳之势相继问世，超导计算机"祖冲之二号"实现了对"量子随机线路取样"任务的快速求解，使得我国首次在超导体系达到了"量子计算优越性"里程碑，同年，中国量子计算成果入选国际物理学十大进展。这一系列令人瞩目的成果，标志着我国已成为世界上唯一一个在超导和光量子两个"赛道"上达到"量子优越性"里程碑的国家。

量子卫星"墨子"号

2017年8月10日，中国科学技术大学潘建伟团队宣布，全球首颗量子科学实验卫星"墨子号"圆满完成三大科学实验任务：量子纠缠分发、量子密钥分发和量子隐形传态。在量子保密通信"京沪干线"技术验证及应用示范活动现场，"京沪干线"项目首席科学家、中科院院士潘建伟表示，目前中国量子通信技术领先国际相关技术水平5年，并将在未来10到15年持续保持领先。

二、拓展学习

（1）2018年电影《厉害了，我的国》上映。

（2）2021年，中共中央网络安全和信息化委员会办公室印发《"十四五"国家信息化规划》。

来源：《中国网信》杂志2022年第3期封面报道04：浪淘天地入东流——习近平总书记指引我国信息化发展纪实。

思考问题

（1）突破"卡脖子"技术瓶颈，信息技术领域应如何实现科技自立自强？

（2）有哪些我国信息技术发展的大事件激发了你的学习热情？

第一节　计算机概述

一、计算机的产生和发展

计算工具的演化历史经历了由简单到复杂、从低级到高级的阶段。例如，从"结绳记事"中的绳结到算筹、算盘与计算尺、机械计算机等。它们在不同的历史时期发挥了各自的历史作用，同时也启发了现代电子计算机的研制思想。

1889年，美国科学家赫尔曼·何乐礼研制出以电力为基础的电动制表机，用以存储计算资料。

1930年，美国科学家范内瓦·布什制造出世界上首台模拟电子计算机。

1946年，由美国军方定制的世界上第一台电子数字积分计算机（electronic numerical integrator and

图文
结绳记事

computer，ENIAC）在美国宾夕法尼亚大学问世，在以后短短的几十年里，计算机技术以惊人的速度发展，没有任何一门技术的性能价格比能像计算机技术一样，在30年内增长6个数量级，同时电子计算机迅速地渗透到人们生产和生活的各个领域，在科学计算、工程设计、数据处理以及人们的日常生活等领域发挥着巨大的作用。电子计算机技术被公认为是20世纪最重大的工业革命成果之一。

计算机（computer）俗称电脑，是一种能够存储程序，并能按照程序自动、高速、精确地进行大量计算和信息处理的现代化智能电子机器，可以进行数值计算，又可以进行逻辑计算，还具有存储记忆功能。科技的进步促使计算机产生和迅速发展，而计算机的产生和发展又反过来促使科学技术和生产力水平提高。当今，电子计算机的发展和应用水平已经成为衡量一个国家科学技术水平和经济实力的重要标志。

（一）电子计算机的产生

目前，公认的世界上第一台电子计算机是在1946年2月14日由美国宾夕法尼亚大学莫尔学院莫克利（John W.Mauchly）和艾克特（J.Presper Eckert）发明的ENIAC，即电子数字积分计算机，如图1.1所示。ENIAC最初被美国国防部专门用于进行弹道计算，后经多次改进而成为能进行各种科学计算的通用计算机。它是一个庞然大物，采用约18 000个电子管作为计算机的基本元件，由1 500多个继电器、10 000多个电容器和70 000多个电阻器构成，占地170 m²，重量达30 T，功率为150 kW，每秒能进行5 000次运算。这台完全采用电子线路执行算术运算、逻辑运算和信息存储的计算机，运算速度比继电器计算机快1 000倍。

尽管ENIAC的功能不能和现在的任何一台计算机相比，甚至不如现在的微型计算机，但在计算机发展的历史长河中，ENIAC的研发成功标志着计算机时代的开始。

在计算机发展过程中有两位杰出的科学家和重要的奠基人，分别是英国数学家、逻辑学家艾伦·麦席森·图灵〔Alan Mathison Turing，图1.2（a）〕和美籍匈牙利裔数学家、计算机科学家、物理学家约翰·冯·诺依曼〔John von Neumann，图1.2（b）〕。艾伦·麦席森·图灵的主要贡献是提出了著名的图灵机理论模型，对现代数字计算机的逻辑工作有深远影响，该模型对人工智能的发展有诸多贡献，而约翰·冯·诺依曼则提出了计算机的结构是采用存储程序以及二进制编码等并沿用至今的。

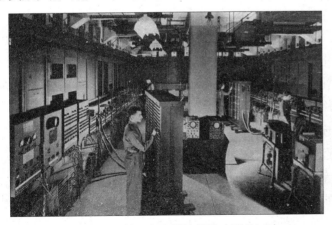

图1.1　第一台电子计算机（ENIAC）

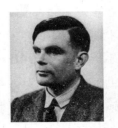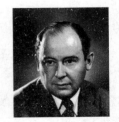

(a) 艾伦·麦席森·图灵　　(b) 约翰·冯·诺依曼

图1.2　艾伦·麦席森·图灵和约翰·冯·诺依曼

1. 艾伦·麦席森·图灵

艾伦·麦席森·图灵1912年6月23日出生于英国伦敦，1954年6月7日去世，享年42岁。

图灵在科学，特别是在数理逻辑和计算机科学方面取得了举世瞩目的成就，是20世纪杰出的数学家、逻辑学家。他的一些科学成果，为现代计算机技术奠定了基础，被称为计算机之父、人工智能之父。

1937年，图灵在《伦敦数学会文集》上发表了著名的论文《论数字计算在决断难题中的应用》（*On Computable Numbers, with an Application to the Entscheidungsproblem*），文中提出了"算法"（Algorithms）和"计算机"（Computing Machines）两个核心概念，此文被誉为现代计算机原理的开山之作，并在附录中描述了一种可以辅助教学研究的机器，后来被人们称为"图灵机"，这个设想在纯数学的符号逻辑和实体世界之间建立了联系，为后来"电脑"这一概念的出现奠定了理论基础。

1950年，图灵发表了关于机器思维问题的论文《计算机器与智能》（*Computing Machinery and Intelligence*），为后来的人工智能科学提供了开创性的理论，并提出了著名的"图灵测试"。这一划时代的作品使图灵获得了"人工智能之父"的美誉。

为了纪念图灵对计算机科学的巨大贡献，1966年美国计算机协会（Association for Computing Machinery，ACM）设立了一年一度的"图灵奖"，该奖项被公认为"计算机界的诺贝尔奖"，用以表彰在计算机科学中做出突出贡献的人。

2. 约翰·冯·诺依曼

约翰·冯·诺依曼是著名的美籍匈牙利裔数学家、计算机科学家、物理学家和化学家，1903年12月28日出生于匈牙利布达佩斯的一个犹太人家庭，1957年2月8日在华盛顿去世，享年53岁。

约翰·冯·诺依曼是少年天才，从小就显示出了惊人的数学和记忆方面的天分，年仅23岁便以优异的成绩获得了布达佩斯大学的数学博士学位；1927—1929年在柏林大学和汉堡大学担任数学讲师，27岁成为普林斯顿大学最年轻的教授，是20世纪最重要的数学家之一。约翰·冯·诺依曼在数学领域、经济学领域、物理学领域和计算机领域都有杰出的、开拓性的贡献。在计算机方面，约翰·冯·诺依曼参与了世界上第一台电子计算机ENIAC的研制，提出了全新的存储程序通用电子计算机方案，并确定了存储程序计算机的五大组成部分和基本的工作方法。半个多世纪以来，尽管计算机制造技术发生了巨大变化，但冯·诺依曼体系结构仍然被沿用至今，他被誉为"计算机之父"。

（二）计算机的发展历程及未来发展趋势

从第一台电子计算机ENIAC问世至今，计算机从最初的用电子管作为元器件，发展到今天的用超大规模集成电路作为元器件，已走过了七十多年的历程。在这段时间里，计算机的应用领域不断被拓宽，系统结构也发生了翻天覆地的变化。根据计算机所采用的电子元器件的不同，计算机的发展历程可划分为电子管、晶体管、集成电路、大规模和超大规模集成电路四个阶段。

1. 第一代：电子管计算机（1946—1958年）

第一代计算机是电子管计算机。其基本逻辑元件是真空电子管，内存储器采用汞延迟线、阴极射线示波管、静电存储器等，外存储器有纸带、卡片、磁带和磁鼓等。其运算速度为数千次到数万次每秒，内存容量只有几千字节。此阶段计算机程序设计还处于最低阶段，用一串0和1表示的机器语言进行编程，直到20世纪50年代才出现高级编程语言。由于操作系统尚未出现，计算机操作困难，仅能在科学、军事等少数尖端领域得到应用。尽管这个时期计算机的运用有很大局限性，但作为世界上第一台电子计算机，ENIAC的出现奠定了计算机发展的基础。

与第一台电子计算机 ENIAC 不同的是，EDVAC（electronic discrete variable automatic computer，离散变量自动电子计算机）首次使用二进制，可以说 EDVAC 是第一台现代意义上的通用计算机。EDVAC 由 5 个基本部分组成：运算器、控制器、存储器、输入装置以及输出装置，使用了大约 6 000 个真空管、12 000 个二极管，功率为 56 kW，重达 7 850 kg，占地面积缩小到了 45.5 m^2，工作时需要 30 个技术人员同时操作。被誉为"计算机之父"的冯·诺依曼参与了 EDVAC 的研制，起草并发表了长达 101 页的《关于 EDVAC 报告草案》。该草案中提出的计算机的存储体系结构沿用至今。这份草案在计算机发展史上具有划时代的意义，因为它向世界宣告了电子计算机时代开始了。第一代计算机体积庞大、造价高昂、速度慢、存储容量小、可靠性差、功耗高，主要应用于军事和科学研究领域。其代表机型有 IBM 650、IBM 709 等。

2. 第二代：晶体管计算机（1958—1964 年）

1954 年，美国贝尔实验室成功研制出第一台使用晶体管的第二代计算机，取名 TRADIC（transistorized airborne digital computer）。相较于第一代计算机均采用的电子管元件在运行时产生的热量多、可靠性较差、运算速度慢、价格高昂、体积庞大、功耗高等诸多缺点，尺寸小、重量轻、寿命长、效率高、发热少、功耗低的晶体管，开始被用作计算机的主要元件。使用晶体管后，电子线路的结构大大改观，制造高速电子计算机就更容易实现了。

第二代计算机以晶体管为主要器件，其体积缩小，功耗降低，可靠性有所提高，与电子管相比，晶体管的平均寿命提高了 1 000 倍，耗电降到了电子管的 1/10，且体积减少了一个数量级。晶体管计算机的内存储器由磁性材料制成的内芯组成，外存储器有磁盘、磁带，增加了浮点运算，运算速度达到几十万次到几百万次每秒，内存容量也扩大到几十万字节。同时计算机软件也有了较大的发展，出现了监控程序并发展成为后来的操作系统，高级编程语言 BASIC、FORTRAN 相继被推出，使编写程序的工作变得更为方便并实现了程序兼容。

第二代计算机的使用范围也从单一的科学计算扩展到商务领域的数据处理和事务管理并开始进入工业控制领域。其代表机型有 IBM 7094、CDC 7600。

3. 第三代：集成电路计算机（1964—1970 年）

第三代计算机的主要元件是中、小规模集成电路（MSI、SSI）。1958 年，美国物理学家基尔比和诺伊斯同时发明了集成电路。这种集成电路是用特殊的工艺将几十个甚至几百个分立的电子元件组成的电子线路做在一个仅几平方毫米的硅片上，通常只有四分之一邮票大小。

与晶体管电路相比，集成电路计算机的体积更小，寿命更长，功耗、价格进一步下降，而且在存储器容量、运行速度和可靠性等方面都有了较大提高。同时，计算机软件技术有了进一步发展，尤其是操作系统的逐步成熟，是第三代计算机的显著特点。软件出现了结构化、模块化程序设计方法，如出现了 Pascal 语言。第三代计算机主要应用于科学计算、企业管理、自动控制、辅助设计和辅助制造等领域，并开始进入文字处理和图形图像处理领域，最具代表性的机型为 IBM 公司研制的 IBM 360 计算机系列。

4. 第四代：大规模和超大规模集成电路计算机（1970 年至今）

第四代计算机的主要元器件是大规模和超大规模集成电路。随着集成电路技术的不断发展，20 世纪 70 年代出现了可容纳数千至几十万个晶体管的大规模和超大规模集成电路。采用大规模集成电路可以在一个 4 mm^2 的硅片上容纳至少 2 000 个晶体管元器件。这项技术使得计算机的制造者们把计算机的核心部件甚至整个计算机都做在一个硅片上，从而使计算机的体积、重量都进一步减小。内存储器也用集成度很高的半导体存储器完全代替了磁芯存储器。磁盘的存取速度和存储容量大幅度上升，开始引进光盘，计算速度可达到几百万至上亿次每秒。操作系统开始向虚拟操作系统发展，数据管理系统不断完善和提高，程序语言进一步发展和改进，软件行业发展成为新兴的高科技产业。

这个时期计算机的类型除小型、中型、大型机外，开始向巨型机和微型机两个方面发展。随着集成技术的不断发展，半导体芯片的集成度更高，每块芯片可容纳几万乃至几百万个晶体管，并可以把运算器和控制器都集中在一个芯片上，从而出现了微处理器，并可以用微处理器和大规模、超大规模集成电路组装成微型计算机，即微机或 PC。微型计算机体积小，价格便宜，使用方便，而且它的功能和运算速度已经达到甚至超过了过去的大型计算机，所以微型计算机的研发和运用，反映了一个国家科学技术的普及程度。另一方面，利用大规模、超大规模集成电路制造的各种逻辑芯片，制成了体积并不很大，但运算速度可达一亿甚至几十亿次的巨型计算机。我国继 1983 年成功研制出每秒运算一亿次的银河 I 型巨型机以后，又于 1993 年成功研制出每秒运算十亿次的银河 II 型通用巨型计算机。巨型机的研发和运用代表着一个国家的经济实力和科学研究水平。

第四代计算机主要应用于科学计算、事务管理、过程控制等领域，并开始逐步走向家庭。最具代表性的机型有 IBM 公司研制的 IBM S/370、Dell 80486 计算机等。

随着现代硅芯片技术的高速发展，硅技术越来越接近于其自身的物理发展极限，因此，迫切要求计算机从结构变革发展到器件与技术的变革，这一系列变革在技术方面都会产生一次质的飞跃。预测未来新型计算机的类型有以下几种。

（1）量子计算机。量子计算机是遵循量子力学规律进行高速数学和逻辑运算、存储及处理量子信息的物理装置。量子计算机有运行速度快、处置信息能力强、应用范围较广等特点。与一般计算机相比，信息处理量愈多，对于量子计算机实施运算就愈加有利，也更能确保运算具备精确性。2021 年 2 月 8 日，中科院量子信息重点实验室的科技成果转化平台——合肥本源量子科技公司发布了具有自主知识产权的量子计算机操作系统"本源司南"。2021 年 7 月 27 日，东京大学与日本 IBM 宣布，商用量子计算机已开始投入使用，标志着量子计算机进入新时代。

（2）光子计算机。光子计算机即全光数字计算机，以光子代替电子，光互连代替导线互连，光硬件代替计算机中的电子硬件，光运算代替电运算。光的天然高速的特性决定了光子计算机有超高运算速度；与仅在低温下工作的超高速电子计算机相比，光子计算机可在正常室温下工作；光计算具有容错性，在这个层面上，可以与人脑相媲美。随着现代光学与计算机技术、微电子技术的不断结合，光子计算机将成为未来普遍使用的工具。

（3）分子计算机。分子计算机的运算过程是蛋白质分子与化学介质的相互作用，计算机的转换开关是酶。生物分子组成的计算机能在生化环境下，甚至在生物有机体中运行，并能以其他分子形式与外部环境交换，因此它将在医疗诊治、遗传追踪和仿生工程中发挥不可替代的作用。分子芯片的体积虽然大大缩小，但效率却大大提高，分子计算机完成一项运算，所需的时间仅为 10 ps（皮秒），比人的思维速度快 100 万倍。分子计算机具有惊人的存储容量，$1 m^3$ 的 DNA 溶液可存储 1 万亿的二进制数据。分子计算机消耗的能量非常少，只有电子计算机的十亿分之一。由于分子芯片的原材料是蛋白质分子，所以分子计算机既有自我修复的功能，又可直接与分子活体相连。

（4）纳米计算机。纳米技术的终极目标是使人类按照自己的意志直接分离单个原子，制造出具有特定功能的产品。现在纳米技术能把传感器、电动机和各种处理器集成在一个硅芯片上；纳米计算机内存芯片的体积仅与几百个原子的大小相当。

（5）生物计算机。20世纪80年代以来，生物工程学家对人脑、神经元和感受器的研究倾注了很大精力，以期研制出可以模拟人脑思维、低耗、高效的第六代计算机——生物计算机。生物计算机以生物工程技术产生的蛋白质分子为材料，以此作为生物芯片代替半导体硅片，利用有机化合物存储数据。信息以波的形式传播，当波沿着蛋白质分子链传播时，会引起蛋白质分子链中单键、双键结构顺序的变化，运算速度比当今最新一代计算机快10万倍。它具有很强的抗电磁干扰能力，并能彻底消除电路间的干扰；能量消耗仅相当于普通计算机的十亿分之一，且具有巨大的存储能力。同时生物计算机具有生物体的一些特点，如能发挥生物本身的调节机能，自动修复芯片上发生的故障，还能模仿人脑的机制等。

（6）神经计算机。神经计算机的特点是可以实现分布式联想记忆，并能在一定程度上模拟人和动物的学习功能。它是一种有知识、会学习、能推理的计算机，具有能理解自然语言、声音、文字和图像的能力，并且具有说话的能力，使人机能够用自然语言直接对话。它可以利用已有的和不断学习到的知识，进行思维、联想、推理，并得出结论，能解决复杂问题，具有汇集、记忆、检索有关知识的能力。

二、计算机的特点

电子计算机自1946年诞生至今，经历了70多年的发展，已经成为现代社会不可缺少的、最先进的、最具通用性的信息处理工具，它具有一些人类和其他工具所不具备的优异特点，主要包括以下几点。

（一）运算速度快

现代巨型计算机系统的运算速度已达几千万亿次／秒。以前人工需要几年、几十年才能完成的大量、复杂的科学计算工作，现在使用计算机只需几天、几小时甚至几分钟即可完成。

（二）运算精度高

由于计算机采用二进制数字运算，计算精度随着表示数字的设备的增加和算法的改进而不断提高，一般的计算机均可达到几十位的有效数字。目前使用计算机计算得到的圆周率 π 的值已达到小数点后的上亿位。

（三）具有记忆能力

计算机具有记忆存储信息的功能，可存储大量的数据和程序，并将处理或计算结果保存起来。这也是电子计算机区别于其他计算工具的基本特点之一。

（四）具有逻辑判断能力

计算机除了能够进行数值计算，还可以进行逻辑判断。这使得计算机可以进行非常复杂的运算，进而实现过程控制和各种各样的数据处理。

（五）运行过程自动化

计算机具有自动执行程序的能力。将设计好的程序输入计算机，发出命令后，计算机即可按照程序指令自动地控制运行，完成指定的任务。

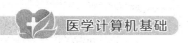

（六）可靠性高

计算机的可靠性高，工作性能稳定，差错率低。一般来讲，只有在外部因素介入时才容易出现错误。

（七）通用性好

通用性是计算机能够应用于各种领域的基础。任何复杂的信息处理任务都可以分解为一系列的基本算术运算和逻辑判断指令。将实现这些基本运算和操作的机器指令按照一定的次序组合起来，加上运算所需的数据，形成适当的程序，就可以完成特定的任务。计算机的这种程序控制的工作方式使计算机在适应各种不同的工作时十分灵活、方便，易于变更，从而具有极大的通用性。

三、计算机的分类

计算机根据分类标准的不同，可以分为以下几类。

（一）根据工作原理分类

根据工作原理的不同，计算机可以分为数字电子计算机和模拟电子计算机。数字电子计算机中的数据都是用 0 和 1 构成的二进制数，其基本运算部件是数字逻辑电路。因此，数字电子计算机的运算速度快、精度高、存储容量大。通常所说的电子计算机都是指数字电子计算机。模拟电子计算机是以连续变化的电压／电流（模拟量）表示运算量的电子计算机。它可以模拟对象变化过程中的物理量。模拟电子计算机的运算速度快，但精度不高，通用性差，主要用于模拟计算、过程控制和一些科学研究领域。

（二）根据用途分类

根据用途的差异性，计算机可以分为通用计算机和专用计算机。通用计算机的功能多，通用性强，用途广泛，可用于解决各类问题。通常人们使用的都是通用计算机。专用计算机的功能单一，具有某个方面的特殊性能，通常用于完成某种特定的工作。与通用计算机相比，其在特定的环境或特定的用途上会更有效、更经济。例如，应用于军事上的计算机火炮控制系统，飞机自动驾驶、导弹自动导航等计算机控制系统。

（三）根据性能指标分类

根据性能指标的不同，计算机可以分为超级计算机、大型计算机、高档工作站、个人计算机、平板计算机、单片计算机等。

（1）超级计算机。超级计算机的运算速度快、内存容量大、功能超强。其运算速度目前已达每秒几千万亿次。内存容量可达万兆字节，主要用于尖端科学技术方面。超级计算机的研制水平是一个国家科学技术和工业发展程度的标志之一。

我国研制的"银河"系列、"曙光"系列计算机均属于超级计算机。2009 年 10 月研制成功的"天河一号"计算机，使用了 6 144 个通用型 CPU，存储容量达到 1 PB，其峰值运算速度达到了每秒 1 206 万亿次，名列同时期的亚洲第一，世界第五。

（2）大型计算机。大型计算机具有运算速度高、存储容量大、支持多用户使用的特点，主要用于大型计算中心和计算机网络中的主机、服务器等。

（3）高档工作站。高档工作站是 20 世纪 80 年代出现的一种新型计算机系统，它实际上是一种高性能的高档微型计算机,其运算速度、内存容量等指标均优于普通的个人计算机,多用于一些专门问题,如图形、图像的处理。

(4)个人计算机。个人计算机具有价格低、体积小、功耗少、使用方便的优点,是应用范围最广泛、最普及的计算机系统。

(5)平板计算机。平板计算机采用多点触控屏技术,去掉了键盘和鼠标,更加轻巧,使用方便,如美国苹果公司于2010年初推出的iPad。

(6)单片计算机。单片计算机是将计算机系统的主要组成部分集成在一片半导体芯片上,主要用于自动控制领域,如智能化的仪器、仪表,掌上电脑,各种家用电器等。

四、计算机的应用

随着计算机技术的快速发展,计算机的应用已涉及科学研究、军事技术、工农业生产、经济贸易、文化教育、行政管理、家庭与个人生活等各个方面,几乎已进入人类社会生产、生活的所有领域,并不断有新的应用领域出现。总地来说,可以将计算机的应用范围归纳为以下几个主要方面。

(一)科学计算

科学计算也称数值计算,是计算机应用最早的领域。在科学研究、工程设计、军事领域中经常遇到各种各样计算量很大的数学问题,如天气预报、地震预测、建筑设计、火箭卫星的发射、天文观测等。利用计算机高速度、高精度的计算能力,可以大大缩短计算周期,节省大量的人力、物力和时间。计算机强大的运算能力又为许多学科提供了新的研究方法,使过去不可能实现的事情成为现实。计算机已经成为发展现代尖端科学技术必不可少的重要工具。

(二)信息处理

信息处理也称数据处理。因为信息在人类的生产活动和社会生活中发挥着越来越重要的作用,信息处理已成为当今世界上最主要的社会活动之一,因此信息处理已成为计算机应用最广泛的领域之一。信息处理包括对信息的采集、接收、转换、存储、传输、分类、排序、查询等加工处理,其结果是获得有用的信息,为管理和决策提供依据。目前信息处理已广泛应用于办公自动化、事务处理、经济领域的各种生产经营管理、医疗管理、人口统计、情报检索等各个方面。利用计算机进行信息处理不仅可以提高工作效率,还能扩大获得信息的渠道和信息的用途。

(三)过程控制

过程控制也称实时控制,是指使用计算机及时地自动采集、检测、分析控制对象的有关数据,按照标准设置值迅速地对控制对象的运行状态进行自动调节、自动控制的过程。利用计算机对生产过程进行自动控制不仅能大大提高自动化水平和控制的精确性,提高劳动生产率,而且可减轻劳动强度,提高产品质量,节省原材料,减少能源消耗,降低生产成本。因此,在工农业生产、交通运输、通信、航空、航天、军事等各种门类和领域都得到了广泛应用。

(四)辅助系统

利用计算机的高速计算功能、逻辑判断功能、大容量存储和图形处理功能来部分地代替或帮助人完成各种工作,称为计算机辅助工程。

例如,帮助工程技术人员进行设计工作的计算机辅助设计(computer aided design,CAD),已广泛应用于机械设计、电路设计、建筑设计、服装设计等方面，不但大大提高了设计速度，而且提高了设计质量。

计算机辅助制造（computer aided manufacturing，CAM）可以帮助管理、操作生产设备，控制生产过程，实现产品的制造、加工、装配、检测和包装等工序的自动化，从而大大提高生产效率和产品质量。

计算机辅助教育（computer aided education，CAE）通过人与计算机系统之间的对话，让学生在计算机教学软件的指导下自主进行学习，改变了传统的教育方式。使学生的学习方法灵活、多样、方便；教学内容形象、生动、逼真，激发学生的学习兴趣，并能满足不同层次学生对教学的不同要求。

其他还有计算机辅助测试（computer aided test，CAT）、计算机辅助出版（computer aided publish，CAP）等。

（五）人工智能

用计算机模拟、实现人脑的部分复杂功能，如感知、演绎、推理、决策、学习等人类的思维活动，是计算机科学技术应用研究的前沿学科。新一代计算机系统的研制开发，将成为人工智能研究成果的集中体现。

（六）计算机网络

计算机网络是计算机技术与现代通信技术相结合的产物，是计算机最具广阔发展前途的一个应用领域。计算机网络的建立，不仅实现了一个地区、一个国家内的计算机之间的通信和各种资源的共享，还可以促进和发展国际间的数据通信和资源共享。

（七）电子商务

电子商务是利用计算机系统和互联网系统所进行的商业活动。它将国际互联网 Internet 上迅捷、广阔的联系与传统信息系统提供的丰富资源紧密结合，以网上相互关联的动态商务活动代替传统的商业活动。电子商务是计算机技术最新的应用领域，前景广阔。

第二节　计算机的组成

20 世纪 40 年代，在研制计算机的过程中，冯·诺依曼提出了一个全新概念的通用电子计算机设计方案，该方案的重要设计思想主要有三点：①采用二进制数制；②程序和数据都存放在存储器中，将程序指令作为数据进行处理；③为实现存储程序的工作原理，计算机的硬件应由控制器、运算器、存储器、输入设备和输出设备五个部分组成。

半个多世纪以来，现代数字电子计算机系统在制造材料、运算速度、性能指标、应用领域等各方面均发生了巨大的变化。计算机的发展已经历了四代，但迄今为止，所有类型的数字电子计算机的基本结构都仍然属于冯·诺依曼体系结构。一个完整的冯·诺依曼体系结构的计算机系统是由硬件系统和软件系统两大部分组成的，两者互相支持、配合工作，缺一不可。各组成部分如图 1.3 所示。

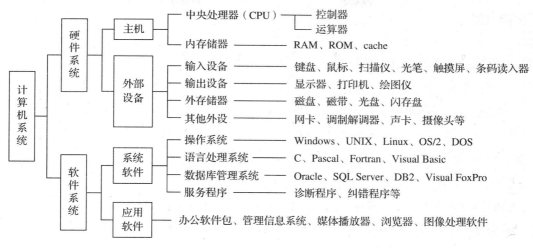

图 1.3 计算机系统的组成

一、计算机硬件系统

在计算机系统中，硬件系统是构成计算机系统各个功能部件的物理实体，是计算机能够工作的物质基础，这些部件一般是由电子电路和机械设备构成的。一个计算机系统性能的高低在很大程度上取决于硬件的性能配置。

根据冯·诺依曼提出的计算机设计思想，计算机的硬件结构主要由以下五部分构成。

（一）控制器

控制器（control unit，CU）是计算机系统的神经中枢和指挥中心，用于控制、指挥计算机系统的各个部分协调工作。其基本功能是从内存中取出指令，对指令进行分析，然后根据该指令的功能向有关部件发出控制命令，以完成该指令所规定的任务。控制器主要由程序计数器、指令寄存器、指令译码器、操作控制电路和时序控制电路等组成。

图文
控制器的功能

（二）运算器

运算器（arithmetic and logic unit，ALU）又称算术逻辑单元，是对信息进行加工处理的部件，主要由算术逻辑运算器、累加器、寄存器等组成。运算器的功能是在控制器的控制下，对取自内存或寄存器的二进制数据进行各种加工处理，包括加、减、乘、除等算术运算和与、或、非、比较等逻辑运算后，再将运算结果暂存在寄存器或送到内存中保存。

控制器和运算器组成中央处理器（central processing unit，CPU）。

（三）存储器

存储器（memory）是具有记忆能力的电子装置或机电设备。使用时，可以从存储器中取出数据并且不影响原有数据，这种操作称为读出操作；也可以将数据保存到存储器中而替换原有内容，此种操作称为写入操作。根据作用和功能的不同，存储器通常分为内存储器和外存储器两大类。

1. 内存储器

内存储器又称主存储器（main memory），其主要功能是存放 CPU 要执行的程序、要处理的原始数据、处理后的中间结果和最终结果。冯·诺依曼体系结构计算机的重要设计思想之一就是程序和数据都必须存放到内存储器中才能被 CPU 执行和加工处理。内存储器的特点是工作速度快、容量较小、价格较高。根据信息保存和工作特点的不同，内存储器又分为以下三类。

（1）只读存储器（read only memory，ROM）。ROM 中的数据在制作时或安装前已经写入并固定在里面，只能读出，一般不能改变（写入），断电也不会丢失。通常用于存放不需要经常改变的程序或数据。

（2）随机存储器（random access memory，RAM）。RAM 中的数据可以根据需要随意地写入或读出，但只要断电，其中保存的所有数据就会丢失，主要用于存放要执行的程序和需要加工处理的数据。

（3）高速缓冲存储器（cache）。cache 是介于 CPU 和内存之间的一种可以高速存取信息的存储器芯片，是 CPU 和内存之间交换信息的桥梁，用于解决 CPU 和内存之间工作速度的冲突问题，以提高整个系统的工作效率。CPU 和内存储器构成计算机的主机。

2. 外存储器

外存储器又称辅助存储器（auxiliary memory），是内存储器的补充和后援，主要用于存放计算机当前不处理的程序和大量的数据。保存在外存储器中的程序和数据只在需要时才会调入内存中。外存储器不与计算机系统的其他部件直接交换数据，只和内存交换数据，并且不是按单个数据进行存取，而是成批地进行数据交换。外存储器容量大，保存的程序和数据在断电后也不会丢失，弥补了内存储器 RAM 的容量小、断电会丢失数据的缺陷。常用的外存储器主要有磁盘、光盘、磁带、闪存盘等。外存储器的特点是容量很大，信息可长期保存，但数据的读／写速度较慢。

（四）输入设备

输入设备（input device）是向计算机（内存）中输入程序、数据等各种信息的设备。其功能是将要输入的程序和数据转换成相应的电信号，让计算机能够接收，如键盘、鼠标、扫描仪等。

（五）输出设备

输出设备（output device）是将计算机的处理结果从内存中输出，并以用户能够接受的形式表示出来的设备，如显示器、打印机、绘图仪等。

输入设备、输出设备和外存储器等统称为计算机外部设备（peripherals）。计算机硬件系统的结构如图 1.4 所示。

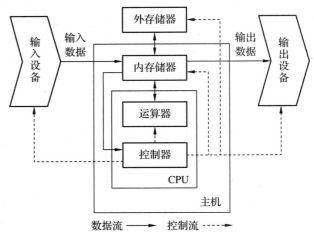

图 1.4　计算机硬件系统的结构

二、计算机软件系统

计算机的硬件系统（裸机）只有与软件系统密切配合，才能够正常工作和使用。计算机软件指的是操作、运行、管理、维护计算机所需的各种应用程序及其相关的数据和技术文档资料。其作用是方便用户使用计算机，充分而有效地发挥计算机的功能。软件系统的好坏会直接影响计算机的应用。

计算机软件系统内容丰富，通常将软件分为系统软件和应用软件两大类。

（一）系统软件

系统软件（system software）是指管理、监控、维护计算机的软、硬件资源，使计算机系统能够高效率工作的一组程序及文档资料。它由计算机软件生产厂商研制提供，主要包括操作系统、各种语言处理系统、数据库管理系统、服务程序等。

1. 操作系统

操作系统（operating system，OS）是管理、控制计算机工作的所有软、硬件资源，提供用户与计算机交流信息的界面，方便用户操作、使用计算机系统的各种资源和功能，以最大限度地发挥计算机的作用和效能的一组庞大的管理控制程序。

2. 语言处理系统

要使计算机按照人（用户）的要求去工作，必须使计算机能够接受并懂得人输送给它的各种命令和数据，还应当能够将运算处理后的结果反馈给人。人与计算机之间的这种信息交流同样需要语言。语言处理系统（通常称为程序设计语言）就是人与计算机交流信息的语言工具，提供了让用户按自己的需要编制程序的功能。计算机语言通常分为以下三大类。

（1）机器语言。机器语言（machine language）是计算机系统能够识别，能直接接收并执行的程序设计语言。机器语言中的每一条语句就是一条由若干位二进制数构成的指令代码或数据代码。

机器语言的二进制指令代码（称为计算机指令系统）随着 CPU 型号的不同而不同（同系列的 CPU 一般向后兼容），因此，机器语言程序在不同的计算机系统之间不能通用，故将其称为面向机器的语言。

用机器语言编写的程序可读性极差，非常难于理解、记忆，出现错误很难检查。但机器语言编写的程序占用内存少、执行速度快、效率高。因为计算机只能识别二进制数，所以用任何其他语言编写的程序和表示的数据都必须转换成机器语言才能被计算机接收并执行。

（2）汇编语言。汇编语言（assembly language）也是一种面向机器的程序设计语言，是一种把机器语言符号化的语言。它采用一些有意义的缩写字母及符号（称为助记符）来表示机器语言中的指令和数据。例如，用 ADD 表示加法，用 LD（load）表示取数据，用 MOV 表示传送数据，用 XXH 表示两位十六进制的数据等。

汇编语言不光提高了编写程序的速度，而且使得检查和修改程序也很方便。一条汇编语句相当于若干条机器指令，所以使用汇编语言编写的程序要比使用机器语言编写的程序简洁得多。因为汇编语言的语句和机器指令有对应关系，从而保留了机器语言执行速度快的优点，所以汇编语言目前仍在使用，主要用于实时控制等对响应速度有极高要求的场合。汇编语言也是面向机器的语言，不

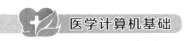

能在不同的计算机系统间通用。

用汇编语言编写的程序（源程序）不能被计算机直接识别、接收和执行，需要用汇编程序将其翻译成机器指令（目标程序）才能执行。汇编程序是一种语言处理程序，其翻译的过程称为汇编过程。汇编语言程序的执行过程如图 1.5 所示。

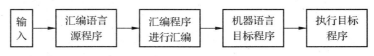

图 1.5　汇编语言程序的执行过程

（3）高级语言。为了解决机器语言和汇编语言编程技术复杂、编程效率低、通用性差的缺点，20 世纪 50 年代后，主语研制开发了高级语言。高级语言是面向解题过程或面向对象的语言，它采用命令关键字及表达式等，按照一定的语法规则编写程序。它们的语句比较接近人类使用的自然语言（英文）和数学表达式，数据用十进制表示。用高级语言编写的程序易读、易记、易维护，且通用性强，便于推广和交流，从而大大提高了程序设计效率。

常用的高级程序设计语言有：Visual Basic、C/C++、Fortran、Pascal、Cobol 等。面向对象的可视化编程语言常用的有 Visual Basic、Visual C++、Visual FoxPro、Delphi、Power Builder、Java 等。

用高级语言编写的程序（源程序）同样不能被计算机直接识别、接收和执行，需要用翻译程序将其翻译成机器指令程序（目标程序）才能执行。

3. 数据库管理系统

数据库管理系统（database management system，DBMS）向用户提供按照一定的结构组织、管理、加工、处理各类数据的能力，如 dBASE、FoxBASE、Visual FoxPro、Access、Oracle、SQL Server、DB2 等。

4. 服务程序

服务程序是用于调试、检测、诊断、维护计算机软、硬件的程序，如连接程序 Link，编辑程序 Editor，诊断测试程序 QAPLUS、PC Benchmark、WinBench 等。

（二）应用软件

应用软件（application software）是在系统软件的支持下，针对某种专门的应用目的设计编制的程序及相关文档。例如，文字处理软件 Word、WPS 文字、记事本；电子表格软件 Excel、WPS 表格；图像处理软件 Photoshop、CorelDRAW、AutoCAD；媒体播放软件 RealPlayer、Windows Media Player；各种会计、财务、金融、人事、档案、图书、学籍、销售等管理信息系统。

三、计算机的工作原理

计算机的工作就是顺序执行存放在内存储器中的一系列指令。

（一）指令、指令系统与程序

1. 指令

指令是一组能被计算机识别并执行的二进制数据代码，是让计算机完成某个操作的命令。

一条指令通常由两个部分组成，前面部分称为操作码，后面部分是操作数。操作码指明该条指令要完成的操作，如加、减、乘、除，逻辑运算等。操作数是指参加运算的数据或数据所在的存储单元地址。

2. 指令系统

一台计算机的所有指令的集合称为该计算机的指令系统。指令系统与计算机的中央处理器（CPU）密切相关，反映、决定了计算机硬件系统的基本功能和主要性能。不同厂家生产的 CPU 不同，其指令系统也不相同。同一厂家生产的同系列 CPU 的指令系统是向后兼容的。

图文
CPU 指令系统应
具备的指令

无论是哪种类型的 CPU，其指令系统都应具有以下功能的指令。

（1）数据传送指令：将数据在内存与 CPU 之间进行传送。

（2）数据处理指令：对数据进行算术或逻辑运算。

（3）程序控制指令：控制程序中指令的执行顺序，如条件转移、无条件转移、调用子程序、返回、暂停、终止等。

（4）输入／输出指令：用于实现外部设备与主机之间的数据传输。

（5）其他指令：对计算机系统的其他管理功能。

3. 程序

用户根据解决某项问题所需的步骤，选择适当的指令，将它们一条一条地按照某种顺序进行有序的排列，计算机依次执行这些指令序列，便可完成预定的任务。按照一定要求组织构成的可完成若干项操作的指令序列就是程序。

（二）计算机指令的执行过程

计算机的工作过程实际上就是执行指令的过程。计算机在执行指令的过程中，有两种数据在计算机系统的各部件之间流动，它们是数据流和控制流。

数据流指的是计算机处理的原始数据、中间结果和最终结果数据、源程序代码等。控制流是控制器对指令代码进行分析、解释后向计算机系统的各部件发出的控制命令，指挥整个计算机系统协调地进行工作。

下面以指令的执行过程为例介绍计算机的基本工作原理。

计算机执行指令的过程可分为以下四个步骤。

（1）读取指令。根据控制器程序计数器中的地址，从内存储器中读取指令，传送到指令寄存器中。

（2）分析指令。对送到指令寄存器的指令进行分析，由译码器对操作码进行译码，判断该条指令要做的操作，并将其转换成相应的控制电信号；操作码则确定了被操作数据的存放地址。

（3）执行指令。操作控制电路根据译码结果向相关部件发出完成该项操作所需的一系列控制电信号，以完成该项指令所要求的操作。例如，若是做加法的指令，则将内存单元中的数据与累加器中的数据相加，结果仍然放在累加器中。

图文
指令的执行过程图

（4）更新计数器。一条指令执行完后，程序计数器自动加1，或将转移地址码送入程序计数器后，返回到（1），进入下一条指令的执行过程。

如此周而复始，CPU 不断地读取指令、分析指令、执行指令，直到整个程序执行完毕。这就是计算机的工作过程和程序的执行过程。

一般将计算机执行一条指令所需的时间称为一个指令周期。指令周期越短，执行速度越快。计算机系统的所有操作都是在一个统一的脉冲信号的控制下进行的。脉冲信号的频率越高，执行指令的速度就越快。通常所说的计算机工作频率指的就是同步脉冲信号的频率。

第三节　计算机中信息的表示与存储

计算机的主要功能是进行数值运算、信息处理和信息存储。在计算机中，对表示数值、文字、声音、图形、图像等各类信息的数据所进行的运算、处理与存储，是由复杂的数字逻辑电路完成的。数字逻辑电路只能接收、处理二进制数据代码，因此，计算机中数值和信息的表示方法、存储方式与人们日常使用的方法是不同的。

一、数据和信息概述

（一）数据

数据是描述现实世界事物的符号记录，是指用物理符号记录下来的可以鉴别的信息。物理符号包括数字、文字、图形、图像、声音及其他特殊符号。数据的多种表现形式，都可以经过数字化后存入计算机。

（二）信息

信息是对现实世界事物的存在方式或运动状态的反映。信息具有可感知、可存储、可加工、可传递和可再生等自然属性，信息也是社会上各行各业不可缺少的、具有社会属性的资源。信息所具有的基本属性可归结为以下几个方面。

（1）信息具有普遍性和客观性。

（2）信息具有实质性和传递性。

（3）信息具有可扩散性和可扩充性。

（4）信息具有中介性和共享性。

（5）信息具有差异性和转换性。

（6）信息具有时效性和增值性。

（7）信息具有可压缩性。

（三）数据与信息的关系

数据和信息这两个概念既有联系又有区别。数据是信息的符号表示或称载体；信息是数据的内涵，是数据的语义解释。数据是信息存在的一种形式，只有通过解释或处理才能成为有用的信息。数据可用不同的形式表示，而信息不会随着数据的不同形式而改变。例如，某一时间的股票行情上涨就是一个信息，但它不会因为这个信息的描述形式是数据、图表或语言等形式而改变。信息与数据是密切关联的，因此，在某些不需要严格区分的场合，也可以把两者不加区别地使用，如信息处理也可以被称为数据处理。

（四）数据处理的基本过程

人们将原始信息表示成数据，称为源数据，然后对这些源数据进行处理，从这些原始的、无序的、难以理解的数据中抽取或推导出新的数据，这些新的数据称为结果数据。结果数据对某些特定的人来说是有价值、有意义的，它表示了新的信息，可以作为某种决策的依据或用于新的推导。这一过程通常称为数据处理或信息处理。

信息是有价值的，为了提高信息的价值就要对信息和数据进行科学管理，以保证信息的及时性、准确性、完整性和可靠性，随着计算机软硬件技术的发展，信息和数据管理的实用数据库技术也由低级到高级、由简单到逐步完善地发展起来。

二、信息在计算机中的表示形式

在计算机中，所有的信息都是以二进制的形式表示与存储的，二进制是用 0 和 1 两个数码来表示的数，是计算机技术采用的一种数制。它的基数为 2，进位规则是"逢二进一"，借位规则是"借一当二"。计算机系统使用二进制的主要原因是在设计电路、进行运算时更加简便、可靠、逻辑性强。因为计算机是由电驱动的，电路实现开 / 关的状态可以用数字 0/1 来表示，这样计算机中所有信息的转换电路都可以用这种方式表示，也就是说计算机系统中数据的加工、存储与传输都可以用电信号的高 / 低电平来表示。

（一）数制的概念

数制又称为计数制，是指用一组固定的数字或者文字符号（称为数码），和一套统一的规则来表示数值大小的方法。根据计数规则和特点的不同，数制可以分为非进位计数制和进位计数制两类。

1. 非进位计数制

表示数值大小的数码与它在数中的位置无关的计数体制称为非进位计数制。

罗马数字就是一种非进位计数制。在罗马数字中有七个数码，它们是 I（代表 1），V（代表 5），X（代表 10），L（代表 50），C（代表 100），D（代表 500），M（代表 1 000）。这七个数码不论它们之间的相互位置怎样变化，各自所代表的数值大小不变。例如，II 表示 2，IV 表示 4，VII 表示 7，XII 表示 12，VL 表示 45，LXXVI 表示 76。

2. 进位计数制

表示数值大小的数码与它在数中的位置有关，采用进位原则的计数体制称为进位计数制。

（1）常见的一些进位计数制。人们日常生活中使用的通常都是进位计数制，常见的一些进位计数制有以下几种。

1）十进制：十进制是最常用的计数法，其特点是共有十个数码 0、1、2、3、4、5、6、7、8、9，逢十进一。

2）六十进制：计量时间的时、分、秒；计量角度的度、分、秒，均为逢六十进一。

3）二十四进制：计量时间的每日二十四小时，逢二十四进一。

4）十二进制：计量时间的年、月；十二小时计时制；英制计量单位，均为逢十二进一。

5）二进制：对、双，逢二进一。

（2）进位计数制的三要素。各种进位计数制都有一些共同特点，即使用了固定数量的若干个数码；在一个数中，同一个数码处在不同的位置上表示的数值的大小不同。因此，可以得到构成进位计数制的三个要素：基数、数位和位权。

1）基数。进位计数制使用固定的 R 个数码，R 称为该计数制的基数，并逢 R 进一。R 等于几，即为几进制，逢几进一。例如，十进制数有十个数码 0、1、2、3、4、5、6、7、8、9，基数为十，逢十进一；二进制数只有 0 和 1 两个数码，基数为二，逢二进一。

2）数位。数位指的是数码在一个数中所处的位置。例如，在十进制数中常讲的个位、十位、百位、千位……十分位、百分位、千分位等。数位以小数点为基准进行确定。

3）位权。在进位计数制中，处于数中不同位置的相同数码所代表的数值大小不同。某位数的数值大小等于该数位的数码乘以一个与该数位有关的常数。这个常数称为该数位的位权。

位权的大小等于以基数为底、以数位序号为指数的整数次幂的值。

例如，十进制数码 8 在个位时表示的数值大小是 $8 \times 10^0 = 8 \times 1 = 8$，在十位时表示的数值大小是 $8 \times 10^1 = 8 \times 10 = 80$，在百位时表示的数值大小是 $8 \times 10^2 = 8 \times 100 = 800$，在十分位时表示的数值大小是 $8 \times 10^{-1} = 8 \times 0.1 = 0.8$，在百分位时表示的数值大小是 $8 \times 10^{-2} = 8 \times 0.01 = 0.08$。用一个表达式可将上述十进制数 888.88 表示为

$$(888.88)_{10} = 8 \times 10^2 + 8 \times 10^1 + 8 \times 10^0 + 8 \times 10^{-1} + 8 \times 10^{-2}$$
$$= 8 \times 100 + 8 \times 10 + 8 \times 1 + 8 \times 0.1 + 8 \times 0.01$$
$$= 800 + 80 + 8 + 0.8 + 0.08$$

上式称为十进制数的按权展开表达式。由上式可以看出，位权值的大小等于基数的某次幂，而幂的值取决于数位。因此，各种进位计数制所表示的数值都可以写成按其位权展开的多项式之和。

对任意一个 R 进制数 M 可表示为

$$M = \sum_{i=-m}^{n-1} a_i \times R^i$$
$$= a_{n-1} \times R^{n-1} + a_{n-2} \times R^{n-2} + \cdots + a_1 \times R^1 + a_0 \times R^0 + a_{-1} \times R^{-1} + \cdots + a_{-m} \times R^{-m}$$

式中的 a_i 称为系数，是 R 个数码符号中的某一个。系数与该位权值 R^i 的乘积（$a_i \times R^i$）称为加权系数，任意进制的数值就是其基数的加权系数之和。

（二）常用进位计数制间的相互转换

不同进位计数制之间的转换，其实质是基数间的转换。计算机采用二进制数，而日常生活中人们习惯使用十进制数，所以计算机在处理数据时先将人们输入的十进制数转换为二进制数，待数据处理之后，再将二进制数转换为十进制数输出。

1. 十进制数转换为非十进制数

十进制数转换成非十进制数，需要将整数部分与小数部分分别进行转换。整数部分采用除基取余法，小数部分采用乘基取整法。

（1）十进制整数转换为非十进制整数。采用除基取余法，即把给定的数除以基数，取余数作为转换后进制数的最低位数码，然后继续将所得到的商反复除以基数，直至商为 0 为止，将所得到的余数从下到上进行排列即可。

例如，用除基取余法将十进制整数 327 转换为二进制整数，转换过程如下。

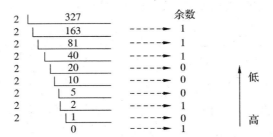

结果为（327）$_{10}$=（101000111）$_2$。

（2）十进制小数转换为非十进制小数。采用乘基取整法，即把给定的十进制小数乘以基数，取其整数作为二进制小数的第一位，然后取小数部分继续乘以基数，将所得整数部分作为第二位小数，重复操作直至乘积的小数部分为 0 或达到精度要求为止，得到所需要的二进制小数。

例如，将十进制小数 0.625 转换为二进制小数，转换过程如下。

小部部分	取整	
0.625 × 2=$\boxed{1}$.25	1	高
0.25 × 2=$\boxed{0}$.5	0	
0.5 × 2=$\boxed{1}$.0	1	低

结果为（0.625）$_{10}$=（0.101）$_2$。

2. 非十进制数转换为十进制数

非十进制数转换为十进制数采用按权展开法，即先把各位非十进制数按权展开，写成多项式，然后计算十进制结果。

例如，写出（1101.01）$_2$、（237）$_8$、（10D）$_{16}$ 的十进制数。

（1101.01）$_2$=$1 \times 2^3 + 1 \times 2^2 + 0 \times 2^1 + 1 \times 2^0 + 0 \times 2^{-1} + 1 \times 2^{-2}$

　　　　　=8+4+0+1+0+0.25

　　　　　=（13.25）$_{10}$

（237）$_8$=$2 \times 8^2 + 3 \times 8^1 + 7 \times 8^0$

　　　　=128+24+7

　　　　=（159）$_{10}$

（10D）$_{16}$=$1 \times 16^2 + 0 \times 16^1 + 13 \times 16^0$

　　　　　=256+0+13

　　　　　=（269）$_{10}$

3. 二进制数与八进制数和十六进制数之间的转换

二进制数与八进制数以及十六进制数存在着倍数的关系。例如，$2^3=8$，$2^4=16$，所以它们之间的转换非常方便。

二进制数转换为八进制数，可以用三位并一位的方式，以小数点为界，将整数部分从右侧向左侧，每三位一组，当最后一组不足三位时，在该组的最左方添 0 补足三位；小数部分从左侧至右侧，每三位一组，当最后一组不足三位时，在该组的最右方添 0 补足三位。然后各组的三位二进制数，按照各自的位权 2^2、2^1、2^0 展开后相加，就得到了八进制数。例如，将二进制数（10110111.01101）$_2$ 转换为八进制数，转换过程如下。

二进制:	010	110	111 .	011	010
	↓	↓	↓	↓	↓
八进制:	2	6	7 .	3	2

结果为（10110111.01101）$_2$=（267.32）$_8$。

八进制数转换为二进制数，用一位拆三位的方法，即将每位八进制数用对应的三位二进制数展开表示。例如，将八进制数（123.46）$_8$ 转换为二进制数。

八进制:	1	2	3 .	4	6
	↓	↓	↓	↓	↓
二进制:	001	010	011 .	100	110

结果为（123.46）$_8$=（1010011.10011）$_2$。

同理，将二进制数转换为十六进制数时，采用四位并一位的方法，十六进制数转换为二进制数时，采用一位拆四位的表示方法。例如，用四位并一位的方法将二进制数（110110111.01101）$_2$ 转换为十六进制数。

二进制:	0001	1011	0111 .	0110	1000
	↓	↓	↓	↓	↓
十六进制:	1	B	7 .	6	8

结果为（110110111.01101）$_2$=（1B7.68）$_{16}$。

用一位拆四位的方法将十六进制数（7AC.DE）$_{16}$ 转换成二进制数。

十六进制:	7	A	C .	D	E
	↓	↓	↓	↓	↓
二进制:	0111	1010	1100 .	1101	1110

结果为（7AC.DE）$_{16}$=（11110101100.1101111）$_2$。

4. 八进制数与十六进制数之间的转换

八进制数与十六进制数之间的转换可以借助二进制数来实现。例如，将八进制数转换成十六进制数，先将八进制数转换成二进制数，然后将二进制数转换成十六进制数。同理，将十六进制数转换成八进制数，先将十六进制数转换成二进制数，再将二进制数转换成八进制数。

三、信息在计算机中的存储方式

（一）名词术语

1. 位

位（bit）是二进制数字（binary digit）的缩写。一个位可以用来表示两个不同的状态，如电路中一个开关的断开与接通。因此，位是存储在计算机中的最小的数据单位，也就是二进制数的最小单位：有 0 和 1 两个值的一位二进制数，位用小写字母 b 表示。在计算机网络通信中，常用 bits per second（缩写为 bps，每秒多少位）来衡量数据传输速率的快慢。

2. 位模式

一个位并不能解决数据的表示问题，因为它只能表示 0 或 1 两个不同的值或状态。要存储或表示更大的数据需要使用位模式。位模式是指由若干位组成的一个序列，位模式的长度取决于要表示的数据的数量。例如，ASCII 码字符一共有 128 个符号，则可以用长度是 7 的位模式表示。

3. 字节

通常将长度为 8 的位模式称为字节（byte），即一个字节由 8 位二进制数构成：1 Byte = 8 bit。字节用大写字母 B 表示。字节是用于表示、衡量内存储器或其他存储设备容量大小的基本单位，常用单位还有 KB、MB、GB、TB、PB、EB 等，换算关系如下。

$1 KB = 2^{10} B = 1\ 024 B$

$1 MB = 2^{10} KB = 1\ 024 KB = 2^{20} B = 1\ 024^2 B = 1\ 048\ 576 B$

$1 GB = 2^{10} MB = 1\ 024 MB = 2^{30} B = 1\ 024^3 B = 1\ 073\ 741\ 824 B$

$1 TB = 2^{10} GB = 1\ 024 GB = 2^{40} B = 1\ 024^4 B$

$1 PB = 2^{10} TB = 1\ 024 TB = 2^{50} B = 1\ 024^5 B$

$1 EB = 2^{10} PB = 1\ 024 PB = 2^{60} B = 1\ 024^6 B$

4. 字与字长

字（word）指的是 CPU 进行数据处理和运算的单位，字长（word length）则是字的长度。字长取决于 CPU 中寄存器存储单元的长度，即 CPU 一次能够直接处理的二进制数据的位数。它的长度直接关系到计算机的计算精度、运算速度和功能的强弱，常用于衡量 CPU 的性能。一般情况下，字长越长，计算精度越高，处理能力越强。微处理器的字长已从早期的 4 位、8 位，发展到了 16 位、32 位，目前已达到 64 位。

5. 内存地址

内存地址（memory address）指的是内存储器中用于区分、识别各个存储单元的标识符。内存地址使用无符号的二进制整数表示。

地址空间指的是内存储器中可标识的独立地址单元的总数。例如，一个 64 KB，字长为 1 B 的内存储器的地址空间需要使用 16 位（2^{16}）的位模式来表示。用无符号二进制整数表示的起止地址为 0000000000000000 ～ 1111111111111111；其对应的十进制地址为 0 ～ 65 535；通常采用十六进制表示为 0000H ～ FFFFH。

（二）数据存储

数据在内存储器中是以字为单位存储的。当计算机 CPU 的字长与内存储器存储单元的字长相同时，则每个存储单元可以存储一个数据（字）。当 CPU 的字长大于存储单元的字长时，则将一个字按存储单元的字长拆分后顺序存储到连续的存储单元中。例如，某计算机 CPU 的字长为 16 位，而内存储器的字长为一个字节。当要将一个字（1234H）存入存储器需要占用两个连续的存储单元时，字的低位字节（34H）存入低地址（0002H）中，高位字节（12H）存入高地址（0003H）中，在两个存储单元中保存了一个字的数据，如表 1.1 所示，字的存储地址则用存储单元的低地址（0002H）表示。

表 1.1　内存地址和存储单元

内 存 地 址	存 储 单 元
0000H	
0001H	
0002H	34H
0003H	12H
0004H	
...	...

第四节　计算机的选购

随着计算机技术的快速发展，以及人们生活水平的提高，微型计算机已经走入千家万户，甚至到了人手一台计算机的程度。那么对于个人来说，如何选购一台适合自己的计算机，不再盲目地追求性能高以及较新的产品而走入误区呢？下面简要介绍三个选购计算机的原则。

一、用途至上原则

计算机的整体性能由组成计算机的各个配件的合理搭配来实现，尤其在处理器、显卡、主板和内存的搭配中更为明显。那么这台计算机虽然 CPU 本身的运行速度很快，但是在多任务处理过程中，由于小内存的限制，计算机不得不用硬盘来虚拟内存，整体的运行速度会大打折扣；又因为集成显卡的低性能，使整机的 3D 处理能力非常低下，3D 游戏不能流畅运行，显然，高性能的 CPU 受内存和显卡的影响而不能充分发挥作用。一般来说，CPU、显卡、主板和内存的档次要相当，否则低性能的配件会拖累高性能的配件，使高性能的配件性能不能充分发挥。

使性能平衡的目的在于合理搭配计算机硬件，使各个部件协调工作，充分发挥各部件的性能，而不是把各方面的性能平均分配。计算机的积木化结构，使突出某些方面的性能成为可能。根据用户的用途，在有限的资金支持下，有必要着力强化用户使用方面的性能。对于家庭娱乐、上网及日常办公的用户，CPU 速度、内存容量及显卡性能不需要那么高，而显示器则应该选择尺寸较大及宽屏的 LCD 显示器，这可以增强用户使用体验。

二、适用原则

品牌计算机，如戴尔、联想等，它们质量可靠，同时会赠送大量的随机软件，有值得信赖的保修网络，当然价格也较高；非品牌计算机为降低成本，通常会使用一些劣质配件，其品质甚至还没有组装机好，并且售后服务没有任何保障，但往往价格低廉，因此，我们在选购时要慎之又慎。

选购组装机好还是品牌机好呢？如果用户是一个计算机的初学者，掌握的计算机知识有限，身边又没有可以随时请教的人，购买品牌机是省时省力的选择。但是如果用户已经掌握了一定的计算机知识，并且希望自己的计算机可以随时根据自己的需要进行升级，那么组装机则是更好的选择，组装机具有配置自由、价格低廉、便于升级、提高用户的动手能力等好处。

选购台式计算机还是笔记本电脑呢？如果计算机的主要用途是移动办公，那么笔记本电脑无疑是最好的选择，台式计算机无论如何都无法满足"动"的要求。如果只是普通用户，台式计算机则是较好的选择。同性能的笔记本电脑的价格比台式计算机高出很多，超出了不少人的承受能力。虽然市场上也有价格偏低的笔记本电脑，但价格与质量、售后服务总是捆绑在一起的，低端笔记本电脑的性能总是无法让人满意。并且笔记本电脑的升级性很差。对于希望不断升级计算机，以满足更高性能要求的用户来说，推荐选购台式计算机。

三、主流原则

不推荐为了计算机高性能，刻意追求技术最先进的产品。因为技术最先进的产品，往往也是刚刚上市的新产品，技术不一定成熟，性能也不一定稳定，而价格又非常昂贵。况且以现在计算机技术的发展水平，不会超过三个月就会有新产品推出，当时最贵的产品就会做出大幅度价格调整，从而变成普通的大路产品。也不推荐为了省钱，购买技术上已经淘汰的产品，这类产品由于技术原因性能低下，不仅满足不了使用需求，而且大多数产品都过了成熟期，成为压仓货，在后期保修中也可能面临找不到维修配件的问题。通常来说，上市半年以上的产品都可称为成熟产品。成熟产品的性能稳定，价格较低，技术又不过时，是一举多得的事情。

一般用户都倾向于购买的产品也是市场销量最大的产品，形成了市场的主流。市场主流产品可能有广告造势、众人跟风等因素存在，但也一定有用户需求、价格、技术、商家信誉、产品质量、性价比等诸多因素的支撑，所以选择购买市场主流产品是省心和保险的选择。

用户虽然难以用最少的资金购买到最好的产品，但是可以用有限的资金购买到性能较好、适合自己的产品。用户除了可以详细分析产品质量、性能、价格以确定产品的性能价格比之外，也可以看该产品是不是主流产品，一般既是技术主流又是市场主流的产品，往往也是性能价格比最高的产品。

根据以上分析，购买计算机总的原则是根据用户使用计算机的用途和资金，选购适用、够用、好用及配置平衡、重点用途突出的主流计算机。

学习小结

本章主要介绍了计算机的发展历程；计算机的运算速度快、运算精度高、具有记忆功能等特点；超级计算机、大型计算机等分类，以及计算机在人们生活、学习、工作中的应用。

在计算机系统中，硬件系统是构成计算机系统各个功能部件的物理实体，是计算机能够工作的物质基础；而软件系统是指操作、运行、管理、维护计算机所需的各种应用程序及相关的数据和技术文档资料，是为了方便用户使用计算机，充分而有效地发挥计算机的功能。软件系统的好坏会直接影响计算机的应用。

计算机中的数值运算、信息处理和信息存储都是通过电路中的二进制运算来实现的。在用数码表示数量的大小时，采用的各种计数进位制规则称为数制。常用的数制有十进制、八进制、十六进制和二进制几种。各种进制所表示的数值可以按照本章介绍的方法互相转换。

个人计算机选购的原则是根据用户使用计算机的用途和资金，选购适用、够用、好用及配置平衡、重点突出的主流计算机。

课后练习

一、选择题

1. 被誉为"计算机之父"的科学家是（　　　）。

A. 约翰·冯·诺依曼

B. 艾伦·麦席森·图灵

C. 约翰·W.莫克利

D. 罗伯特·诺依斯

2. 计算机的发展阶段通常是按照计算机所采用的（　　　）来划分的。

A. 程序设计语言

B. 内存容量

C. 电子器件

D. 操作系统

3. 第四代计算机制造所采用的电子器件是（　　　）。

A. 中小规模集成电路

B. 超大规模集成电路

C. 电子管

D. 晶体管

4. 世界上第一台电子数字积分计算机为（　　　）。

A. UNIVAC   B. EDSAC

C. ENIAC   D. EDVAC

5.个人计算机简称PC。下列优点中不属于个人计算机的是（　　　）。

A.价格低 B.存储容量大

C.体积小 D.功耗少

6.计算机辅助教育的英文缩写是（　　　）。

A. CAM B. CAD

C. CAE D. CAT

7.一个完整的计算机系统包括（　　　）。

A.主机、键盘、显示器

B.系统软件和应用软件

C.硬件系统和软件系统

D.计算机与其外部设备

8.下列存储器中属于计算机的外部存储器的是（　　　）。

A.只读存储器 B.磁盘

C.随机存储器 D.高速缓冲存储器

9.中央处理器是指（　　　）。

A.控制器 B.运算器

C.运算器和控制器 D.运算器、控制器和主存储器

10.下列语言中能被计算机直接识别和处理的语言是（　　　）。

A.机器语言 B.C语言

C.高级语言 D.汇编语言

11.将二进制数11001.001转化为十进制数的结果为（　　　）。

A. 25.5 B. 25.75

C. 25.125 D. 23.75

12.一个字节包含（　　　）位。

A. 16 B. 32

C. 64 D. 8

13.二进制数1100101与0110110的逻辑或运算的结果为（　　　）。

A. 1110111 B. 1101101

C. 1011011 D. 1110110

14.将八进制数236转化为二进制数的结果为（　　　）。

A. 010010110 B. 010011110

C. 001011110 D. 100011110

15.字节是计算机中用来表示存储空间大小的最基本容量单位，那么25 MB等于（　　　）B。

A. 25×2^{10} B. 25×2^{20}

C. 25×2^{30} D. 25×2^{40}

二、简答题

1. 计算机的发展经历了哪几个阶段？计算机的主要特点是什么？

2. 计算机主要应用在哪些方面？

3. 计算机硬件包括哪几部分？简述各部分的功能。

4. 指令和程序的区别是什么？

5. 简述为什么在计算机内使用二进制码。

6. 简述大学生选购个人计算机的原则。

三、操作题

根据用户需要，设计一个采购台式计算机的方案，方案内容大致包括：

（1）计算机处理器。　　　　　（2）计算机存储性能。

（3）计算机主板性能。　　　　（4）计算机显卡、声卡性能。

（5）显示器性能。　　　　　　（6）计算机操作系统的类型。

（7）价格预算。

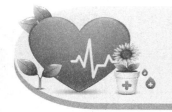

第二章 中文操作系统 Windows 10

知识目标：了解中文操作系统 Windows 10，掌握系统的基本操作、个性化设置、用户管理和文件与文件夹管理，熟悉 Windows 10 操作系统的基本运行维护和实用程序。

技能目标：掌握 Windows 10 的安装方法及基本设置，解决常见的系统故障。

思想切入点：全球议题，国家竞争力，创新意识，全面发展。

思想延伸

操作系统是计算机软件及网信体系建设的灵魂和核心，是信息化安全体系的基石，是网信安全事业的基础，其作为平台底座的安全性能和生态发展，决定着我国数字基建发展的高度。长期以来，我国高科技领域的最大痛点之一正是底层基础技术领域"缺芯少魂"。这里的芯是指芯片技术，而魂就是操作系统。近年来，随着信息技术的高速发展，操作系统的重要性和地位日益凸显，国产操作系统在数字政府、企业数字化转型等领域正得到广泛应用。

一、案例

2020 年 8 月 13 日，中国电子信息产业集团有限公司发布银河麒麟操作系统 V10。在世界局势风云变幻，国外操作系统多年处于垄断地位的背景下，银河麒麟 V10 作为首款实现具有内生安全体系的操作系统，成功打破了相关技术封锁与垄断；银河麒麟被广泛应用于金融、海关、能源等众多行业，也已经在我国载人空间站任务、火星探测、探月工程以及北斗工程得到成功应用。2021 年，银河麒麟 V10 SP1 发布，伴随十万款以上的软硬件认证产品，说明我国操作系统生态领域达到了全新高度，也见证了我国自主创新领域攻坚克难，生态领域不断创新的过程。

自图灵奖设立以来，其获得者一直都是计算机领域的科学家与学者，而在所有的图灵奖获得者中只有两个例外，那就是 Ken Thompson 与 Dennis Ritchie，他们都是计算机软件工程师。1983 年，美国计算机协会将图灵奖授予 Ken Thompson 与 Dennis Ritchie。Ken Thompson 除了是 UNIX 的发明人之一，同时也是 C 语言前身 B 语言的作者，第一版的 UNIX 就是基于 B 语言来开发的。然而 B 语言在进行系统编程时不够强大，Thompson 和 Ritchie 对其进行了改造，于 1971 年共同发明了 C 语言。1973 年，两人用 C 语言重写了 UNIX。2006 年，Thompson 加入 Google 公司工作，参与设计了 Go 语言。2016 年，Go 语言成为热门度上升最快的编程语言。

二、拓展学习

华为技术有限公司基于"鲲鹏、昇腾"双引擎正式全面启航计算战略，宣布开源服务器操作系统、GaussDB OLTP 单机版数据库，开放鲲鹏主板。

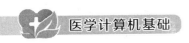

华为正式发布HarmonyOS 2.0鸿蒙手机操作系统和欧拉数字基础设施操作系统,实现统一操作系统支持多设备,应用一次开发覆盖全场景。

来源:(1)《科技日报》2020年8月27日《30年积淀,麒麟国产操作系统是这样炼成的》。

(2)中国青年网北京2021年10月28日《国产操作系统银河麒麟V10 SP1正式发布》。

思考问题

(1)苹果、谷歌断供俄罗斯事件,谷歌断供华为事件对我们的启示。

(2)国产操作系统应用要解决的主要问题是什么?

第一节 操作系统概述

操作系统是管理计算机硬件资源与软件资源的计算机程序。操作系统需要处理如管理与配置内存、决定系统资源供需的优先次序、控制输入设备与输出设备、操作网络与管理文件系统等基本事务。操作系统也提供一个让用户与系统交互的操作界面。

在计算机中,操作系统是最基本也是最重要的基础性系统软件。从计算机用户的角度来说,操作系统为其体验提供的各项服务;从程序员的角度来说,操作系统主要是指用户登录的界面或接口;从设计人员的角度来说,操作系统是指各式各样模块和单元之间的联系。事实上,全新操作系统的设计和改良的关键工作就是对体系结构的设计,经过几十年的发展,计算机操作系统已经由一开始的简单控制循环体发展成较为复杂的分布式操作系统,再加上计算机用户需求的愈发多样化,计算机操作系统已经成为既复杂又庞大的计算机软件家族中的重要成员之一。

一、发展历史

纵观计算机的发展历史,操作系统与计算机硬件的发展息息相关。操作系统的本意原为提供简单的工作排序能力,后为辅助更新更复杂的硬件设施而渐渐演化。从最早的批量模式开始,分时机制也随之出现。在多处理器时代来临时,操作系统也随之添加多处理器协调功能,甚至是分布式系统的协调功能,其他方面的演变也与此类似。另一方面,个人计算机的操作系统因袭大型机的成长之路,在硬件越来越复杂、强大时,也逐步实现以往只有大型机才有的功能。

从1946年诞生第一台电子计算机以来,它的每一代进化都以减少成本、缩小体积、降低功耗、增大容量和提高性能为目标,计算机硬件的发展同时也加速了操作系统的形成和发展。

最初的计算机没有操作系统,人们通过各种按钮来控制计算机,后来出现了汇编语言,操作人员通过有孔的纸带将程序输入计算机进行编译。这些将语言内置的计算机只能由制作人员自己编写程序来运行,不利于程序、设备的共用。为了解决这种问题,就出现了操作系统,很好地实现了程序的共用以及对计算机硬件资源的管理。

随着计算技术和大规模集成电路的发展,微型计算机迅速发展起来。从20世纪70年代中期开始出现了计算机操作系统。1976年,美国Digital Research软件公司研制了出8位的CP/M操作系统。

这个系统允许用户通过控制台的键盘对系统进行控制和管理，其主要功能是对文件信息进行管理，以实现其他设备文件或硬盘文件的自动存取。此后出现的一些8位操作系统多采用CP/M结构。

二、功能

操作系统对于计算机来说是十分重要的。首先，从使用者角度来看，操作系统可以对计算机系统的各项资源板块开展调度工作，其中包括软硬件设备、数据信息等，运用计算机操作系统可以减少人工资源分配的工作强度，使用者对于计算的操作干预程度减少，计算机的智能化工作效率就可以得到很大的提升。其次，在资源管理方面，如果由多个用户共同来管理一个计算机系统，那么可能就会有冲突存在于两个使用者的信息共享中。为了更加合理地分配计算机的各个资源板块，协调计算机系统的各个组成部分，就需要充分发挥计算机操作系统的职能，对各个资源板块的使用效率和使用程度进行最优的调整，使得各个用户的需求都能够得到满足。最后，操作系统在计算机程序的辅助下，可以抽象处理计算机系统资源提供的各项基础职能，以可视化的手段来向使用者展示操作系统功能，降低计算机的使用难度。

操作系统主要包括以下几个方面的功能。

（1）进程管理：其工作主要是进程调度，在单用户单任务的情况下，处理器仅为一个用户的一个任务所独占，进程管理的工作十分简单。但在多道程序或多用户的情况下，组织多个作业或任务时，就要解决处理器的调度、分配和回收等问题。

（2）存储管理：存储分配、存储共享、存储保护、存储扩张。

（3）设备管理：设备分配、设备传输控制、设备独立性。

（4）文件管理：文件存储空间的管理、目录管理、文件操作管理、文件保护。

（5）作业管理：负责处理用户提交的任何要求。

三、分类

计算机的操作系统根据不同的用途分为不同的种类，从功能角度来说，分为实时系统、分时系统、批处理系统、网络操作系统等。

（1）实时系统主要是指系统可以快速地对外部命令进行响应，在对应的时间里处理问题，协调系统工作。

（2）分时系统可以实现用户的人机交互需要，多个用户共同使用一个主机，很大程度上节约了资源成本。分时系统具有多路性、独立性、交互性、及时性的优点，能够实现用户－系统－终端任务。

（3）批处理系统出现于20世纪60年代，它能够提高资源的利用率和系统的吞吐量。

（4）网络操作系统是一种能代替操作系统的软件程序，是网络的心脏和灵魂，是向网络计算机提供服务的特殊的操作系统。主要借助于网络达到互相传递数据与各种消息的目的，网络操作系统分为服务器及客户端。服务器的主要功能是管理服务器、网络上的各种资源和网络设备的共用，加以统合并控管流量，避免发生瘫痪的可能性，而客户端具有接收服务器所传递的数据并加以运用的功能，可以轻易地搜索所需的资源。

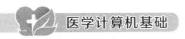

四、主要操作系统的体系结构

（一）简单体系结构

计算机操作系统诞生初期，其体系结构就属于简单体系结构，由于受各种因素，如硬件性能、平台、软件水平等方面的限制，当时的计算机操作系统呈现出一种混乱且结构模糊的状态，用户应用程序和其内核程序鱼龙混杂，甚至其运行的地址和空间都是一致的。这种操作系统实际上就是一系列过程和项目的简单组合，使用的模块方法也相对较为粗糙，导致其结构在宏观上非常模糊。

（二）单体内核结构

随着科学技术的不断发展和进步，硬件及其平台的水平和性能得到了很大程度的提高，数量和种类也与日俱增，操作系统的复杂性也逐渐加强，具备的功能越来越多，性能也越来越优，在此背景下，单体内核结构的操作系统诞生并得到了应用，如 UNIX 操作系统、Windows NT/XP 等。一般情况下，单体内核结构的操作系统主要具备以下几种功能：文件及内存管理、设备驱动、CPU 调度以及网络协议处理等。由于内核的复杂性不断加深，相关的开发设计人员为了实现对其良好的控制，逐渐开始使用了一些较为成熟的模块化方法，并根据其不同的功能进行结构化，进而将其划分为诸多的模块，如文件及内存管理模块、驱动模块、CPU 调度模块及网络协议处理模块等。

（三）层次式结构

层次式结构的计算机操作系统是为了减少以往操作系统中各个模块之间由于联系紧密而带来的各种问题而诞生的，其可以最大程度地减少甚至是避免循环调用现象的发生，确保调用有序，为操作系统设计目标的实现奠定了坚实的基础。层次式结构的计算机操作系统是由分为若干个层次的诸多系统组成的，其最底层是硬件技术，其他每一个层级均是建立在下一层级之上的。

（四）微内核结构

微内核计算机操作系统体系结构又被称为客户机结构或服务器结构，实际上就是一种将系统中的代码转移到更高层次中，尽可能地减少操作系统中的东西，仅仅保留一个小体积的内核。一般情况下其使用的主要方法是通过用户进程来实现操作系统所具备的各项功能，具体来说就是用户进程可以将相关的请求和要求发送到服务器中，然后由服务器完成相关的操作后再通过某种渠道反馈到用户进程中。在微内核结构中，操作系统内核的主要工作就是对客户端和服务器之间的通信进行处理，在系统中包括许多部分，每一个部分均具备某一方面的功能，如文件服务、进程服务、终端服务等，这样的部分相对较小，相关的管理工作也较为便利。这种结构服务的运行都是以用户进程的形式呈现的，既不在核心中运行，也不直接对硬件进行访问，这样一来，即使服务器发生错误或受到破坏也不会对系统造成影响，仅会造成相应服务器的崩溃。

（五）外核结构

外核结构的计算机操作系统本质上是为了获得更高的性能和灵活性而设计出来的，在系统中，操作系统接口处于硬件层，在内核中提出全部由以往操作系统带来的抽象，并将重点和关键放在了更多硬件资源的复用方面。在操作系统的外核结构中，内核负责的主要工作仅仅为简单的申请操作以及释放和复用硬件资源，以往操作系统提供的抽象全部在用户空间中运行。

一般情况下，外核结构中的内核主要有三大方面的工作，分别是对资源的所有权进行跟踪、为操作系统的安全提供保护以及撤销对资源的访问行为。在核外，基本上所有操作系统中的抽象都是以库的形式呈现出来的，而用户在访问硬件资源时也是通过库的调用来完成的。

第二节　Windows 10 操作系统的基本操作

Windows 10 是由微软公司（Microsoft）开发的操作系统，应用于计算机和平板电脑等设备。

Windows 10 在易用性和安全性方面有了极大的提升，除了针对云服务、智能移动设备、自然人机交互等新技术进行融合外，还对固态硬盘、生物识别、高分辨率屏幕等硬件进行了优化完善与支持。

一、Windows 10 操作系统的安装

第一步：获取 Windows 10 操作系统。

获取 Windows 10 ISO 安装镜像：前往微软社区获取 Windows 10 Technical Preview Build 安装镜像，如图 2.1 所示。

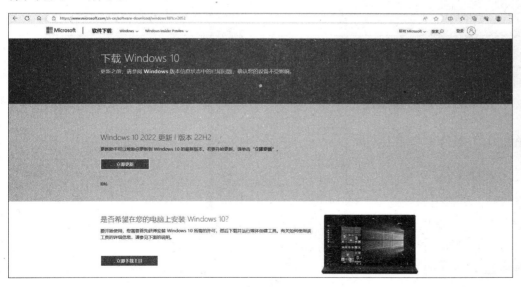

视频
安装 Windows 10
操作系统

图 2.1　Windows 10 操作系统的下载

第二步：安装 Windows 10 操作系统。

将下载好的 Windows 10 操作系统的 ISO 文件复制到 DVD、USB 闪存驱动器或加载到虚拟机中。

然后开始用安装介质引导计算机，按照步骤执行全新安装。先进入选择语言界面，选择现在安装，开始安装 Windows 10，注意要接受安装 Windows 10 协议。

Windows 10 操作系统安装完成后的桌面如图 2.2 所示。因系统的版本不同，安装完成后的桌面也不尽相同。

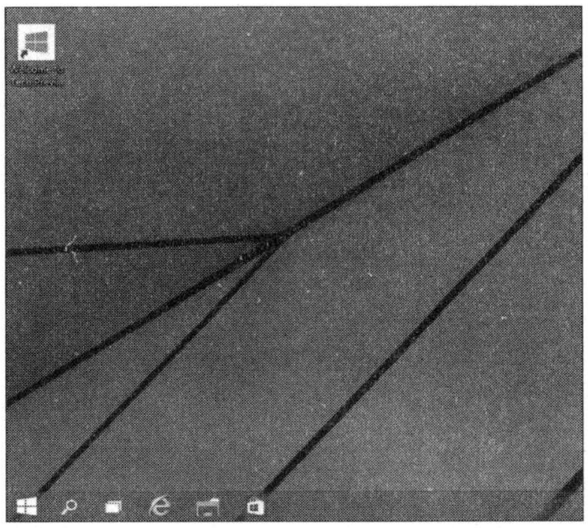

图 2.2　Windows 10 操作系统安装完成后的桌面

二、Windows 10 操作系统的启动与退出

（一）启动 Windows 10

第一步：依次打开计算机外部设备的电源开关和主机电源开关。

第二步：计算机执行硬件测试，测试无误后即开始系统引导。

第三步：单击要登录的用户名，输入用户密码，然后继续完成启动，出现 Windows 10 操作系统桌面，如图 2.3 所示。

（二）退出 Windows 10

单击屏幕左下角的"开始"按钮，并单击图 2.4 所示界面下部的"电源"按钮，可以从弹出的菜单中选择"睡眠""更新并关机""关机""更新并重启""重启"等功能选项，根据需要选择"关机"选项，即可完成 Windows 10 操作系统的退出操作。

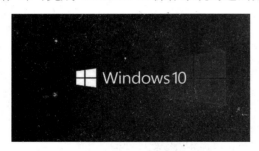

图 2.3　Windows 10 开机后的桌面

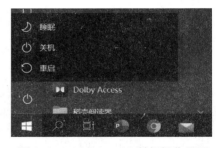

图 2.4　Windows 10 关机操作界面

三、Windows 10 操作系统的桌面

（一）自定义桌面

右击桌面空白处，在弹出的快捷键菜单中选择"个性化"选项，打开"个性化"设置界面，如图 2.5 所示。选择"背景"选项，可以对桌面的背景进行设置。背景可以是默认的图片、自定义的图片或自定义的图片组。

（二）设置屏幕保护程序

右击桌面空白处，在弹出的快捷键菜单中选择"个性化"选项，打开"个性化"设置界面。选择"锁屏界面"选项，可以对桌面的锁屏界面进行设置，如图 2.6 所示。

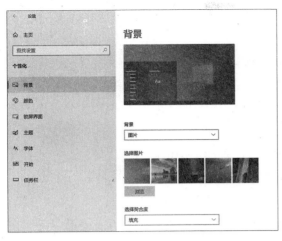

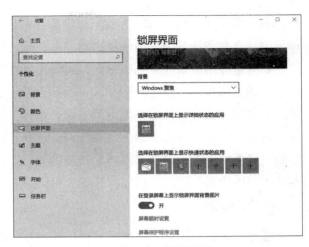

图2.5 "个性化"设置界面   图2.6 锁屏界面

在锁屏界面的底部单击"屏幕保护程序设置"链接，打开"屏幕保护程序设置"对话框，如图2.7所示。在"屏幕保护程序"下拉列表框中可以选择某一个屏幕保护程序。选择"在恢复时显示登录屏幕"复选框，可设置等待时间。再单击"确定"按钮，新设置的屏幕保护程序即可生效。

（三）设置屏幕分辨率

右击桌面空白处，在弹出的快捷菜单中选择"显示设置"选项，打开"显示"设置界面，如图2.8所示。在"显示分辨率"下拉列表框中可以调整屏幕的分辨率。调整结束后，单击"确定"按钮即可完成设置。

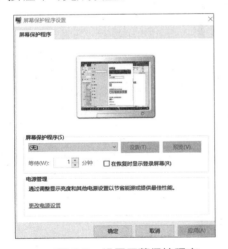

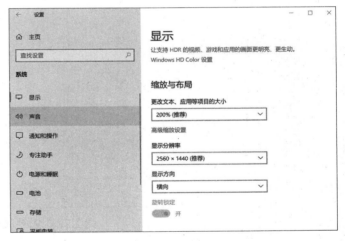

图2.7 设置屏幕保护程序   图2.8 设置屏幕分辨率

四、Windows 10操作系统的快捷菜单与对话框

Windows 10操作系统的快捷菜单一般指的是开始菜单。Windows 10操作系统推出的开始菜单功能更加强大，设置更加丰富，操作更加人性化。用户通过合理的设置，可以有效地提高工作效率。开始菜单分为应用区和磁贴区两大区域。

（一）应用区

单击任务栏左下角的Windows图标，在弹出的界面的应用设置区中选择"所有应用程序"选项，系统会列出目前已安装的应用程序清单，且是按照数字 0 ~ 9、A ~ Z、拼音 A ~ Z 顺序依次排列的。任意选择其中一项应用启动即可。

如果该应用从未固定到磁贴区，则弹出界面会显示"固定到开始屏幕"选项，选择该选项即可将此应用的快捷方式添加到磁贴区，否则会显示"从开始屏幕取消固定"选项，选择该选项后可以将此应用的快捷方式从磁贴区取消固定；选择"卸载"选项，可以快速对此应用进行卸载操作；选择"更多"选项，弹出更多的选项窗口；选择"固定到任务栏"选项，可以将该应用的快捷方式固定到"任务栏"上；选择"以管理员身份运行"选项，可以以管理员身份运行此程序；选择"打开文件所在的位置"选项，可以打开该应用快捷方式所在的文件夹。

（二）电源

选择"电源"选项，弹出电源选项，包括"睡眠""关机""重启"等；选择"睡眠"选项，可以使计算机进入睡眠状态；选择"关机"选项，可以关闭计算机；选择"重启"选项，可以将计算机重新启动。

（三）设置

选择"设置"选项，弹出"设置"窗口，该窗口作用与"控制面板"类似，但是操作上比控制面板要清晰简洁，如图 2.9 所示。

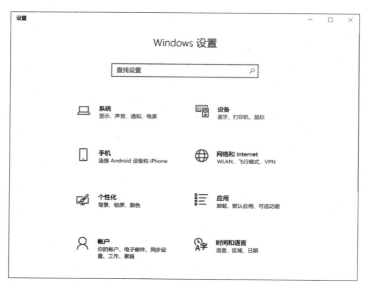

图 2.9 "设置"窗口

（四）文档管理

选择"文档"选项（图 2.10），会直接打开"文档"窗口，窗口分为 3 个区域，其中，"固定"区域的内容为添加到快速访问方式，单击可以进行快速访问"最近"区域的内容，根据访问的时间倒序排列文件夹访问记录。选择"固定到开始屏幕"选项，可以将"文档"固定到磁贴区。

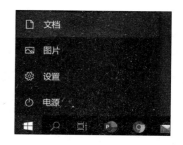

图 2.10 文档管理界面

第三节　Windows 10 操作系统的个性化设置

一、桌面与主题的设置

（一）设置桌面背景

桌面背景又称桌面壁纸，即在系统桌面上所看到的图片。用户可以将图片或纯色设置为桌面背景。设置桌面背景可以按照以下步骤进行。

第一步，单击"个性化"按钮。按"Win+I"组合键打开"设置"窗口，单击"个性化"按钮。

第二步，选择图片或纯色作为桌面背景。选择图片作为桌面背景，打开"个性化"窗口，在左侧选择"背景"选项，在右侧选择背景图片。

选择纯色作为桌面背景，打开"设置"窗口，在左侧选择"背景"选项，在右侧"背景"下拉列表框中选择"纯色"选项，然后在弹出的背景色列表中进行颜色选择。

（二）设置主题

主题是计算机上外观、颜色和声音的组合，桌面背景、系统颜色、声音方案、屏幕保护程序、桌面图标样式等都属于系统主题，有些主题还包括鼠标指针样式。用户可以根据喜好进行主题的更换。

第一步，单击"个性化"按钮。按"Win+I"组合键打开"设置"窗口，单击"个性化"按钮。

第二步，打开"设置"窗口，在左侧选择"主题"选项，在右侧界面中会显示当前使用主题的信息。在"更改主题"选项区中选择想要的主题即可。

二、自定义任务栏

Windows 10 操作系统的任务栏位于窗口底部，由"开始"按钮和搜索框、语言栏、通知区域等组成。中间空白的区域用于显示正在运行的应用程序和打开的窗口。下面详细介绍任务栏的常用操作。

（一）调整任务栏的摆放位置

用户可以根据使用需要更改任务栏的位置，具体操作方法如下。

第一步，取消锁定任务栏。在任务栏的空白处右击，然后在弹出的快捷菜单中选择取消"锁定任务栏"选项。

第二步，选择"任务栏设置"选项。在任务栏空白位置右击并选择"任务栏设置"选项。

第三步，选择任务栏位置。在弹出的设置窗口中的"任务栏在屏幕上的位置"下拉列表框中选择其他位置，即可移动任务栏位置。

（二）自动隐藏任务栏

任务栏在桌面中占据了一定的空间位置，用户可以根据需要让任务栏自动隐藏，在需要时才显示出来，具体操作方法如下：在任务栏空白位置右击，在弹出的快捷菜单中选择"任务栏设置"选项，在打开的设置窗口右侧界面中打开"在桌面模式下自动隐藏任务栏"选项。

（三）将应用固定到任务栏

用户可以将应用固定到任务栏上，以便快速启动它。具体操作方法如下：将程序固定到任务栏，可先启动程序，然后在任务栏上右击其图标，在弹出的快捷菜单中选择"固定到任务栏"选项，如图 2.11（a）所示。将程序图标从任务栏中取消固定，可右击程序图标，在弹出的快捷菜单中选择"从任务栏取消固定"选项，如图 2.11（b）所示。

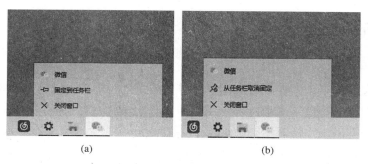

(a)   (b)

图 2.11　将应用固定和取消固定到任务栏

（四）自定义通知区域

通知区域位于任务栏的最右侧，它除了包含系统时钟、输入法、音量等系统图标外，还包含一些程序图标，这些程序图标提供了有关电子邮件、即时通信信息、网络连接、更新等事项的状态和通知。在线安装新程序时，有时程序图标也会显示在通知区域。

1. 显示 / 隐藏通知区域图标

通知区域有时会布满杂乱的程序图标，用户可以设置这些图标保持始终可见或对其进行隐藏，具体操作方法如下。

第一步，选择"任务栏设置"选项。在任务栏空白位置右击，在弹出的快捷菜单中选择"任务栏设置"选项。

第二步，单击操作链接。打开"设置"窗口，在"通知区域"选项下单击"选择哪些图标显示在任务栏上"链接。

第三步，打开要显示的程序图标。在打开的界面中单击程序右侧的开关按钮，即可设置显示或隐藏通知区域图标，如图 2.12 所示。

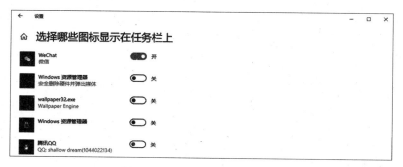

图 2.12　打开或关闭程序图标

2. 启用和关闭系统图标

系统图标包括"时钟""音量""操作中心""输入指示"等，默认都处于显示状态，用户可根据需要在通知区域显示或隐藏系统图标，具体操作方法如下。

第一步，单击操作链接。按照前面的操作，在"通知区域"选项下单击"打开或关闭系统图标"链接。

第二步，设置关闭系统图标。在打开的界面中单击开关按钮，即可打开或关闭相应的系统图标，如关闭"时钟"图标，如图 2.13 所示。

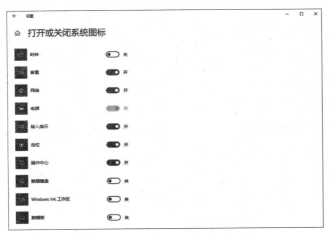

图 2.13　打开或关闭系统图标

三、日期与时间的设置

系统显示的日期和时间默认情况下会自动与系统所在区域的互联网时间同步。同时也可以进行手动设置，具体操作方法如下。

第一步，按"Win+I"组合键打开"设置"窗口，单击"时间和语言"按钮。

第二步，选择"日期和时间"选项，单击"自动设置时间"的开关按钮，使其处于"关"状态，然后单击"更改"按钮。

第三步，更改日期和时间。打开"更改日期和时间"对话框，在其中对应的下拉列表框中可设置指定的日期和时间，完成后单击"更改"按钮即可，如图 2.14 所示。

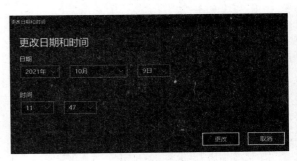

图 2.14　"更改日期和时间"对话框

四、鼠标与键盘的设置

对鼠标和键盘进行个性化设置，如设置鼠标按键、鼠标指针，启用屏幕键盘等，可以使其更加符合用户的使用习惯。

（一）设置鼠标按键

第一步，单击"设备"按钮。打开"设置"窗口，再单击"设备"按钮。

第二步，设置鼠标。打开"设备"界面，在左侧选择"鼠标"选项，在右侧界面的"选择主按钮"下拉列表框中选择"左"选项，在"滚动鼠标滚轮即可滚动"下拉列表框中选择"一次多行"选项，单击"当我悬停在非活动窗口上方时对其进行滚动"下的开关按钮，使其处于"开"状态。

第三步，调整鼠标速度。在"相关设置"选项区中单击"其他鼠标选项"链接，打开"鼠标属性"对话框，在"双击速度"选项区中拖动滑块进行设置，如图 2.15 所示。

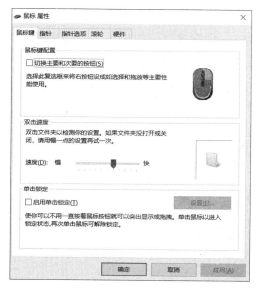

图2.15 调整鼠标速度

（二）设置鼠标指针

鼠标指针的样式和速度等可通过设置来更改，下面从外观样式、移动速度和可见性几个方面介绍设置鼠标指针的具体操作方法。

第一步，选择指针方案。打开"鼠标 属性"对话框，切换到"指针"选项卡，在"方案"下拉列表框中选择"Windows标准（大）（系统方案）"选项。

第二步，设置鼠标指针移动速度。切换到"指针选项"选项卡，在"移动"栏中拖动滑块调整鼠标指针移动速度；在"可见性"栏中只选择"在打字时隐藏指针"复选框，完成后单击"确定"按钮。

（三）启用屏幕键盘

当键盘出现故障不能使用时，可启用屏幕键盘来代替键盘输入，启用屏幕键盘的具体操作方法如下。

第一步，开启屏幕键盘。在"设置"窗口中单击"轻松使用"按钮，打开"轻松使用"界面，在左侧选择"键盘"选项，在右侧界面中单击"打开屏幕键盘"下的开关按钮，使其处于"开"状态。

第二步，使用屏幕键盘。此时即可打开屏幕键盘，并始终处于窗口最前方，单击相应的键，即可输入对应的字符。

五、字体的设置

在计算机办公过程中，为了使文档跳出千篇一律的旧格式，可以对版式进行设计，也可以在网络上下载字体并将其安装在Windows 10操作系统中。同时可以对字体进行设置，以方便日常工作中的使用。

第一步，单击"个性化"按钮。按"Win+I"组合键打开"设置"窗口，单击"个性化"按钮。

第二步，打开"设置"窗口，在左侧选择"字体"选项，在右侧界面中选择"可用字体"选项下的字体，此时主题就会更换成选择的字体。

六、Windows 10 轻松使用

打开 Windows 10 操作系统的设置，在菜单中会发现有"轻松使用"选项，这个选项主要对讲述人、放大镜和高对比度等进行设置，如图 2.16 所示，可以按照个人需要进行设置。

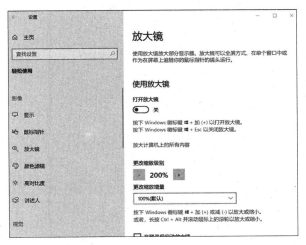

图 2.16 Windows 10 的轻松使用

第四节 用 户 管 理

一、了解 Windows 账户

通过用户账户可以多人共享一台计算机，每个用户都可以有一个各自的设置和首选项（如桌面背景、屏幕保护程序等）。用户账户还可以帮助控制每个用户能够访问哪些文件和应用，以及能对计算机进行哪些更改操作等。在 Windows 10 操作系统中可以创建以下四种类型的账户。

（1）管理员账户：具有对计算机的最高控制权限，可以对计算机进行任何设置。

（2）标准账户：适合日常使用，可以运行大多数应用程序，可以对系统进行一些常规操作，但这些操作仅对标准账户本身产生影响，不会对整个计算机和其他用户的安全造成影响。如果在你的计算机上为其他人设置账户，最好将他们设置为标准账户。

（3）来宾账户：适用于有人要暂时使用计算机的情况。临时访客可以用 Guest 账户直接登录系统，而不需要输入密码。该账户的权限比标准账户更低，无法对系统进行任何配置。

（4）Microsoft 账户：它是使用微软账号登录的网络账户。当使用 Microsoft 账户登录计算机时，可以享受到真正的个性化体验，所有在当前计算机上所进行的个性化和自定义设置将随着使用者一起漫游到任何其他计算机或设备。而本地账户则无法在计算机之间进行同步，建议使用 Microsoft 账户登录计算机。

二、账户的创建与管理

（一）Microsoft 账户的创建

第一步，打开浏览器，搜索"Microsoft 账户创建"，然后单击"创建 Microsoft 账户"链接。

第二步，在打开的对话框中单击"获取新的电子邮箱地址"链接。

第三步，在打开的对话框中输入字母和数字作为邮箱地址，然后单击"下一步"按钮。

第四步，在打开的对话框中设置密码，然后单击"下一步"按钮。

第五步，在打开的对话框中单击"下一步"按钮，进行人机验证账号即可创建成功。

（二）Microsoft 账户的管理

用户在计算机中添加了多个账户，这些账户之间互相独立，互不影响，用户账户可以对这些账户进行管理，具体操作方法如下。

第一步，打开"控制面板"对话框，在右上角的"查看方式"下拉列表中选择"小图标"选项，然后在下方单击"用户账户"链接。

第二步，打开"用户账户"窗口，在其中单击"管理其他账户"链接。

第三步，在打开的窗口中选择需要设置的账户即可进行设置。

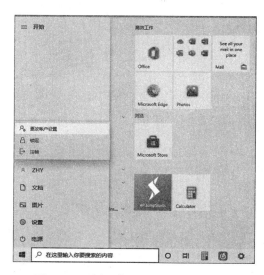

三、高级用户设置

创建用户账户后，用户头像一般为默认的灰色头像，用户可手动设置喜欢的照片或图片为账户头像。下面介绍将喜欢的图片设置为账户头像的具体操作方法。

第一步，选择选项。打开"开始"菜单，在账户头像上单击，在打开的菜单中选择"更改账户设置"选项，如图 2.17 所示。

第二步，打开"账户信息"界面，然后单击"创建头像"选项下的"摄像头""从现有图片中选择"按钮来选择头像的图片。

图 2.17　选择"更改账户设置"选项

第五节　文件与文件夹管理

一、认识文件与文件夹

文件是以单个名称在计算机上存储的信息集合，如编辑的文档、存放的图片、安装的应用程序等，也可以说，在计算机中能够看见的东西都是文件。

所有文件的标识都由图标和文件名两部分组成。其中，文件名又由文件本身的名字和扩展名两部分组成，两者之间用一个圆点（分隔符）分开。

文件夹的图标用 表示，文件夹一般由图标和名称两部分组成。一个文件夹中不仅可以装入两个或多个文件，还可以装入一个或多个子文件夹，而这些子文件夹中又可以装一个或多个文件或子文件夹。

二、浏览文件与文件夹

在文件资源管理器窗口中可以使用左侧的导航窗格浏览计算机中的所有文件，还可以使用地址栏快速更改位置。

（一）使用导航窗格浏览所有文件

在文件资源管理器中可以使用"快速访问"浏览最近访问的文件，使用导航窗格浏览所有文件的具体操作方法如下。

按"Win+E"组合键启动文件资源管理器，将自动打开"快速访问"界面，可以快速打开用户最常用的文件夹和最近使用的文件。

在文件资源管理器左侧为导航窗格，从上到下依次是"快速访问"、OneDrive、"此电脑"、"库"和"网络"。单击各个导航项目左侧的折叠按钮，可以依次展开各级目录。

（二）返回上个位置

在文件资源管理器中浏览文件后，若要返回最近打开的位置，可单击地址栏左侧的返回按钮。

（三）返回父级目录

在文件资源管理器中浏览文件后，若要返回上一级目录，可单击地址栏左侧的向上按钮。

三、文件与文件夹的基本操作

（一）新建文件夹

在窗口空白位置右击，在弹出的快捷菜单中执行"新建"→"文件夹"命令，即可新建一个文件夹。创建完成后会生成一个新的文件夹，如图 2.18 所示。

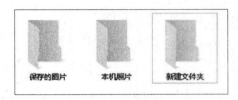

图 2.18　新建文件夹显示

（二）移动和复制文件或文件夹

第一步，选择需要移动的文件或文件夹并右击，在弹出的快捷菜单中执行"剪切"或"复制"命令。

第二步，打开目标位置并在空白处右击，在弹出的快捷菜单中执行"粘贴"命令。

（三）重命名文件

右击需要重命名的文件，在弹出的快捷菜单中执行"重命名"命令，然后文件名就进入可以编辑的状态，即可输入重新命名的名称。

四、压缩与解压文件

选择需要进行压缩的文件，右击，在弹出的快捷菜单中执行"添加到压缩文件"命令，如图 2.19 所示，然后选中的文件就可以进行压缩。

选择需要进行解压的压缩包，右击，在弹出的快捷菜单中执行"解压到"命令，如图 2.20 所示，然后选中的压缩包就可以进行解压。

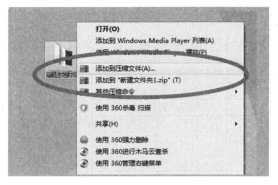

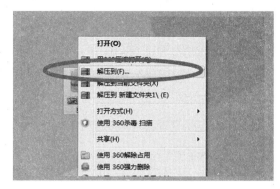

图 2.19　执行压缩命令　　　　　　　　图 2.20　执行解压命令

五、隐藏与显示文件或文件夹

系统为了自身文件的安全，通常会将一些比较容易受感染的系统文件隐藏起来。用户也可根据需要将不想让他人看到的文件隐藏起来。下面详细介绍如何隐藏与显示文件。

（一）隐藏文件

隐藏文件的具体操作方法：单击"隐藏所选项目"按钮；选择要隐藏的文件或文件夹，选择"查看"选项卡，在"显示/隐藏"组中单击"隐藏所选项目"按钮；然后所选的文件就会被隐藏。

视频
文件与文件夹加密

（二）显示文件

要重新显示隐藏文件的具体操作方法：选择"隐藏的项目"复选框；选择"查看"选项卡，在"显示/隐藏"组中选择"隐藏的项目"复选框，此时即可看到隐藏的文件。

六、设置快捷方式图标

右击需要创建快捷方式的文件，在弹出的快捷菜单中执行"发送到"→"桌面快捷方式"命令。此时桌面上就出现了文件的快捷方式。

第六节　Windows 10 操作系统的运行和维护

对系统进行维护可以有效地提高系统的运行速度，使计算机更顺畅地为用户服务。下面介绍常用的系统优化措施，如优化磁盘、设置虚拟内存等。

一、优化磁盘

使用磁盘清理程序可以删除临时文件，清空回收站，并删除各种系统文件和其他不再需要的项目，使计算机运行得更快，具体操作方法如下。

第一步，单击"清理"按钮。打开"此电脑"窗口，选择要清理的驱动器，在"管理－驱动器工具"选项卡的"管理"组中单击"清理"按钮。

第二步，开始扫描。磁盘弹出"磁盘清理"对话框，开始扫描所选驱动器上没用的文件，此过程需持续几分钟。

第三步，选择删除文件。扫描结束后，在弹出的对话框中查看可释放的磁盘空间大小。在"要删除的文件"列表中选择要删除文件前面的复选框，单击"确定"按钮。

第四步，确认删除文件。弹出提示信息框，单击"删除文件"按钮。

第五步，清理磁盘文件。开始清理磁盘文件，清理结束后对话框会自动关闭。

二、设置虚拟内存

计算机运行程序均需要经由内存执行，若执行的程序占用内存空间很大，就会导致内存消耗殆尽，系统运行得越来越慢。这时可以设置一部分硬盘空间来充当内存，当内存耗尽时，计算机就会自动调用这部分硬盘空间来充当内存，以缓解内存空间的紧张问题，从而提高系统的运行速度。

默认情况下系统会根据用户的计算机配置自动分配虚拟内存，虚拟内存生成的分页文件放在系统盘下。可以根据需要自定义分页文件的大小和存放位置，具体操作方法如下。

第一步，右击桌面上的"此电脑"图标，在弹出的快捷菜单中选择"属性"选项，在弹出的对话框中单击"高级系统设置"链接。

第二步，单击"设置"按钮。弹出"系统属性"对话框，默认打开"高级"选项卡，在"性能"选项区中单击"设置"按钮。

第三步，单击"更改"按钮。弹出"性能选项"对话框，切换到"高级"选项卡，单击"更改"按钮。

第四步，自定义虚拟内存。弹出"虚拟内存"对话框，取消选择"自动管理所有驱动器的分页文件大小"复选框，选择要设置虚拟内存的驱动器，选择"自定义大小"单选按钮，输入虚拟内存的初始大小和最大值，单击"设置"按钮，然后单击"确定"按钮即可。

第五步，确认设置。弹出"系统属性"提示，然后依次单击"确定"按钮。

学习小结

本章主要介绍了中文操作系统Windows 10，内容包括操作系统概述，Windows 10操作系统的基本操作，Windows 10操作系统的个性化设置、用户管理、文件与文件夹管理，Windows 10操作系统的运行维护和Windows 10操作系统的使用程序。

重点掌握Windows 10操作系统的基本操作，Windows 10操作系统的个性化设置、用户管理，熟练掌握文件与文件夹管理、Windows 10操作系统的运行维护和Windows 10操作系统的使用程序。

课后练习

一、选择题

1. Windows 10是一个多任务操作系统，这是指（   ）。

A. Windows 10可以供多个用户同时使用

B. Windows 10可以运行很多种应用程序

C. Windows 10可以同时运行多个应用程序

D. Windows 10 可以同时管理多种资源

2. Windows 10 是一种（　　　）操作系统。

A. 单用户单任务　　　　　　　　　　B. 单用户多任务

C. 多用户单任务　　　　　　　　　　D. 多用户多任务

3. Windows 10 是由（　　　）公司推出的一种基于图形界面的操作系统。

A. IBM　　　　　　B. Microsoft　　　　C. Apple　　　　　D. Intel

4. 以下四种关于 Windows 10 操作系统的描述中，（　　　）是正确的。

A. Windows 10 是一个单任务的、字符化的操作系统

B. Windows 10 是一个多任务的、字符化的操作系统

C. Windows 10 是一个单任务的、图形化的操作系统

D. Windows 10 是一个多任务的、图形化的操作系统

5. Windows 10 在用户界面上与早期的 Windows 版本有所不同，它的（　　　）有了很大的改进，已经成为一个实际的工作台面。

A. 桌面　　　　　　B. 窗口　　　　　　C. 菜单　　　　　　　D. 按钮

6. 当一个应用程序窗口被最小化后，该应用程序将（　　　）。

A. 被终止执行　　　　　　　　　　　B. 继续在前台执行

C. 被暂停执行　　　　　　　　　　　D. 被转入后台执行

7. 在中文 Windows 中，中英文之间可以通过按（　　　）组合键来切换。

A. Alt+Shift　　　　　　　　　　　　B. Ctrl+Esc

C. Ctrl+Shift　　　　　　　　　　　　D. Ctrl+空格

8. 操作系统和数据库管理系统之间的关系是（　　　）。

A. 前者调用后者　　　　　　　　　　B. 后者调用前者

C. 互不调用　　　　　　　　　　　　D. 互相调用

9. 在 Windows 中，下列关于滚动条操作的叙述，不正确的是（　　　）。

A. 通过单击滚动条上的滚动箭头可以实现一行行滚动

B. 通过拖动滚动条上的滚动框可以实现快速滚动

C. 滚动条有水平滚动条和垂直滚动条两种

D. 在 Windows 中每个窗口都有滚动条

10. 在 Windows 中，以下概念不正确的是（　　　）。

A. 各种汉字输入方法的切换，可通过按"Ctrl+Shift"组合键来实现

B. 全角与半角状态可通过按"Shift+空格"组合键来切换

C. 汉字输入方法可通过按"Ctrl+空格"组合键切换出来

D. 当处于汉字输入状态时，如想退出汉字输入法，可通过按"Alt+ 空格"组合键来实现

二、简答题

1. Windows 操作系统有什么特点？

2.Windows 操作系统能实现哪些功能？

3.简述计算机操作系统的结构。

4.简述计算机如何设置虚拟内存。

三、操作题

1.更换 Windows 10 的桌面显示，设置成每隔 10 s 换一个桌面。

2.增加一个新的 guest 用户，指定为普通用户权限。

3.在桌面新建一个名为"医学计算机基础"的文件夹，并将其设置为只读模式。

4.将 Windows 10 操作系统的时间修改成 10 年后的时间。

5.分别新建一个以学生命名的文件夹和以学生学号命名的文件夹，将以学生命名的文件夹放到以学号命名的文件夹中，并重新命名该文件夹为"学号＋姓名"。

6.在桌面新建一个文件夹名为"图片"，并将"我的文档"中的图片全部复制到"图片"文件夹中，删除最后一张图片。

7.将锁屏界面的时间设置为 10 min，并在锁屏界面上显示"本人离开，请勿动此计算机"字样。

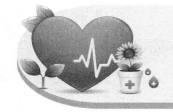

第三章　Word 2016 文字处理软件

知识目标：了解 Word 2016 的工作环境，掌握 Word 2016 的基本操作、文本的输入与选定、文本的排版、表格的制作、图片的插入与排版，熟悉医学论文的排版以及健康教育资料和荣誉证书的制作与打印。

技能目标：掌握 Word 2016 的基本操作以及基本设置，学会制作宣传海报、邀请函、荣誉证书等技能，会解决常见的 Word 问题。

思想切入点：社会需求，团队合作，适应发展，自主学习。

思想延伸

Word 是微软公司在 1983 年推出的文字处理应用程序，并成为 Microsoft Office 的一部分。从最初的 Word 2007 到后来的 Word 2016，Word 已经深深影响了几亿人的办公，在如今办公软件层出的时代，Word 的使用率依旧很高。随着科学技术、社会经济的迅猛发展，现代社会要求新时代的人才具有适应岗位、职业变化的能力，Word 是计算机应用中最常见的软件之一，不管从事何种行业，或多或少都会使用到 Word 办公软件。尤其是随着科学技术的发展，Word 的重要性和地位日益凸显，得到了广泛应用。

一、案例

只有顺畅的交流合作才能打造出优秀的团队，为此就需要高效率地解决因为交流合作带来的一些"麻烦"。在编写论文初稿时，因为采纳建议增删了章节，后续的章节号、图或表的序号、文中引用的对应序号、目录等都需要调整。为了提高合作效率，各小组负责的模块就需要形成主控文档和子文档，以便快速地以统一格式合成完整论文初稿。

二、拓展学习

2020 年第四季度，全国星级饭店统计管理系统中共有星级饭店 9 717 家，其中一星级 57 家，二星级 1 515 家，三星级 4 743 家，四星级 2 552 家，五星级 850 家。

来源：政府信息公开 2021 年 02 月 18 日《2020 年第四季度全国星级饭店统计报告》。

思考问题

简述在利用 Word 完成复杂报表和论文的过程中团队合作的重要性。

第一节　Word 2016 软件介绍

　　Word 是 Microsoft 公司推出的办公自动化套装软件 Office 中的文字处理软件，是目前使用最普及的文字处理软件之一。用 Word 软件，可以进行文字、图形、图像、声音、动画等综合文档编辑排版，可以和其他多种软件进行信息交换，可以编辑出图、文、声并茂的文档。它界面友好，使用方便直观，具有"所见即所得"的特点，深受用户青睐。

一、Word 2016 的文字处理功能

　　文字信息处理简称文字处理，就是利用计算机对文字信息进行加工处理，其处理过程大致包括以下三个环节。

　　（1）文字录入：用键盘或其他输入手段将文字信息输入计算机，即将普通文字信息转换成计算机能够识别的数字信息，便于计算机进行加工处理。

　　（2）加工处理：利用计算机中的文字信息处理软件对文字信息进行编辑、排版、存储、传送等处理，形成人们所需要的表现形式。

　　（3）文字输出：将计算机制作好的文字信息表现形式用计算机的输出设备转换成普通文字形式输出给用户。

图文
WPS Office

　　利用计算机处理文字信息，需要有相应的文字信息处理软件。目前微机上常用的文字处理软件有微软公司的 Word、Windows 所带的写字板、金山公司的 WPS 等。本章主要介绍微软公司 Word 2016 的使用。Word 2016 的主要功能、特点如下。

　　（1）所见即所得：优秀的屏幕界面功能，使得打印效果在屏幕上一目了然。

　　（2）直观式操作：工具栏和标尺显示在窗口内，利用鼠标就可以轻松地进行定位、选择、排版等各项操作。

　　（3）图文混排：可以插入剪贴画或图片、绘制图形，艺术字效果可使文字的显示更加美观。

　　（4）强劲的制表功能：在文档中具有灵活的表格绘制方式，不仅可以运用 Word 2016 中的命令实现制表，而且可以运用"绘制表格"工具栏灵活地进行手动制表。另外，边框和底纹可以有各种形状和多种组合，也极大地增强了表格的美观性。

　　（5）模板：中文版的 Word 内含有多种文档模板，可以帮助简化文字处理的排版作业。

　　（6）强大的打印功能：提供了打印预览功能，具有对打印机各方面参数的强大支持性和可配置性。

　　（7）强大的网络协作功能：Word 2016 提供了创建 Web 文档和电子邮件的功能，可以很方便地把文档链接到因特网。

　　（8）文本的编辑操作：对于 Word 2016 的文本编辑操作主要分为文档内容的输入、文本的选定、文本的插入和删除、文本的移动和复制、文本的查找与替换及文本的撤销和恢复操作。

　　下面针对 Word 2016 的部分文字处理操作进行讲解。

（一）文档内容的输入

　　新建文档后，用户就可在其中输入文档内容，并进行删除、复制等相关的编辑操作。

　　首先是定位光标插入点。启动 Word 2016 后，在编辑区中不停闪动的光标即为光标插入点。光

标插入点所在的位置就是输入文本的位置。在文档中输入文本前，需要先定位好光标插入点，其插入方法主要有两种：一是通过鼠标定位光标输入点，二是通过键盘定位（如 Tab 键以及 ↑、↓、←、→ 方向键）。定位好光标插入点后，需要进行内容的输入。切换到自己习惯的输入法，即可开始输入文本。随着文本的输入光标不断向右移动，当光标到达一行的最右边时，随着下一个字符的输入，Word 会自动换行。如果要重起一个新的段落，则按 Enter 键即可。

（二）文本的选定

对于文本的选择，本章主要介绍三种方法。

方法 1：利用鼠标选定文本。使用鼠标选定文本是最常用的方法，一般是将鼠标指针移到要选取范围的起始位置，按住鼠标左键不放并拖动到需要选取的范围为止。对于一些特殊的文本选择范围（如一个词、一个句子、某一行、多行、一个段落、整个文档或某个矩形区域），可采用表 3.1 所示的方式进行文本的选定。

表 3.1　文本选定的操作方法

选取范围	操作方法
一个词	双击该词的任意位置
一个句子（中文内容以句点作为结束）	按住 Ctrl 键并单击句子中的任意位置
一　行	将鼠标指针移动到该行最左边，当指针变为 🖱 时单击
多　行	将鼠标指针移到首行最左边，当指针变为 🖱 时，拖动鼠标直至尾行，然后释放鼠标左键
一个段落	将鼠标指针移到段落的最左边，当指针变为 🖱 时双击鼠标左键
整个文档	将鼠标指针移到文档最左边的任一位置，当指针变为 🖱 时，连击鼠标左键 3 次
文档中的矩形区域	按住 Alt 键后，按下鼠标左键拖动

方法 2：利用键盘选定文本。对于习惯使用键盘进行操作的用户，Word 2016 提供了选取操作的快捷键。主要是利用 Ctrl 键、Shift 键和 ↑、↓、←、→ 这四个方向键来操作。一般是将光标移到欲选取的起始位置，按住 Ctrl+Shift 组合键不放，再用 ↑、↓、←、→ 这四个方向键移动进行选取。

方法 3：单击"开始"选项卡的"编辑"组中的"选择"按钮。

（三）文本的插入和删除

插入操作：一是直接将光标定位到插入点，然后对文字进行输入；二是通过插入文本框来对文本进行插入。

删除操作：利用上述文本选定的方法选择要删除的文本，按 Backspace 键。

（四）文本的移动和复制

对于文本的移动，本节主要介绍以下三种方法。

方法 1：利用鼠标。选定要移动的文本，将鼠标指针指向被选定的文本，按下鼠标左键。这时鼠标箭头的旁边会有竖线，鼠标箭头的尾部会有一个小方框，其中竖线标识将要移动到的位置。拖动竖线到新的插入文本的位置，释放鼠标左键，被选定的文本就会移动到新的位置。

方法 2：利用"开始"功能区中"剪贴板"组中的"剪切"和"粘贴"按钮。首先选定要移动的文本，然后单击"剪切"按钮，把光标移动到要插入文本的位置，最后单击"粘贴"按钮，被选定的文本就移动到了新的位置。

方法3：利用组合键。按Ctrl + X组合键执行"剪切"命令，再按Ctrl + V组合键执行"粘贴"命令。

对于文本的复制，本节主要介绍以下三种方法。

方法1：利用"开始"功能区中"剪贴板"组中的"复制"和"粘贴"按钮。首先选定要复制的文本；然后单击"复制"按钮，把光标移到要插入文本的位置；最后单击"粘贴"按钮，被选定的文本就复制到了新的位置。

方法2：利用组合键。"复制"命令的组合键是 Ctrl+C。

方法3：使用 Office 剪贴板。Office 剪贴板是存储文本或图形的一个内存区域，它可以临时存放剪切和复制操作的内容，以便在不同的应用程序和应用程序的不同部分之间共享信息。

（五）文本的查找与替换

当用户要在文档中检查某些文字并加以修改时，利用"查找"与"替换"命令可以轻松地完成。"查找"命令会快速地找出用户所指定的文字，"替换"命令则将欲替换的文字迅速、准确地取代完成。"查找"与"替换"功能的主要对象有文字、词或句子、特殊字符等。

（六）撤销和恢复操作

在编辑文档时，如果误操作，则可通过"撤销"功能来撤销前一操作。如果误撤销了某些操作，则可通过"恢复"功能取消之前的撤销操作，恢复原来的文本。

（七）其他功能简述

（1）Word 拥有自动拼写检查功能，当用户输入错误的英文或不能识别的英文单词时，会在单词下面以红色的波浪线做标记，用于提示用户有输入错误，如图 3.1 所示。

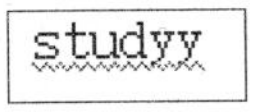

studyy

图 3.1　单词错误提示

（2）Word 拥有强大的制表功能，利用工具栏上的"插入表格"按钮就可以自动制表，还可以利用"表格"下拉列表中的"绘制表格"命令手动绘制自己需要的表格，如图 3.2 所示。

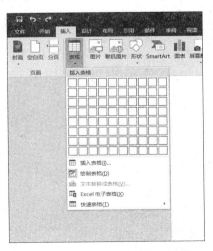

图 3.2　Word 2016 的制表功能

（3）Word 拥有强大的编辑排版功能，Word 可以编辑文字、图像、声音、动画，还可以插入其他软件的制作信息，实现真正的图文混排。图 3.3 所示为插入图片的方法，可以插入本地图片、来自扫描仪的图片、手机传图和 Word 2016 自带图片。

（4）Word 还拥有强大的打印功能和丰富的帮助功能，Word 具有对各种类型的打印机参数的支持性和配置性，帮助功能还为用户自学提供了方便，如图 3.4 所示。

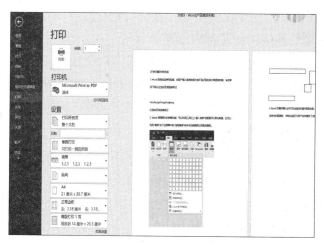

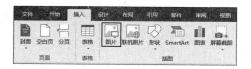

图 3.3　插入图片的方法

图 3.4　Word 2016 的打印功能

（5）Word 具有直观的操作界面，提供了丰富多彩的工具，利用鼠标就可以完成选择、排版等操作，如图 3.5 所示。

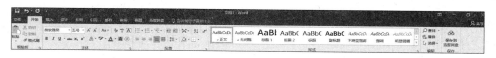

图 3.5　Word 2016 操作界面

二、Word 2016 的工作环境

为了保证 Word 2016 软件能够比较流畅地运行，就必须要在硬件和软件性能上满足 Word 的最低配置要求。

（一）硬件设备要求

（1）处理器：1 GHz 或更快的 x86 或 x64 位处理器（采用 SSE2 指令集）。

（2）内存（RAM）：1 GB RAM（32 位），2 GB RAM（64 位）。

（3）硬盘：3.0 GB 可用空间。

（4）显示器：图形硬件加速需要 DirectX 10 显卡和 1 024 × 576 分辨率。

（5）I/O 设备（联机 / 脱机）。

（6）多点触控：需要支持触摸的设备才能使用任何多点触控功能。但始终可以通过键盘、鼠标或其他标准输入设备或可访问的输入设备使用所有功能。

（7）其他要求和注意事项：某些功能因系统配置而异。某些功能可能需要其他硬件或高级硬件，或者需要连接服务器。

（8）硬件设备台数：14。

（二）软件设备要求

（1）操作系统：Windows 8、Windows Server 2008 R2、Windows Server 2012、Windows 10、Windows 11 等。

（2）成功安装 Word 2016。

（3）至少安装一种汉字输入法。

（4）浏览器：Microsoft Internet Explorer 8、9 或 10；Mozilla Firefox 10.x 或更高版本；Apple Safari 5 或更高版本；Google Chrome 17.x 或更高版本。

三、创建新文档的基本操作

（一）方法1

在计算机桌面右击，在弹出的快捷菜单中选择"新建"选项，在其级联菜单中选择"DOCX 文档"选项，如图 3.6 所示。然后，桌面会出现 Word 文档的图标，在白色框中输入需要的文件名，如图 3.7 所示。

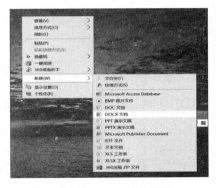

图 3.6　Word 文档的新建

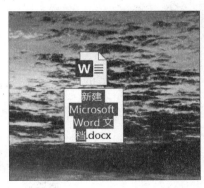

图 3.7　Word 文档的命名

输入完成后，按 Enter 键，再双击刚刚建好的 Word 文档图标，打开新建好的 Word 文档，如图 3.8 所示。

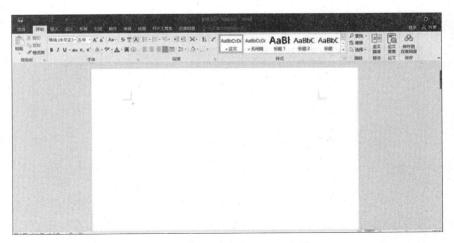

图 3.8　新建的空白 Word 文档

（二）方法 2

首先创建 Word 文档，单击左下角的 Windows 图标，Windows 10 可以直接在搜索框输入 Word 打开，Windows 开始菜单图标如图 3.9 所示。

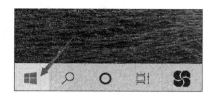

图 3.9　Windows 开始菜单图标

在找到 Word 2016 程序图标后，单击运行 Word 2016，如图 3.10 所示。

打开 Word 后，单击左上角的"文件"选项卡，如图 3.11 所示。

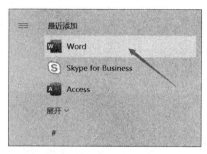

图 3.10　Word 的打开

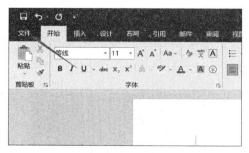

图 3.11　"文件"选项卡

然后在弹出的界面中选择"新建"选项，随即就会弹出"新建"界面，选择"空白文档"选项，如图 3.12 所示。

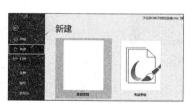

图 3.12　新建 Word 文档

之后就默认新建了一个空白 Word 文件，即可创建一个新文档，如图 3.13 所示。

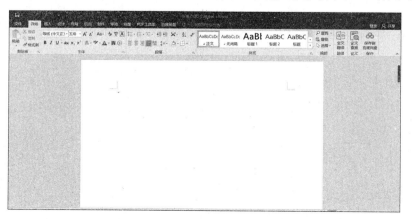

图 3.13　新建的空白 Word 文档

四、Word 2016 中的表格制作

对于表格的制作，这里仅介绍两种常用的方法。

（一）方法1

打开 Word 2016，插入一个表格，如图 3.14 所示。

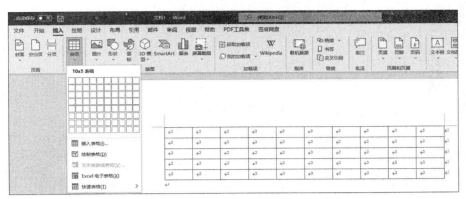

图 3.14　表格的插入

根据自己的需要输入要插入表格的行数和列数。完成以上步骤就会在文档中出现一个空白表格，然后就可以在表格中输入相关内容信息。

若需调整表格的行高或列宽，选中需要调整的表格，右击，在弹出的快捷菜单中选择"表格属性"选项，如图 3.15 所示。

弹出"表格属性"对话框，如图 3.16 所示，可以根据需求调整表格的行高或列宽。

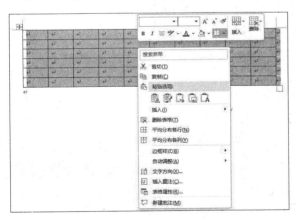

图 3.15　选择"表格属性"选项

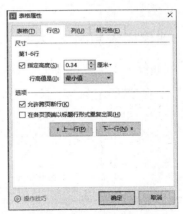

图 3.16　"表格属性"对话框

若将图 3.16 中的"指定高度"值 0.34 改成 1.5，单击"确定"按钮，则图 3.15 中的表格形式将变成图 3.17 所示的样子。可以发现，表格行高度发生了明显变化。

（二）方法2

打开 Word 2016，在"表格"下拉列表中选择"绘制表格"选项，如图 3.18 所示。

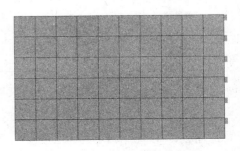

图 3.17　调整行高度后的表格

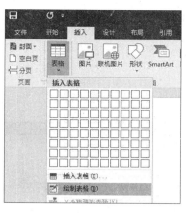

视频
绘制表格

图 3.18　选择"绘制表格"选项

鼠标指针会变成铅笔形状。按住鼠标左键拖动，会在鼠标位置实时显示表格的行数和列数，如图 3.19 所示。

释放鼠标左键，就会在 Word 中完成并显示一个 4×4 的表格，如图 3.20 所示。

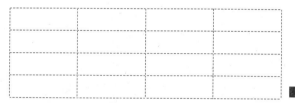

图 3.19　表格绘制的实时显示　　　　　　　　图 3.20　绘制完成后的表格

同样地，绘制完成后若想调整表格行高或列宽，可通过方法 1 中的操作进行。

五、图像插入和图文混排

图像插入与图文混排的步骤如下。

（1）首先确定图片要插入的位置，然后将光标定位在要插入的位置。定位的方法即在要插入图片的位置处单击。如图 3.21 所示，将光标定位在第一自然段句号后。

（2）然后单击"插入"选项卡中的"图片"下拉按钮，如图 3.22 所示。

"热血流向远方，点亮生命之光"无偿献血校园活动圆满结束
　　12 月 28 日，久违的晴朗给这场为期九天的献血活动拉开了帷幕，无锡红十字会的小黄鸭车和志愿者们的小红褂给校园增添了别样的活力。
南京信息工程大学滨江学院红十字会和无锡红十字会共同开展了献血车进校园活动。
冬日里的暖阳
　　好多同学在得知献血活动后积极参加，每天早晨，都可看到小黄鸭前排满了长长的队伍，大家都耐心等待着，通过采访了解到献血的同学们为了此次献血而早起、吃清淡的早餐，在我们志愿者小伙伴的指导下，先填表，再检查，最后献血。整个过程中他们的脸上始终洋溢着温暖阳光的微笑，尽管有时会从早上排到下午，也没有人抱怨，因为大家都是出于自愿，都乐于为他人做出一点点贡献。

图 3.21　光标定位

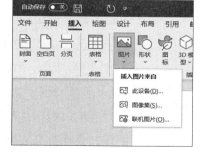

图 3.22　图片的插入

（3）选择本地图片后，会弹出"插入图片"对话框，在计算机文件中找到需要插入的图片，单击"插入"按钮，或直接双击图片，即可将图片插入文档中，如图 3.23 所示。

（4）图片插入文档后，图片和文字的混版方式可能不是我们想要的效果，这时就可以通过设置图片和文字的关系来达到想要的图文混排效果，通过鼠标左键选择自己需要进行调整的图片。

（5）Word 2016 提供了多种文字环绕方式，如图 3.24 所示，从中选择自己需要的图文排版方式即可。

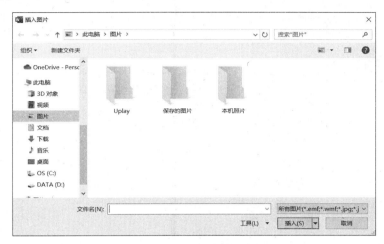

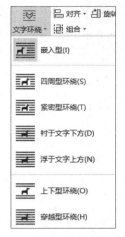

图 3.23　图片从本地导入　　　　　　　　　　图 3.24　文字环绕方式

（6）这里选择上下型环绕，效果如图 3.25 所示。如果对图片在文本中的位置效果不够满意，可选择图片后将其拖动到想要的位置。

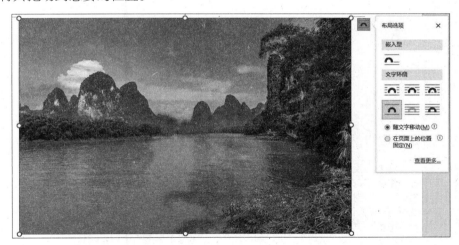

图 3.25　上下型环绕混排

六、高效排版

在日常处理 Word 文档时，经常会对文本进行排版，本节主要介绍 3 个常用的 Word 排版技巧，可以比较快速、高效地完成排版工作。

（一）文本首行缩进

在排版 Word 文档时，为了文字分段更好看，需要对文档中的文本进行首行缩进。

（1）首先选中需要首行缩进的文本，如图 3.26 所示。

（2）右击并选择"段落"选项，如图 3.27 所示。

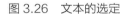
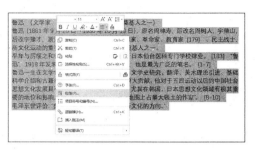

图 3.26　文本的选定　　　　　　　　　　图 3.27　选择"段落"选项

（3）弹出"段落"对话框，默认打开"缩进和间距"选项卡，在"特殊格式"下拉列表框中选择"首行缩进"选项，如图 3.28 所示。

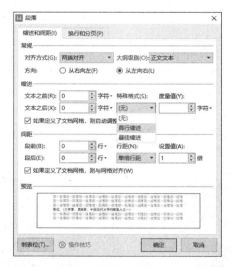

图 3.28　选择"首行缩进"选项

（4）单击"确定"按钮，文字排版效果如图 3.29 所示，每一段的首行都会发生缩进。

鲁迅　（文学家、思想家、中国现代文学的奠基人之一）
　　鲁迅 (1881 年 9 月 25 日~1936 年 10 月 19 日)，原名周樟寿，后改名周树人，字豫山，后改字豫才，浙江绍兴人。著名文学家、思想家、革命家、教育家 [179] 、民主战士，新文化运动的重要参与者，中国现代文学的奠基人之一。
　　早年与历绥之和钱均夫同赴日本公费留学，于日本仙台医科专门学校肄业。 [183] "鲁迅"，1918 年发表《狂人日记》时所用的笔名，也是最为广泛的笔名。 [1-7]
　　鲁迅一生在文学创作、文学批评、思想研究、文学史研究、翻译、美术理论引进、基础科学介绍和古籍校勘与研究等多个领域具有重大贡献。他对于五四运动以后的中国社会思想文化发展具有重大影响，蜚声世界文坛，尤其在韩国、日本思想文化领域有极其重要的地位和影响，被誉为"二十世纪东亚文化地图上占最大领土的作家"。 [8-10]
　　毛泽东曾评价："鲁迅的方向，就是中华民族新文化的方向。"

图 3.29　首行缩进效果

（二）图片大小调整

在 Word 中，除了要对文字排版，有时还要对图片进行排版。图片的排版一般要做的就是调整好图片的大小并进行对齐，如图 3.30 所示，当有多张尺寸不同的图片存在时，为了统一并对齐，常采用以下方法。

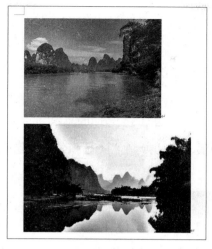

图 3.30 多张不同尺寸的图片

先选中第一张图片，选择"图片格式"选项卡，在"高度""宽度"中设置两张图片相同的尺寸，如图 3.31 所示。

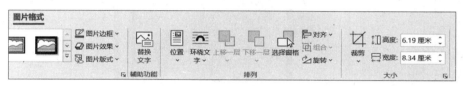

图 3.31 图片的调整

（三）文本分栏显示

有时，在排版时，还需要将文本中的文字进行分栏，以使显示更美观。

（1）选择需要分栏的文本文字，在"布局"选项卡中单击"栏"下拉按钮，如图 3.32 所示。

（2）在弹出的"栏"下拉列表中可以根据用户需求选择分栏的数量，以两栏为例，选择"两栏"选项，文本将自动分为两栏，效果如图 3.33 所示。

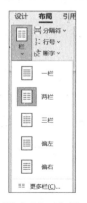

图 3.32 分栏

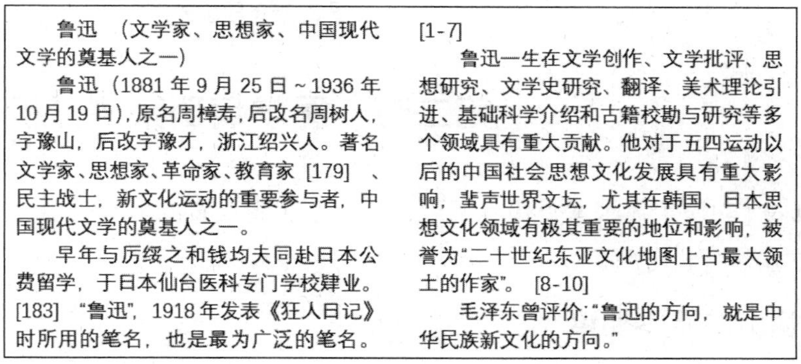

鲁迅 （文学家、思想家、中国现代文学的奠基人之一）

鲁迅（1881 年 9 月 25 日～1936 年 10 月 19 日），原名周樟寿，后改名周树人，字豫山，后改字豫才，浙江绍兴人。著名文学家、思想家、革命家、教育家 [179] 、民主战士，新文化运动的重要参与者，中国现代文学的奠基人之一。

早年与厉绥之和钱均夫同赴日本公费留学，于日本仙台医科专门学校肄业。[183] "鲁迅"，1918 年发表《狂人日记》时所用的笔名，也是最为广泛的笔名。

[1-7]

鲁迅一生在文学创作、文学批评、思想研究、文学史研究、翻译、美术理论引进、基础科学介绍和古籍校勘与研究等多个领域具有重大贡献。他对于五四运动以后的中国社会思想文化发展具有重大影响，蜚声世界文坛，尤其在韩国、日本思想文化领域有极其重要的地位和影响，被誉为"二十世纪东亚文化地图上占最大领土的作家"。[8-10]

毛泽东曾评价："鲁迅的方向，就是中华民族新文化的方向。"

图 3.33 分栏后的文档

（3）对齐所有图片。想要快速对齐 Word 文档中的图片，还可以进行以下操作：首先选中整个文档，然后单击"开始"选项卡的"段落"组中的"居中对齐"按钮，最后根据需要调整图片周边的文字对齐方向即可。

（4）标题分页显示。如果想快速将标题分到每一页上，可以先选中所有的标题，如图 3.34 所示。

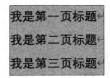

图 3.34　分页前标题

然后右击并选择"段落"选项，再切换到"换行和分页"选项卡，选择"段前分页"复选框，如图 3.35 所示。

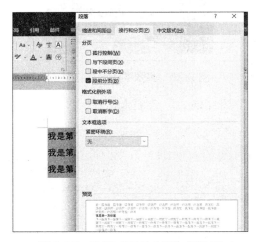

图 3.35　选择"段前分页"复选框

最后单击"确定"按钮，标题会分散到每一页的段前，如图 3.36 所示。

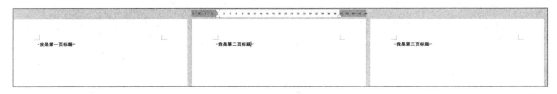

图 3.36　段前分页

第二节　医学病历案例分析

Word 的使用在医学上极其重要，可用于患者信息的填写、处理、对比和分析。本节将简单介绍医学病历案例分析。

一、病历的基本要素

病历主要包括基本信息，入院原因及主要治疗经过，目前身体状况，患者身体评估、心理社会评估，家族史，既往史，用药。

二、病历的各项数据

案例简介如下。

（一）基本信息

吕××，女，65 岁，因无明显诱因的反酸、胃灼热、腹胀、体重下降、上腹部隐痛，于 2020 年 8 月 14 日入院。

（二）入院原因及主要治疗经过

2020 年 4 月出现无明显诱因的反酸、胃灼热，尤其是在进食以后更为明显，并且症状呈进行性加重。2 个月后开始出现上腹部隐痛不适的问题，进食后尤其明显，饱腹感明显，食欲下降，无明显恶心、呕吐或呕血现象，在当地医院按照"胃炎"治疗 1 个月后稍有好转。2020 年 7 月开始感觉乏力，体重下降较快，较 2 个月前下降 4 千克，并且大便干燥、色黑，遂入院进一步检查。

（三）目前身体状况

上腹部隐痛不适，进食后尤其明显，饱腹感明显，食欲下降，无明显恶心、呕吐或呕血，乏力，体重下降较快，较 2 个月前下降 4 千克，并且大便干燥、色黑。

（四）患者身体评估、心理社会评估

老年女性，消瘦，皮肤无黄染，结膜、甲床苍白，心、肺未见异常，腹平坦，未见胃肠型及蠕动波，腹软，肝、脾未触及，剑突下区域深压痛，无腹肌紧张、移动性浊音，肠鸣音正常，直肠指检未见异常。

（五）家族史

否认胃癌家族史。

（六）既往史

既往史无特殊。

（七）用药

采用 EOX 方案进行化疗：表柔比星 60 mg/m^2，静脉滴注第 1 天；奥沙利铂 80 mg/m^2，第 1 天；卡培他滨 1 000 mg/m^2 分两次口服，第 1 ~ 14 天；21 天为 1 个周期，共 3 个周期。化疗 3 个周期结束以后进行 CT 或者胃镜检查，1 周后接受胃癌根治术手术治疗。该治疗方案常见不良反应为恶心呕吐、白细胞减少、手足综合症、肝功能异常、腹泻、胸闷等。

三、病历的检测结果

利用上述插入图表的方法，在文本中插入该病历的检测结果，显示出检查时间、检查项目、检查结果及意义，如表 3.2 所示。

表 3.2 检测结果

检查时间	检查项目	检查结果	检查意义
8：14	胃镜	胃角溃疡，转我院查血常规，肝、肾功能未见异常，血清癌胚抗原（CEA）为 2.89 ng/mL（正常参考值为 0 ~ 5.0 ng/mL）。复查放大胃镜显示胃角有一个直径约 1.2 cm×1.0 cm 的类圆形溃疡，溃疡底覆黄苔，周围黏膜充血	早期胃癌，Ⅱ型（中、高分化腺癌，侵及黏膜肌层，无淋巴结转移）

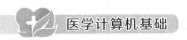

四、病历的文字编排

对于错别字的查找，Word 提供了较为方便的检查方式。选择需要检查的文字后切换到“审阅”选项卡，如图 3.37 所示。然后单击“校对”组中的“拼写和语法”按钮，如图 3.38 所示，Word 便会自动检测，将有错误的地方进行提示，以便用户修改。

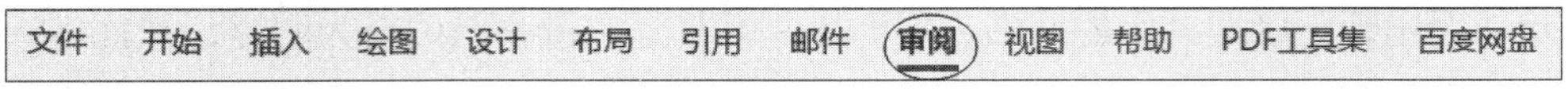

文件
开始
插入
绘图
设计
布局
引用
邮件
审阅
视图
帮助
PDF工具集
百度网盘

图 3.37 “审阅”选项卡

文件
开始
插入
绘图
编辑器
拼写和语法
同义词库
字数统计
校对

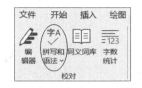

图 3.38 “拼写和语法”按钮

第三节 医学论文排版的实现方法

一、医学论文的基础排版

医学论文是科技论文的一个分支学科，此类论文需要运用科学的思维方式，并按照一定的写作格式进行撰写，经过正式、严格的一系列审查后公开发表。作者撰写医学论文的目的是反映自己的研究成果，阐述自己对某一医学问题的看法和见解。作者应接受同行评审，并努力在讨论和辩论中追求真理。因此，排版是医学论文发表的重要环节之一。医学论文在排版过程中经常会出现差错，并且这些差错往往容易被疏忽。在实际排版过程中，一套较为实用的排版流程能大大提高工作效率。

（一）医学论文的组成

医学论文一般由题名、作者、目录、摘要、关键词、引言、正文、参考文献、附录和致谢等部分组成，其中个别组成部分（如附录）可有可无。

1. 题名

医学论文的标题应该是对论文内容的集中总结。作者撰写论文首先是为了传播科技经验，其次是为了满足推广的需要，因此医学论文的质量与标题有很大关系。一般读者阅读文章时，首先看标题，然后决定是否阅读全文，因此，作者提炼标题时不仅要总结全文的内容，还要使标题引人注目，易于记忆和引用，适当、准确、简短和清晰，以便在文本润色中发挥作用，引起读者的兴趣。

2. 作者

作者署名置于题名下方，团体作者执笔人的姓名也可标注于篇首页页脚位置。有时，作者姓名亦可标注于正文末尾。

3. 目录

目录是医学论文中主要段落的简表。短篇论文不必列目录。

4. 摘要

摘要是文章主要内容的摘录，要求短、精、完整。字数少可几十字，多则一般不超过 300 字。

5. 关键词

关键词是从论文的题名、摘要和正文中选取出来的，是对表述医学论文的中心内容有实质意义的词汇。关键词是用作计算机搜索系统标引论文内容特征的词语，便于信息系统汇集，以供读者在浏览时进行检索。

6. 引言

引言包括要研究课题的性质和范围、相关研究情况、研究方法、主要的结果、由结果产生的结论。

7. 正文

正文是论文的主体，正文应包括论点、论据、论证过程和结论。其主体部分包括提出问题——论点，分析问题——论据和论证，解决问题——论证方法与步骤，结论。

8. 参考文献

一篇论文的参考文献是将在研究和写作中参考或引证的主要文献资料列于论文的末尾。参考文献应另起一页，按《信息与文献　参考文献著录规则》（GB/T 7714—2015）进行标注。

9. 致谢

一项科研成果或技术创新往往不是独自一人可以完成的，还需要各方面人力、财力、物力的支持和帮助。因此，许多论文的末尾列有致谢，主要内容为对论文撰写期间得到的帮助表示感谢，这是学术界谦逊和有礼貌的一种表现。

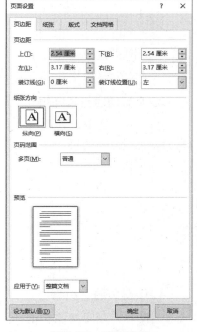

图 3.39　页面设置

（二）在 Word 中一般医学论文的排版步骤

1. 设置页面布局

页面的基本设置包括文字方向、页边距、纸张大小和版面等，如图 3.39 所示。

2. 设置文档中将要使用的样式

在"样式"组中选择需要使用的样式，如图 3.40 所示。

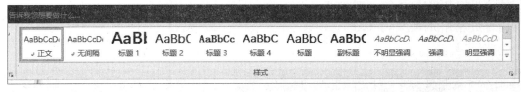

图 3.40　"样式"组

段落样式应用于整个文档，包括字体、行间距、对齐方式、缩进格式、制表符、边框和编号等，如图 3.41 所示。

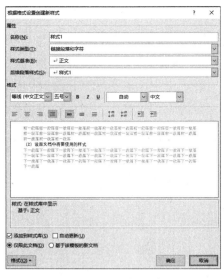

图 3.41　段落样式

字符样式包括字体、字体大小和修饰等，可以应用于任何文字，也可以创建并应用新样式，根据医学论文的具体格式来自行设置。

3. 添加项目符号与编号

在医学论文中，为项目添加编号可以使条例更清晰、描述更准确，如图 3.42 所示。利用该功能可以添加不同的编号。

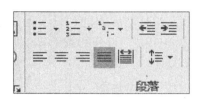

图 3.42　编号功能

4. 设置页眉、页脚

一般为了方便阅读和记忆，都会在文档的顶部和底部设置页眉、页脚和页码信息，以提示所在页面的相关内容信息，切换到"设计"选项卡，会出现相应的页眉、页脚和页码信息插入方式如下（图 3.43）。

（1）插入页眉和页脚。

（2）设置页眉和页脚。

（3）设置页码。

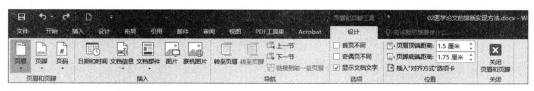

图 3.43　页眉、页脚和页码插入按钮

5. 插入尾注和脚注

切换到"引用"选项卡，下方会显示尾注和脚注等信息（图 3.44）。

通过该方法可以插入及修改脚注、查看脚注内容、删除脚注等。

6. 制作目录

前述操作对标题进行了样式设置，已经详细划分了标题等级，故这里可以直接用 Word 的目录功能生成目录。在"引用"选项卡的"目录"组中单击"目录"按钮，就会弹出图 3.45 所示的对话框，在该界面可以对目录信息进行设计。

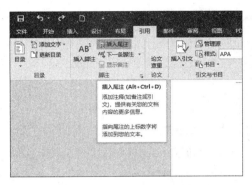

图 3.44　尾注和脚注信息插入按钮

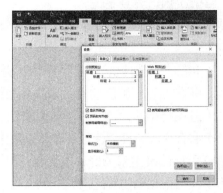

图 3.45　"目录"对话框

二、医学论文在 Word 中排版的注意事项

对医学论文的作者来说，了解一些 Word 排版的特点是非常有必要的。在利用 Word 排版时，常会出现以下两种问题：医学专业名词的表示问题和论文完成后复查与修改的操作问题。

（一）医学专业名词的表示问题

论文标题字数过长时常分排成两行。但编辑在分排时更注重上、下两行字数的美观、均衡，有时会将必须连接的医学专用名词分在两行，出现语意表达的欠缺，影响了读者的阅读效果。

另一种情况："的"在句中可做助词，而助词是不能独立使用的，只能依附在其他词、词组、句子后表示一定语法意义的词。因此，在文题编排时它是不能独立存在的，必须与所依附的词、词组、句子组成一个整体，那么这个助词的意义才算全面，而许多期刊违背了这一原则。

此外还要特别注意大小写及数字与字母的混用，以及一些特殊符号、正斜体等的排版错误。

（二）论文完成后复查与修改的操作问题

每一次对论文内容或者文字和图片格式的修改都有可能导致部分文字或者图片被遮盖。因此，在插入图片、表格时，要注意设置图片和表格的格式，观察文字增减后图表是否会跟随其移动，是否会出现错位现象等。

综上所述，医学排版对提高论文质量十分重要，是医学论文必不可少的环节。医学论文作者应不断提高自身业务水平，总结经验，为增强期刊核心竞争力，实现可持续发展奠定基础。

第四节 Word 2016 应用示例

一、健康教育宣传栏的内容设置

（一）2 型糖尿病的预防与控制

2 型糖尿病占糖尿病总数的 90% 以上，由胰岛素抵抗或胰岛素分泌不足所致。有研究发现，合理调整饮食、适量运动等能有效改善胰岛素抵抗。预防与控制 2 型糖尿病的一些方法和措施如下。

（1）预防与控制肥胖。肥胖与糖尿病是一对"姐妹病"，肥胖患者糖尿病的发生率是正常人群的 4 倍，预防与控制肥胖能有效预防 2 型糖尿病。

（2）避免高脂肪饮食。相关研究表明，高脂肪饮食是诱发糖尿病的高危因素。

（3）饮食搭配合理，保证合理体重及工作、生活的需要。食物营养成分合理：碳水化合物以非精致、富含可溶性维生素为好，占食物总热量的 50% ～ 65%；脂肪占食物总热量的 15% ～ 20%（多不饱和脂肪酸与饱和脂肪酸比例大于 15%）；蛋白质占食物总热量的 10% ～ 15%。此外，还应多吃蔬菜。

（4）适量运动，增加体力活动。适量运动在改善心肺功能的同时，能改善胰岛素抵抗并促进胰岛素分泌。

（5）避免使用或少用对糖代谢不利的药物，以减少不利药物对胰岛的损伤或避免增强胰岛素抵抗。

（6）及时发现和治疗高血压、高脂血症、冠心病。高血压、高脂血症是诱发糖尿病的高危因素。

（7）戒烟限酒。吸烟和长期过量饮酒是诸多慢性病的高危因素，戒烟限酒能预防糖尿病等多种慢性病。

（8）保持心情舒畅。

（9）中老年人定期查餐后 2 小时血糖。

（10）早期发现空腹血糖受损和糖耐量异常（IGT）者，进行针对性干预是控制糖尿病发生的重要手段。

（11）妊娠时患糖尿病或糖耐量异常者分娩的孩子易患肥胖和糖尿病，故应尽可能地将血糖控制在正常范围内，妊娠时有糖代谢异常者应积极采取血糖监测、饮食控制和胰岛素治疗等防治措施。

（二）预防艾滋病的常识

（1）艾滋病是一种病死率极高的严重传染病，目前还没有特效药物和治愈方法，但可以预防。

（2）艾滋病主要通过性接触、血液和母婴三种途径传播。绝大多数感染者要经过 5 ～ 10 年才发病，一般在发病后的 3 年内死亡。

（3）与艾滋病患者及艾滋病病毒感染者的日常生活和工作接触（如握手、拥抱、共同进餐、共用工具和办公用具等）不会感染艾滋病。艾滋病不会经马桶圈、电话、餐具、卧具、游泳池或公共浴室等公共设施传播，也不会经咳嗽、打喷嚏、蚊虫叮咬等途径传播。洁身自爱、遵守性道德是预防经性途径感染艾滋病的根本措施。

（4）正确使用避孕套不仅能避孕，还能降低感染艾滋病、性病的危险。

（5）共用注射器吸毒是传播艾滋病的重要途径，因此要拒绝毒品，珍爱生命。

（6）避免不必要的输血、注射、使用没有严格消毒器具的不安全拔牙和美容等，使用经艾滋病病毒抗体检测的血液和血液制品。

（三）流感防治知识

1. 什么是流感

流行性感冒（简称流感）是流行性感冒病毒（简称流感病毒）引起的急性呼吸道传染病，临床表现为发热、头痛、肌痛、乏力、鼻炎、咽痛和咳嗽，可有肠胃不适。流感能加重潜在的疾病（如心肺疾病）或引起继发性细菌性肺炎或原发性流感病毒性肺炎。老年人以及患有各种慢性病或体质虚弱者患流感后容易出现严重并发症，病死率较高。

流感是病毒性传染病，没有特效治疗手段，因此，采取正确的预防措施非常重要。流感的主要预防措施如下。

（1）保持良好的个人及环境卫生。勤洗手，使用肥皂或洗手液并用流动水洗手，不用被污染的毛巾擦手。双手接触呼吸道分泌物（如打喷嚏）后应立即洗手。打喷嚏或咳嗽时应用手帕、纸巾掩住口鼻，避免病毒经飞沫感染他人。流感患者在家或外出时佩戴口罩，以免传染他人。

（2）均衡饮食，适量运动，充足休息，避免过度疲劳。

（3）每天开窗通风数次（冬天要避免穿堂风），保持室内空气清新。

（4）在流感高发期，尽量不去人多拥挤、空气污浊的场所；不得已必须去时，最好戴口罩。

（5）在流感流行季节前接种流感疫苗可降低感染的概率或减轻症状。

2. 哪些人应该接种流感疫苗

流感疫苗由公民自费并自愿接种。但由当地卫生行政部门根据有关规定组织的群体性接种或应急接种的疫苗由政府免费向公民提供。一般来说，年龄在 6 个月以上，没有接种禁忌者均可自愿自费接种流感疫苗。对以下人群推荐接种流感疫苗。

（1）60 岁以上人群。

（2）慢性病患者及体弱多病者。

（3）医疗卫生机构工作人员，特别是一线工作人员。

（4）小学生和幼儿园儿童。

（5）养老院、老年人护理中心、托幼机构的工作人员。

（6）服务行业从业人员，特别是出租车司机，民航、铁路、公路交通的司乘人员，商业及旅游服务业从业人员等。

（7）经常出差或进行国内旅行的人员。

3. 哪些人不能接种流感疫苗

妊娠 3 个月以上的妇女应慎用流感疫苗。此外，以下人群禁止接种流感疫苗。

（1）对鸡蛋或疫苗中其他成分过敏者。

（2）吉兰 – 巴雷综合征患者。

（3）妊娠 3 个月以内的妇女。

（4）急性发热性疾病患者。

（5）慢性病急性发作期。

（6）严重过敏体质者。

（7）12岁以下儿童不能使用全病毒灭活疫苗者。

（8）医生认为不适合接种的人员。

（四）高血压的预防与控制

原发性高血压的发病机制尚不明确，众多实践和研究证明，通过对一些确定因素的控制可以预防与控制高血压的发生、发展，下面讲述高血压的一级预防。

（1）限盐。长期高盐饮食（平均每日食盐摄入量≥8 g）会增加高血压的发病风险，食盐摄入量与高血压发病率成正相关。世界卫生组织推荐居民平均每日食盐摄入量≤5 g，包括调味品中盐的含量。

（2）控制体重。超重或肥胖（体质指数≥24）是高血压的重要危险因素，特别是向心性肥胖。随着体重的减轻，血压（收缩压）可不同程度地下降。

（3）戒烟限酒。长期吸烟和过量饮酒均是动脉粥样硬化的严重危险因素。戒烟限酒能在一定程度上预防高血压。

（4）心理平衡。保持积极良好的心境是避免血压上升的重要途径。

（5）适量运动。适量运动能增强心肺功能，在提高机体耐受性的同时提高心血管弹性，能有效预防心脑血管老化及动脉粥样硬化，同时有效预防和控制高血压的发生与发展。

（6）合理膳食。合理膳食是预防各种慢性病的根本措施之一。中国营养学会推荐合理膳食为"一、二、三、四、五"和"红、黄、绿、白、黑"。"一"是指每日1袋牛奶；"二"是指每日250 g左右碳水化合物；"三"是指每日3份高蛋白食品，每份高蛋白食品相当于以下任意一种：50 g瘦肉、100 g豆腐、一个鸡蛋、25 g黄豆、100 g鱼虾或鸡、鸭肉；"四"是指四句话：有粗有细、不甜不咸、三四五顿、七八分饱；"五"是指每日500 g蔬菜及水果；"红"是指红葡萄酒，每日50～100 mL红葡萄酒能提高高密度脂蛋白胆固醇，减轻中老年人动脉粥样硬化；"黄"是指黄色蔬菜，如胡萝卜、西红柿等；"绿"是指绿茶；"白"是指燕麦粉及燕麦片；"黑"是指木耳。具体请阅读《中国居民膳食指南（2022）》。

（五）吸烟的危害

中国吸烟者超过3亿，每分钟约有2人因吸烟相关而死亡。中国控制吸烟报告指出，每年约有200万人死于与烟草有关的疾病；到2025年，烟草所致死亡将达高峰，将升至300万人，累计死亡总数将达1亿。烟草烟雾中有超过4 000种化学物质，其中已知或可疑致癌物质超过70种，还有多种强烈刺激物。吸烟损害人体器官，包括呼吸系统、循环系统、神经系统、泌尿系统的脏器及其他重要脏器。

1. 男性吸烟的健康风险

男性吸烟者的阳痿发生率是不吸烟男性群体的2倍。与不吸烟的男性相比，吸烟男性出现肾脏功能损伤的危险性要高出3倍。尼古丁有减少性激素分泌和杀伤精子的作用，使精子数量减少，形态异常和活力下降，以致使女性受孕的概率下降。有学者在分析了 5 000 多名孕妇的情况后发现，当丈夫每天吸烟 10 支以上时，其胎儿产前死亡率增加 65%。丈夫吸烟的女性肺癌患病率为丈夫不吸烟者的 1.6 ～ 3.4 倍。

2. 女性吸烟的健康风险

吸烟可使女性容颜早衰，出现月经紊乱、痛经、雌激素水平低下、绝经期提前、骨质疏松、尿失禁等。女性 90% 的肺癌、75% 的慢性阻塞性肺疾病和部分冠心病都与吸烟有关。 吸烟妇女死于乳腺癌的概率比不吸烟妇女高 25%。女性吸烟合并口服避孕药可使得心脏病、脑卒中和其他心血管疾病的发病风险提高 10 倍。吸烟女性出现肺气肿和慢性支气管炎等慢性阻塞性肺病的危险更大。在绝经期之后，吸烟女性发生冠心病和由于骨密度低导致骨折的风险更大。

二、邀请函、荣誉证书的批量制作及打印

先准备好数据源，数据源是一个 Excel 表格，里面有制作所需变量信息。制作邀请函和荣誉证书要用到对方的姓名，还可能会用到对方的其他身份信息等。此外，如果在邀请函中需要用到姓名这个变量，第一行必须是标题行，之后插入合并域时会用到，如图 3.46 所示。

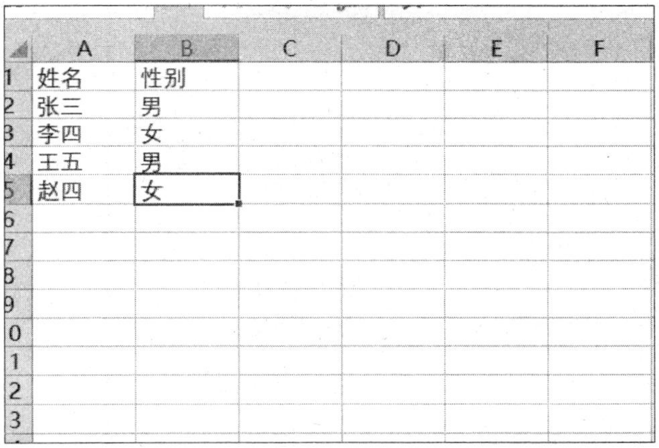

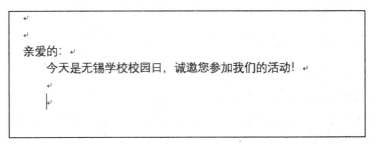

	A	B	C	D	E	F
1	姓名	性别				
2	张三	男				
3	李四	女				
4	王五	男				
5	赵四	女				

图 3.46　人员信息

在 Word 文档中准备好邀请函的文字内容，如图 3.47 所示。接下来进行邮件合并操作。

亲爱的：↵
　　今天是无锡学校校园日，诚邀您参加我们的活动！↵

图 3.47　邀请函信息

在"邮件"选项卡的"开始邮件合并"组中单击"选择收件人"下拉按钮，如图 3.48 所示。在弹出的下拉列表中选择"使用现有列表"选项。

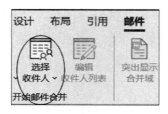

图 3.48　选择收件人

弹出文件选择对话框后，找到事先准备好的数据源，在弹出的"选择表格"对话框中单击"确定"按钮，如图 3.49 所示。

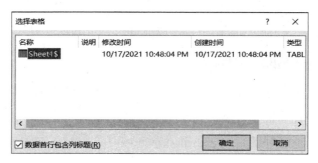

图 3.49　选择表格

将光标放到文本中需要插入姓名的位置，在"邮件"选项卡的"编写和插入域"组中单击"插入合并域"下拉按钮，在弹出的下拉列表中选择需要的域，此处选择"姓名"。完成域名插入后，单击"完成并合并"下拉按钮，在弹出的下拉列表中选择"编辑单个文档"选项，如图 3.50 所示。

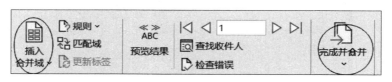

图 3.50　插入合并域及完成并合并

在完成合并时，应当把光标放在合并的位置，这样系统就会自动将数据源中的姓名插入 Word 文档的邀请函中。如果光标位置不正确，合并的位置也将不正确。这里只是一个邀请函，在弹出的"合并创新文档"对话框中，选择合并记录时，应选择"全部"单选按钮，这样合并时就会把名字放入每份邀请函中。

以上是邀请函的制作过程，荣誉证书的制作与此相似，在此不再赘述。

学习小结

　　本章主要介绍了 Word 2016，内容包括 Word 2016 的工作环境以及基本操作，主要分为论文的输入与选定、文本的排版、表格的制作、图片的插入与排版、医学论文的排版以及健康教育资料和荣誉证书的制作与打印。

　　重点掌握 Word 2016 的基本操作以及基本设置，学会制作宣传海报、邀请函、荣誉证书等内容，会解决常见的 Word 问题。

课后练习

一、选择题

1. Word 具有的功能是（　　　　）。

A. 表格处理 　　　　　　　　　　　　B. 绘制图形

C. 自动更正 　　　　　　　　　　　　D. 以上三项都是

2. 下列选项不属于 Word 窗口组成部分的是（　　　　）。

A. 标题栏 　　　　　　　　　　　　　B. 对话框

C. 菜单栏 　　　　　　　　　　　　　D. 状态栏

3. 在 Word 中无法实现的操作是（　　　　）。

A. 在页眉中插入剪贴画 　　　　　　　B. 建立奇偶页不同的页眉

C. 在页眉中插入分隔符 　　　　　　　D. 在页眉中插入日期

4. 图文混排是 Word 的特色功能之一，以下叙述中错误的是（　　　　）。

A. 可以在文档中插入剪贴画

B. 可以在文档中插入图形

C. 可以在文档中使用文本框

D. 可以在文档中使用配色方案

5. 在 Word 编辑状态下，对于选定的文字不能进行的设置是（　　　　）。

A. 加下划线 　　　　　　　　　　　　B. 加着重号

C. 动态效果 　　　　　　　　　　　　D. 自动版式

6. 在 Word 编辑状态下，对于选定的文字（　　　　）。

A. 可以移动，不可以复制

B. 可以复制，不可以移动

C. 可以进行移动或复制

D. 可以同时进行移动和复制

7. 在 Word 编辑状态下，若光标位于表格外右侧的行尾处，按 Enter 键，结果（　　　　）。

A. 光标移到下一列

B. 光标移到下一行，表格行数不变

C. 插入一行，表格行数改变

D. 在本单元格内换行，表格行数不变

8. 关于 Word 中的多文档窗口操作，以下叙述中错误的是（　　　　）。

A. Word 的文档窗口可以拆分为两个文档窗口

B. 多个文档编辑工作结束后，只能一个一个地存盘或关闭文档窗口

C. Word 允许同时打开多个文档进行编辑，每个文档有一个文档窗口

D. 多文档窗口间的内容可以进行剪切、粘贴和复制等操作

二、简答题

1. Word 有什么特点？

2. Word 有哪些功能？

3. 创建文件有哪几种方法？

4. 在 Word 排版中应该注意哪些问题？

三、操作题

1. 在 Word 2016 中插入一张照片，并调整照片的长为 7 cm，宽为 5 cm。

2. 根据自身上课情况，在 Word 中插入一周的上课课表，包括星期、节次及课程。

3. 在 Word 2016 中插入一段文字，设置字号为小四，字体为宋体并加粗，设置段落为首行缩进，行间距为双倍。

4. 在 Word 2016 中插入页码 1，居中显示，并在页眉中输入"第三章 Word 2016 文字处理软件"。

5. 新建一个名为"Word 2016"的 Word 文档，在空白页插入一个长和宽均为 6 cm 的自选图形，并将其置于页面的（8.5，17）cm 处，设置自选图形的填充颜色为金色，衬于文字下方。

6. 新建一个名为"Word 2016"的 Word 文档，在文档内输入中华人民共和国国歌，在其中练习操作：选定一行、选定一段和选定整个文档，并把歌词中的"的"字都换成"地"。

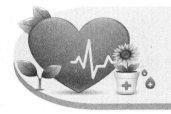

第四章　Excel 2016 表格处理软件

　　知识目标：熟悉 Excel 2016 表格处理软件，熟悉软件的公式和函数、数据管理以及分析和处理。熟悉 Excel 的基本流程和实用案例。

　　技能目标：掌握 Excel 数据的创建和管理，掌握 Excel 软件的筛选功能以及图表的绘制。

　　思想切入点：经济全球化，信息爆炸，探索意识，价值实现。

思想延伸

　　我国经济的高速发展离不开不断深入的经济全球化进程，经济全球化也带来了文化、科技、信息全球化。在当今科技信息大爆炸的年代，信息数据的数量也呈指数级上升，这种现象被称为大数据。目前，大数据已经影响到了人们日常工作生活的很多方面。得益于互联网技术的发展，大数据技术得到了广泛的应用和重视，越来越多的人在大数据方面开展大量的研究。Excel 作为一个快速分析数据的理想工具，可以加快数据分析的时间，提高查询效率，也可以与其他大数据处理工具配合使用，具有十分重要的实际价值。

一、案例

　　在对产品总额与产量之间的线性关系进行计算时，可以通过 Excel 数据分析工具中的添加趋势线得以实现。通过这一操作，能够自动完成对图像中相关信息的计算以及分析，并就实际关系建立起直观的公式或相关数学模型。通过简单操作，能够直接得到产品总额与产量之间的非线性函数关系。就此看来，Excel 数据分析工具的使用能够有效解决实际工作中非线性关系对企业财务管理的制约性。Excel 数据分析工具的功能不仅能够满足企业数据统计方面的需求，同时对企业自我管理工作同样具有优越的应用价值。

　　使用 Excel 数据分析工具，能够有效提升企业成本总额与产量之间的相关关系。当某企业在生产某产品时，其产品总额与产量之间存在着一定的非线性关系，且产量与产品总额具体数据已知，此时需要企业财务管理人员就企业产品产量关系进行函数确立。在建立产品成本与总额、产量之间的关系时，通过传统的财务分析，运算过程较为复杂，需要较长时间的运算才能够得到相关结果。而通过 Excel 数据分析工具，解决此类问题就简单多了。

二、拓展学习

智能新财务下会计类操作课程应用型课程建设探索与实践——以"Excel在财务中的应用"为例。

来源:《华南教育信息化研究经验交流会2021论文汇编（十二）——福建省商贸协会会议论文集》。

思考问题

大数据环境下，Excel对于分析数据有什么重要的意义？

第一节　Excel 2016软件介绍

Excel是微软公司的办公软件Microsoft Office的组件之一，是由Microsoft为以Windows和Apple Macintosh为操作系统的计算机而编写和运行的一款试算表软件。Excel是微软办公套装软件的一个重要的组成部分，它可以进行各种数据的处理、统计分析和辅助决策操作，广泛地应用于管理、统计、财经、金融等众多领域。

Excel的一般用途包括会计专用、预算、账单和销售、报表、计划跟踪、使用日历等。Excel中有大量的公式和函数供用户选择和使用，Microsoft Excel可以实现计算、分析信息及管理电子表格等功能。

一、熟悉Excel 2016表格处理软件

（一）工作界面概述

启动Excel 2016后进入其工作界面，主要包括标题栏、快速访问工具栏、控制按钮栏、功能区、名称框、编辑栏、工作区、状态栏。每个区域都涉及不同的选项卡、命令按钮等，如图4.1所示。

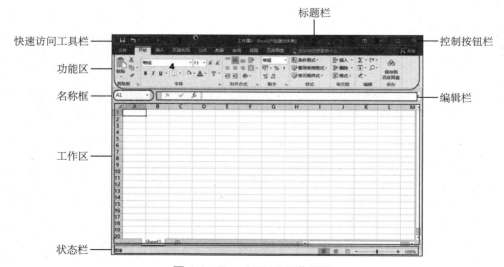

图4.1　Excel 2016工作界面

（二）各区域功能介绍

1. 快速访问工具栏

快速访问工具栏位于工作界面的左上角，可以根据用户的需要进行自定义，添加或删除工具栏中的命令选项，如图 4.2 所示。将功能区中的一个或几个选项在此区域显示，方便用户快速执行常用的命令，减少在功能区寻找选项的时间，提高工作效率。

自定义快速访问工具栏的方法：单击右侧的■按钮，然后将个人常用的选项添加到快速访问工具栏中。如果下拉选项中没有，选择"其他命令"选项，进入自定义快速访问工具栏界面，如图 4.3 所示，然后寻找并选择需要添加的功能，即可将所选功能选项添加到快速访问工具栏中。

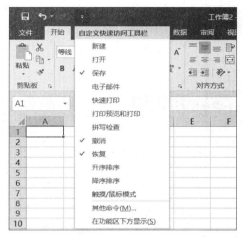

图 4.2　快速访问工具栏

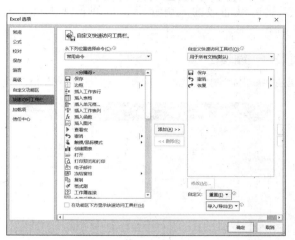

图 4.3　自定义快速访问工具栏

2. 标题栏

标题栏位于 Excel 2016 工作界面最上方的正中间位置，显示了所建表格的名称和格式，如图 4.4 所示。

3. 控制按钮栏

控制按钮栏位于 Excel 2016 工作区的右上角，主要有五个按钮，如图 4.5 所示。按钮从左到右的功能为登录 Microsoft 账号、功能区的显示选项、最小化、最大化和关闭文档。

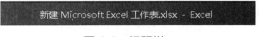

图 4.4　标题栏

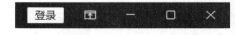

图 4.5　控制按钮栏

4. 功能区

功能区位于标题栏的下方，默认情况下由 9 个选项卡组成，分别为"文件""开始""插入""页面布局""公式""数据""审阅""视图"和"百度网盘"，如图 4.6 所示。为了使用方便，每个选项卡下有不同的组，每个组由功能相似的命令选项组成。

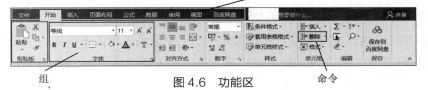

图 4.6　功能区

显示或隐藏功能区主要有以下四种方法。

（1）单击功能区右下角的"折叠功能区"按钮，即可将功能区隐藏起来。

（2）单击功能区右上方的"功能区显示选项"按钮，在弹出的菜单中选择"显示选项卡"选项，可将功能区隐藏，选择"显示选项卡和命令"选项，即可将功能区显示出来。

（3）将光标放在任一选项卡上，双击，即可隐藏或显示功能区。

（4）使用 Ctrl+F1 组合键，可隐藏或显示功能区。

5. 名称框

名称框位于功能区的左下方，主要有两个功能：一是显示当前正在编辑单元格的行列信息；二是可以通过输入单元格的行列号来进行定位。例如，当单击 C3 单元格时，名称框中显示的是"C3"；当在名称框中输入"C3"时，光标定位到 C3 单元格，如图 4.7 所示。

6. 编辑栏

编辑栏用于显示当前单元格内容或编辑所选单元格，如图 4.8 所示。

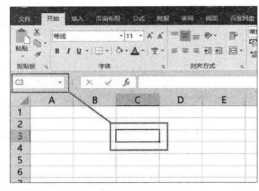

图 4.7　名称框

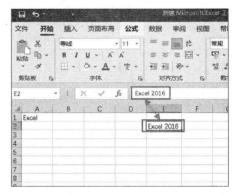

图 4.8　编辑栏

7. 工作区

工作区用于编辑工作表中各单元格内容，一个工作簿可以包含多个工作表，如图 4.9 所示。

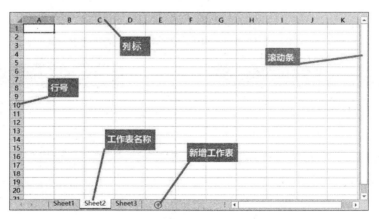

图 4.9　工作区

双击工作表名称或通过右键菜单，可对工作表进行重命名。单击工作表，拖动鼠标，可更改工作表位置。按 Ctrl+ 鼠标左键，拖动鼠标，可复制选中的工作簿。

8. 状态栏

状态栏用于显示当前的工作状态，包括公式计算进度，选中区域的汇总值、平均值，当前视图模式，显示比例等，如图 4.10 所示。

若要更改状态栏显示内容，可将光标放在状态栏，右击，在弹出的快捷菜单中选择不同选项可自定义状态栏。

9. 后台视图

在功能区选择"文件"选项卡可以进入后台视图界面，后台视图可以对文档或文档中的相关数据进行管理，如新建、打开和保存文件等，如图 4.11 所示。

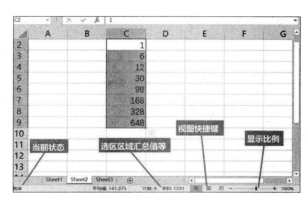

图 4.10 状态栏

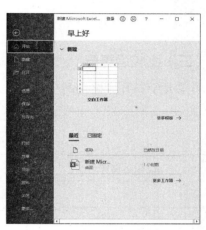

图 4.11 后台视图

二、公式与函数的基础应用

Excel 2016 中的函数实际上是一些预定义的公式，函数是运用一些称为参数的特定数据值按特定的顺序或结构进行计算的公式。

在 Excel 2016 中，公式遵循一定的语法，即以"="开头，后面是参与计算的数据对象和运算符。利用不同的运算符对元素进行特定的运算，本节详细介绍公式运算符的类型和优先级。Excel 2016 中包含了算术运算符、文本连接运算符、比较运算符和引用运算符四种运算类型，这四种运算的优先级从左到右依次降低。如果公式中包含相同优先级的运算符，则 Excel 将从左到右进行计算。

（一）算术运算符

算术运算符用来完成基本的数学运算，其符号及含义如表 4.1 所示。

表 4.1 算术运算符的符号及含义

算术运算符	含 义
+	加 法
−	减 法
*	乘 法
/	除 法
%	百分比
^	乘 方
!	阶 乘

（二）文本连接运算符

文本连接运算符可以将一个或多个文本字符串连接并组合成一个新的文本字符串。文本连接运算符使用"&"作为运算符，用法如图 4.12 所示。

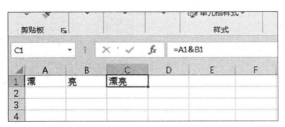

图 4.12　文本连接运算符

（三）比较运算符

比较运算符用于比较两个数值的大小，并产生逻辑真（TRUE）和逻辑假（FALSE）。其含义和用法如表 4.2 所示。

表 4.2　比较运算符的含义和用法

比较运算符	含　义	示　例
=	等于	=A1=B1
>	大于	=A1>B1
<	小于	=A1<B1
>=	大于等于	=A1>=B1
<=	小于等于	=A1<=B1
<>	不等	=A1<>B1

（四）引用运算符

引用运算符是指对多个单元格进行合并计算的运算符号。其含义和用法如表 4.3 所示。

表 4.3　引用运算符的含义和用法

引用运算符	含　义	示　例
:	区域运算符，对两个引用之间所有的单元格的引用	=A1：B1
,	联合运算符，用于将多个引用合并为一个	=SUM（A1：B1，A2：B2）
空格	交集运算符，对两个引用中共有的单元格的引用	=SUM（A1：B1　A2：B2）

下面以制作员工信息表为例来说明公式的用法。

首先，输入公司员工的一些基本信息，如姓名、身份证号等，然后可以利用函数 =TEXT（MID（B2，7，8），"0-00-00"），通过 B2、B3、B4、B5、B6 列里的身份证号来推出出生年月日。

再把工资填入表格，在"自动求和"下拉列表中选择"求和"选项，就会得到工资的和，如

图 4.13 所示。

选择要筛选的数值组，在"自动求和"下拉列表中选择"最大值"选项，便可以得到该数据组的最大值，如图 4.14 所示，同理也可求平均值与最小值。

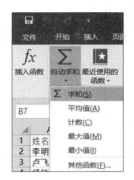

图 4.13 求和函数

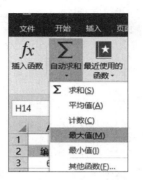

图 4.14 求最大值

然后，利用函数 DATEDIF（G3，TODAY（），"y"）根据出生年月推出年龄，利用函数 =IF（MOD（MID（B3，17，1），2），"男"，"女"）可以通过 C2、C3、C4、C5、C6 来推出性别，得到的完整的员工信息，如图 4.15 所示。

三、数据管理与分析

启动 Excel 2016 后，屏幕上显示由横线和竖线组成的空白表格，直接填入数据，就可按需要形成各种表格，如学生登记表、考试成绩表、工资表、物价表等。表中的不同栏目的数据有各种类型，制表时不用特别指定，Excel 会自动区分数字型、文本型、日期型、时间型、逻辑型等。对表格的编辑也非常方便，可任意插入和删除表格的行、列或单元格，对数据进行字体、大小、颜色、底纹等修饰。

（一）数据管理

（1）首先打开 Excel 软件，然后将要处理的数据输入 Excel 表的工作区域中，如图 4.16 所示。

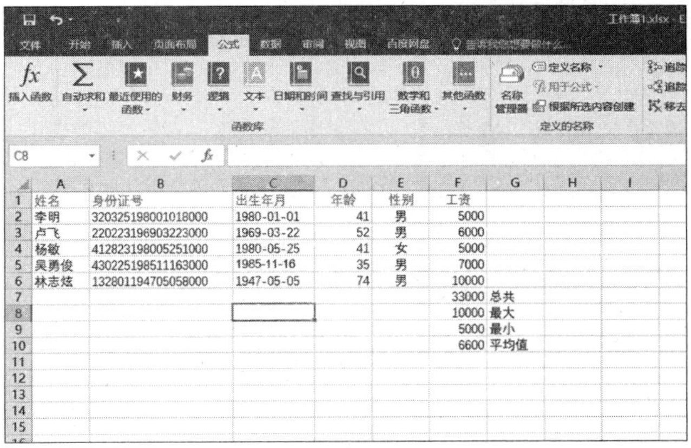

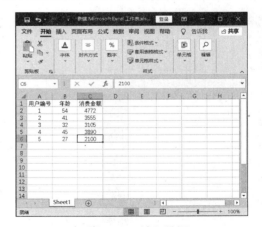

图 4.15 员工信息表

图 4.16 输入数据

（2）选中数据后，在"插入"选项卡的"图表"组中可以看到有很多图形生成的功能，选择生成柱状图，如图 4.17 所示，单击"确定"按钮。

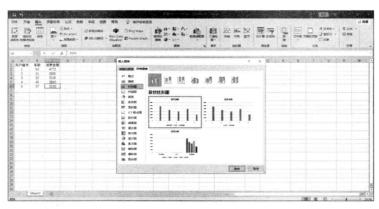

图 4.17　选择图表

（3）此时打开"绘图工具"和"图表工具"两个选项卡，选择"图表工具"选项卡，然后单击"添加元素"下拉按钮，如图 4.18 所示。

图 4.18　"添加元素"下拉按钮

（4）"添加元素"下拉列表中有很多功能，如添加误差线、网格线、趋势线等。选择相应的功能，如选择"趋势线"→"更多选项"，就可以看到界面右侧出现"属性工具栏"，可以进行线性拟合、多次方拟合、计算决定因子等操作。

（5）选中数据后，选择"数据"选项卡，可以看到有相应的工具出现，如"自动筛选""分类汇总"等，按照需求单击相应的按钮进行操作即可，如图 4.19 所示。

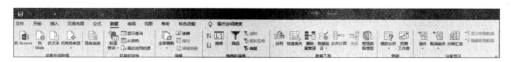

图 4.19　数据管理选项

（二）数据分析

（1）单击"文件"按钮，在打开的菜单中选择"选项"选项，如图 4.20 所示。

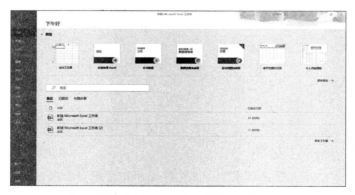

图 4.20　"文件"菜单中的"选项"选项

（2）打开"Excel 选项"对话框，选择"自定义功能区"选项，在右侧的列表框中选择"开发工具"复选框，单击"确定"按钮，如图 4.21 所示。

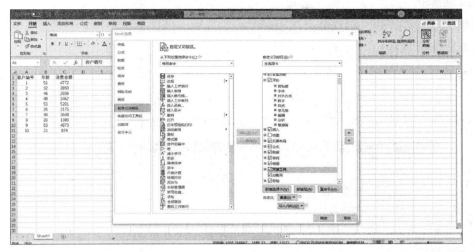

图 4.21　选择"开发工具"复选框

（3）可看到添加的"开发工具"选项卡，在该选项卡下可选择窗体控件，如图 4.22 所示。

（4）在"开发工具"选项卡的"加载项"组中单击"Excel 加载项"按钮，如图 4.23 所示。

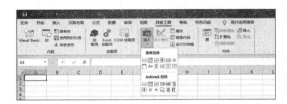

图 4.22　开发工具中的控件

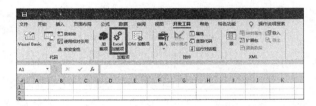

图 4.23　单击"Excel 加载项"按钮

（5）打开"Excel 加载项"对话框，选择要添加的工具前的复选框，单击"确定"按钮，如图 4.24 所示。

（6）切换至"数据"选项卡，可看到添加的数据分析和规划求解工具，单击任意一个工具，如图 4.25 所示。

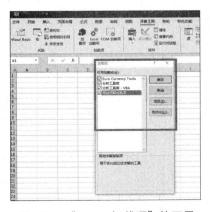

图 4.24　"Excel 加载项"的工具

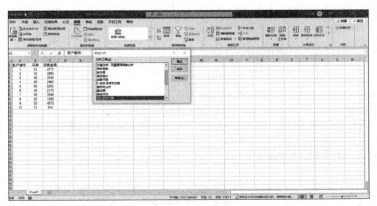

图 4.25　Excel 数据分析

四、数据保护与打印

（一）数据保护

可以利用 Excel 2016 的自带功能对指定的工作表和表中的内容进行保护，接下来着重介绍保护当前表格及其内容的具体操作方法。

1. 保护文档

（1）打开 Excel 中所要保护的工作表。在"开始"选项卡的"单元格"组中单击"格式"下拉按钮，在弹出的下拉菜单中选择"保护工作表"选项，如图 4.26 所示。

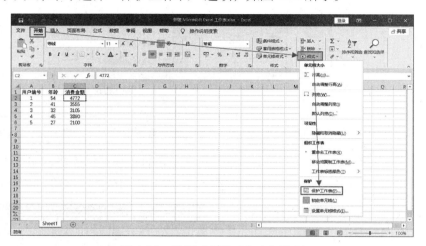

图 4.26　选择"保护工作表"选项

（2）弹出"保护工作表"对话框，在对话框的"取消工作表保护时使用的密码"文本框中输入密码，然后单击"确定"按钮。之后会弹出"确认密码"对话框，在"重新输入密码"文本框中输入预设的密码，单击"确定"按钮，如图 4.27 所示。

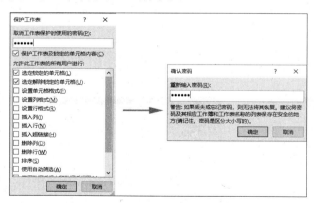

图 4.27　输入密码和确认密码

（3）此时想要修改工作表中的内容就会弹出警告框，如图 4.28 所示。

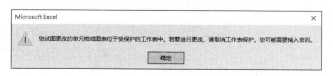

图 4.28　警告框

2. 解除当前文档保护

（1）打开保护的 Excel 工作表，在"开始"选项卡的"单元格"组中单击"格式"下拉按钮，在弹出的下拉菜单中选择"撤销工作表保护"选项，如图 4.29 所示。

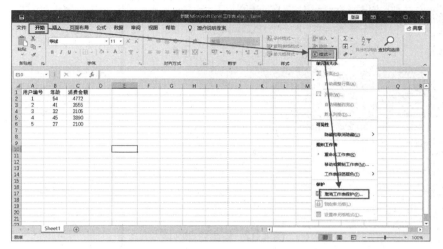

图 4.29　撤销工作表保护

（2）弹出"撤销工作表保护"对话框，并在"密码"文本框内输入预设的密码，然后单击"确定"按钮即可解除保护，如图 4.30 所示。

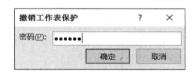

图 4.30　输入密码

（二）数据打印

Excel 相比于 Word 制表更为简便，可以利用 Excel 2016 自带的打印功能打印表格，具体操作方法如下。

（1）打开需要打印的 Excel 文档，选择需要打印表格的区域，如图 4.31 所示。

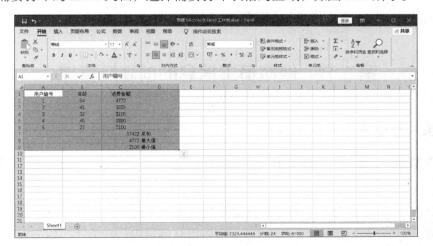

图 4.31　选中打印区域

（2）单击"页面布局"选项的"页面设置"组中的"打印区域"下拉按钮，在弹出的下拉菜单中选择"设置打印区域"选项，此时的打印区域就是在 Excel 中选择的区域，如图 4.32 所示。

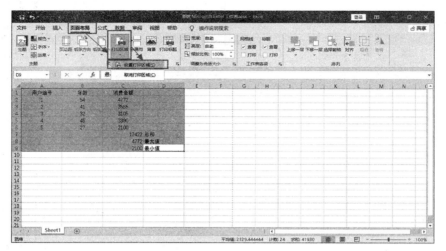

图 4.32　设置打印区域

（3）单击"文件"选项卡，在弹出界面的左侧选择"打印"选项，在弹出界面的中间部分可以设置打印格式，在弹出界面的右侧可以预览打印效果，如图 4.33 所示。

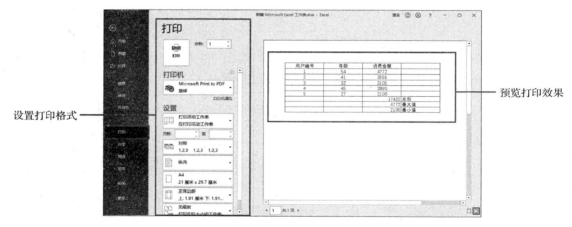

图 4.33　打印界面

第二节　医院员工信息的创建及管理

一、数据的录入与单元格格式的设置

（一）录入数据

数据是文本和数值的统称，在 Excel 2016 中录入数据的具体步骤如下。

（1）首先打开一个 Excel 文档，在工作区域单击选择一个需要输入数据的单元格，并将需要输入的文本输入单元格内。在输入完之后按 Enter 键可以切换到同一列的下一行的单元格。按 Tab 键可以切换到同一行的下一列的单元格，如图 4.34 所示。

（2）按照上述操作在其他单元格中输入数据，即可完成单元格内容的输入，如图 4.35 所示。

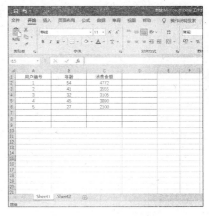

图 4.34　输入数据　　　　　　　　　　　图 4.35　输入数据示例

（二）设置单元格格式

在制作表格过程中，对单元格格式进行设置是一项最基本又很高级的技能。用户可以用它来设置一些简单的格式；也可以对单元格自定义格式，实现一些实用的功能。所以对单元格进行格式的设置，既可以使表格的内容更加清晰，又可以使表格的外边更加美观，设置单元格格式的具体操作方法如下。

（1）打开 Excel 文档，单击选中单元格，右击所选单元格，在弹出的快捷菜单中选择"设置单元格格式"选项，此时会弹出"设置单元格格式"对话框，弹出的对话框中一共有六个选项卡，分别为数字、对齐、字体、边框、填充和保护，如图 4.36 所示。

（2）设置字体。选择"字体"选项卡，然后依次对"字体""字形""字号"等选项进行设置。这里选择宋体、常规、12 号且无特殊格式，如图 4.37 所示。

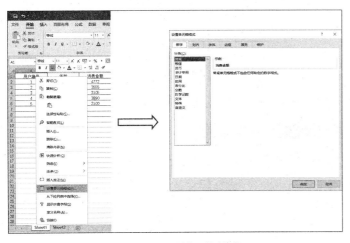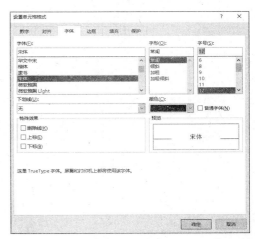

图 4.36　设置单元格格式　　　　　　　　图 4.37　设置字体

（3）设置边框。选择"边框"选项卡，进入设置边框界面，然后对边框线的样式和颜色进行设置，再对边框进行设置，并可以对设置的格式进行预览，设置完成后单击"确定"按钮即可，如图 4.38 所示。

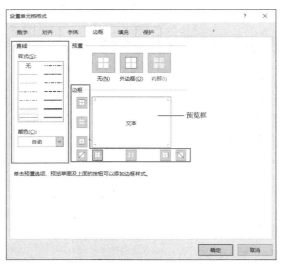

图 4.38　边框设置

二、工作表的编辑

（1）在 A1 单元格中输入"日期姓名班次"，然后调整 A 列为正常宽带（把鼠标光标放在顶部序号 A 单元格右边框处，当光标变为十字形状时双击），如图 4.39 所示。

（2）编辑 A1 单元格，在"日期"与"姓名"之间利用 Alt + Enter 组合键，在"日期"之前使用空格键，在"姓名"与"班次"之间使用空格键，完成图 4.40 所示的效果。

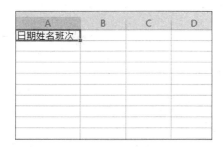

图 4.39　在 A1 单元格中输入内容

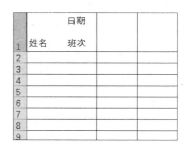

图 4.40　编辑 A1 单元格

（3）选择"插入"选项卡，在"形状"下拉列表中选择直线，如图 4.41 所示。

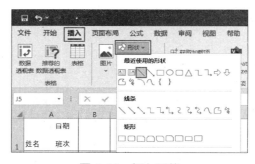

图 4.41　插入形状

（4）在 A1 单元格中画两条斜线，将"日期""姓名"与"班次"隔开，斜线颜色选择黑色，样式选择细实线，如图 4.42 所示。

（5）输入具体日期和员工姓名。选定"班次"数据，如图 4.43 所示。

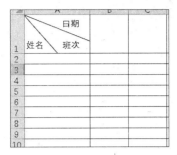

图 4.42　单元格内斜线格式设置

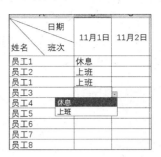

图 4.43　单元格正文内容输入

三、医院员工信息表的创建及管理

按照前两节的操作方法，以制作一张"医院员工信息表"为例介绍单元格的合并与拆分以及行高和列宽的设置，具体操作步骤如下。

（1）利用右键快捷菜单在桌面创建一个名为"医院员工信息表"的 Excel 文件，如图 4.44 所示。

（2）合并与拆分单元格。打开新建的 Excel 文档，选择第一行中的八个单元格，单击"开始"选项卡的"对齐方式"组中的"合并后居中"按钮，然后在合并后的单元格内输入标题，如图 4.45 所示。

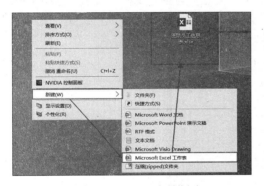

图 4.44　Excel 文件创建

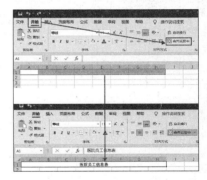

图 4.45　单元格的合并与拆分

（3）设置单元格的行高和列宽。右击最左边的数字，在弹出的快捷菜单中选择"行高"选项，并在弹出的对话框中设置数值即可，如图 4.46 所示；设置列宽时，右击编辑栏最上方的字母，在弹出的快捷菜单中选择"列宽"选项，并在弹出的对话框中设置数值即可，如图 4.47 所示。

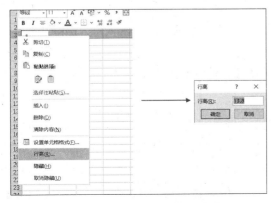

图 4.46　单元格的行高设置

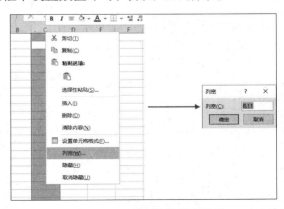

图 4.47　单元格的列宽设置

（4）接着在行列中输入序号、姓名、身份证号等信息，选择居中，在"序号"下面的单元格中输入数字"1"，将鼠标光标移到单元格右下角，直至光标变成"➕"形状，按住鼠标左键向下拖动到合适位置，单击"自动填充选项"按钮，在弹出的下拉列表中选择"填充序列"选项，如图4.48所示。

四、员工档案表的制作

可以按照上述所介绍的操作建立一张员工档案表，以熟练地掌握数据的录入、单元格格式的设置、单元格的合并居中、字体格式的调节和行高、列宽设置。建立的表格如图4.49所示。

具体操作步骤如下。

第一步：新建一个名为"员工档案表"的Excel文件并打开。

第二步：按照图示设置合适的行高和列宽。

第三步：按照图示对单元格进行合并并居中。

第四步：按照图示在表格中输入文本信息，并对文字格式进行设置，将文字格式设置为宋体，14号，加粗。

第五步：设置单元格边框格式，给每个单元格添加框线。

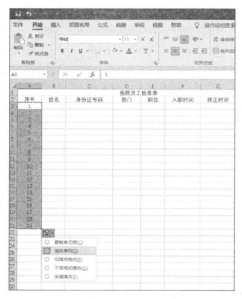

图4.48　单元格填充序列设置

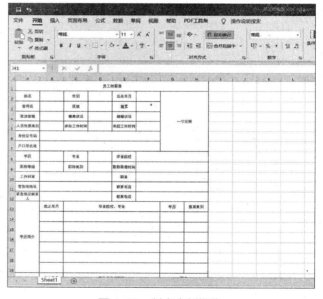

图4.49　制表实例操作

第三节　入院患者信息的创建及管理

在当今这个信息化时代，计算机技术的应用已普及到各行各业，这使得产生、收集、存储和处理数据的能力大大提高。无论是经济活动中还是日常生活中，计算机的功能正发挥着越来越大的作用。因此，懂得如何运用计算机技术去解决现实问题就显得越来越重要的。随着计算机技术的普及和操作界面越来越有利于统计软件的应用，统计分析方法已在各领域得到迅速推广。Excel是目前人们较常使用的电子表格软件，它不仅可以用于数据的一般处理，还具有最常用的统计分析功能。

本节围绕入院患者信息，对 Excel 2016 相关操作进行介绍。

一、入院患者清单的创建

（1）新建一个 Excel 文档，在第一行输入"入院患者清单"，选中 A1 到 I1 单元格区域，合并居中。在第二行的每个单元格中分别输入编号、姓名、性别、入住时间、护理级别、护理价格、出院时间、护理天数、护理费用，并设置文字居中；然后将两个字的单元格的列宽设置为 10，四个字的单元格的列宽设置为 12，并设置显示单元格边框，如图 4.50 所示。

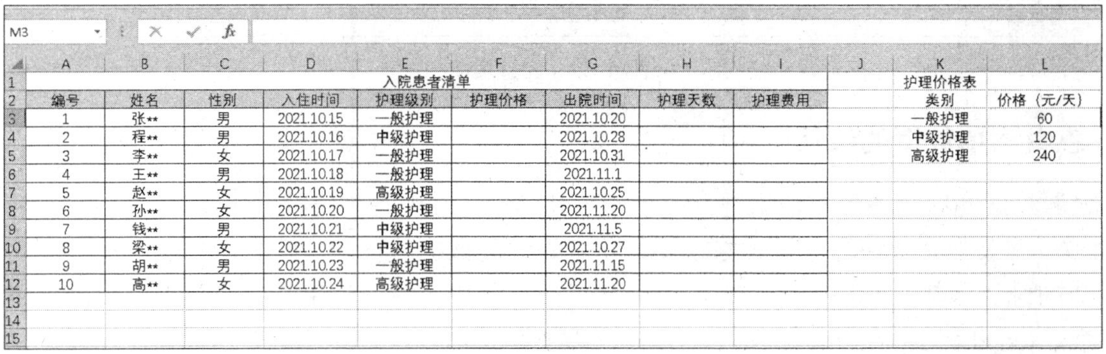

图 4.50　表格清单创建

（2）利用 VLOOKUP 函数，根据建立的"护理价格表"，对"医院患者护理统计表"中的"护理价格"列进行自动填充。在护理价格下的单元格中输入公式"=VLOOKUP（E3，K：L，2，0）"并按 Enter 键，F3 单元格中的数值就会变成一般护理的价格即 60（元／天），然后将鼠标光标移到单元格右下角直至光标变成"➕"形状，按住鼠标左键向下拖动到合适位置即可，如图 4.51 所示。

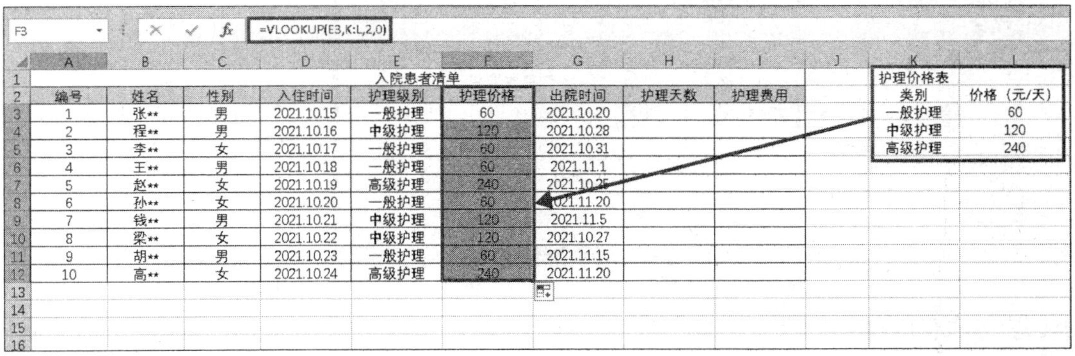

图 4.51　单元格 VLOOKUP 函数使用设置

（3）使用公式计算护理天数和护理费用。其计算公式为

$$护理天数 = 出院时间 - 入住时间$$
$$护理费用 = 护理价格 × 护理天数$$

在护理天数下的第一个单元格中输入公式"=DAYS（G3，D3）"，然后将鼠标光标移到单元格右下角直至光标变成"➕"形状，按住鼠标左键向下拖动到合适位置即可，得到的数值就是护理天数。

在护理费用下的第一个单元格中输入公式"=F3*H3"，然后将鼠标光标移到单元格右下角直至光标变成"➕"形状，按住鼠标左键向下拖动到合适位置即可，得到的数值就是护理费用。

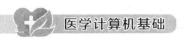
完整表格如图 4.52 所示。

\multicolumn{9}{c}{入院患者清单}								
编号	姓名	性别	入住时间	护理级别	护理价格	出院时间	护理天数	护理费用
1	张**	男	2021/10/15	一般护理	60	2021/10/25	10	600
2	程**	男	2021/10/16	中级护理	120	2021/10/20	4	480
3	李**	女	2021/10/17	一般护理	60	2021/10/30	13	780
4	王**	男	2021/10/18	一般护理	60	2021/10/27	9	540
5	赵**	女	2021/10/19	高级护理	240	2021/11/2	14	3360
6	孙**	女	2021/10/20	一般护理	60	2021/11/20	31	1860
7	钱**	男	2021/10/21	中级护理	120	2021/11/5	15	1800
8	梁**	女	2021/10/22	中级护理	120	2021/10/27	5	600
9	胡**	男	2021/10/23	一般护理	60	2021/11/20	28	1680
10	高**	女	2021/10/24	高级护理	240	2021/10/29	5	1200

图 4.52 完整表格

二、患者清单数据的统计

医学数据处理大多是对数据进行简单的统计描述，画出各种统计图表，然后进行相关分析。Excel 是一种使用极方便的电子表格软件，它有强大的数据管理功能，能制作各种统计图表，具有丰富的统计函数，并提供了一组数据分析工具。使用这些分析工具时，只需提供必要的数据和参数，Excel 就会给出相应的结果。有些工具在输出时还能产生图表，可以对两个以上样本均值进行相等性假设检验。

使用 Excel 2016 对入院患者清单数据的统计过程和结果如下：利用 DCOUNT 函数计算"入院患者清单"统计表中性别为女性，护理级别为中级护理，护理天数大于 30 天的人数，并保存在 P4 单元格中；利用 DSUM 函数计算护理级别为高级护理的护理费用总和，并保存在 P7 单元格中，筛选结果如图 4.53 所示。

\multicolumn{9}{c}{入院患者清单}								
编号	姓名	性别	入住时间	护理级别	护理价格	出院时间	护理天数	护理费用
5	赵**	女	2021/10/19	高级护理	240	2021/11/2	14	3360
10	高**	女	2021/10/24	高级护理	240	2021/10/29	5	1200

图 4.53 单元格数据库函数使用实例

三、患者列表的分析管理

（1）把光标定位在要创建数据透视图的电子表格中，选择"插入"选项卡，在"图表"组中单击"数据透视图"按钮，弹出"创建数据透视图"对话框（图 4.54）。保持默认选项不变，直接单击"确定"按钮。

（2）此时会在 Excel 中新建一个工作表，并在新建的工作表中自动生成"数据透视表"和"数据透视图"的模板，如图 4.55 所示。

（3）根据需求创建透视图：每个护理级别的护理费用情况，横坐标为"护理级别"，数据区域设置为"护理费用"，求和为护理费用，如图 4.56 所示。

（4）按照护理级别、护理费用和护理价格对患者信息列表进行分析管理，如图 4.57 所示。

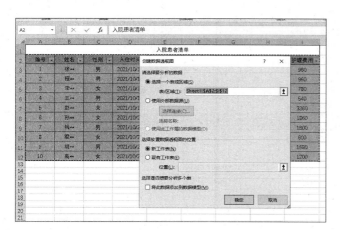

图 4.54 "创建数据透视图"对话框

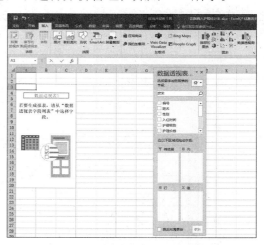

图 4.55 数据透视图字段设置

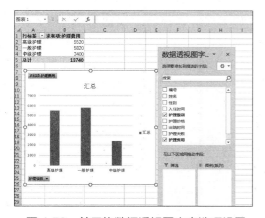

图 4.56 单元格数据透视图内容选项设置

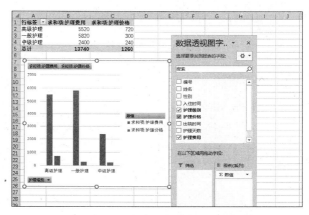

图 4.57 单元格数据透视图列表分析管理设置

（5）按照入住时间、护理级别和护理天数对患者信息列表进行分析管理，如图 4.58 所示。

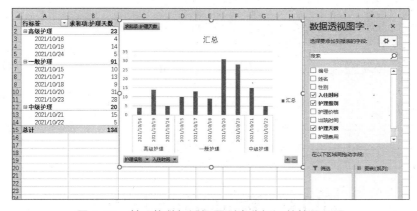

图 4.58 单元格数据透视图列表分析汇总管理设置

四、患者费用图表的制作

图表的突出优点是直观，相较于数字，图表能够让人们直观感受到各项数据及其差异，且图表在反映各项数据含义的同时，能够反映各项数据之间的联系。使用 Excel 中的图表时，可以利用图表中的不同颜色来辨别数据是如何分类的。但 Excel 图表也有一些缺点，如柱状图的图表只适用于中小规模的数据集，且由于是柱状图，肉眼可看到的是大致的数据，对精确的数据则不能一目了然。

（1）选中入院患者清单表中的"姓名"和"护理费用"两列，如图 4.59 所示。

编号	姓名	性别	入住时间	护理级别	护理价格	出院时间	护理天数	护理费用
				入院患者清单				
1	张**	男	2021/10/15	一般护理	60	2021/10/25	10	960
2	程**	男	2021/10/16	高级护理	240	2021/10/20	4	960
3	李**	女	2021/10/17	一般护理	60	2021/10/30	13	780
4	王**	男	2021/10/18	一般护理	60	2021/10/27	9	540
5	赵**	女	2021/10/19	高级护理	240	2021/11/2	14	3360
6	孙**	女	2021/10/20	一般护理	60	2021/11/20	31	1860
7	钱**	男	2021/10/21	中级护理	120	2021/11/5	15	1800
8	梁**	女	2021/10/22	中级护理	120	2021/10/27	5	600
9	胡**	男	2021/10/23	一般护理	60	2021/11/20	28	1680
10	高**	女	2021/10/24	高级护理	240	2021/10/29	5	1200

图 4.59　单元格列表颜色设置

（2）单击"插入"选项卡的"图表"组中的柱状图，会生成一张横坐标为姓名，纵坐标为护理费用的柱状图，如图 4.60 所示。

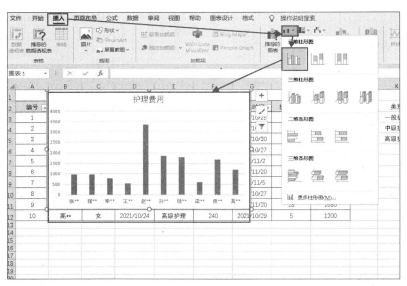

图 4.60　表格柱状图插入设置

第四节　药品销售数据分析表

本节将使用 Excel 2016 对某医院 2018 年药品销售数据进行业务指标分析，表格创建前的思路分析如图 4.61 所示。

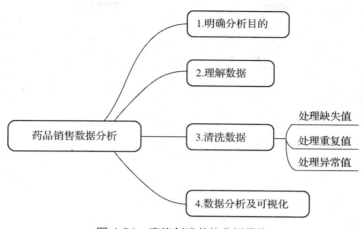

图 4.61 表格创建前的分析思路

一、明确分析目的

从销售数据中分析出以下业务指标。

（1）月均消费次数。

（2）月均消费金额。

（3）客单价。

（4）消费趋势：月消费趋势、周消费趋势和药品销售趋势。

二、理解数据

数据一共有 7 个字段，6 579 行。字段名包括购药时间、社保卡号、商品编码、商品名称、销售数量、应收金额和实收金额，如图 4.62 所示。

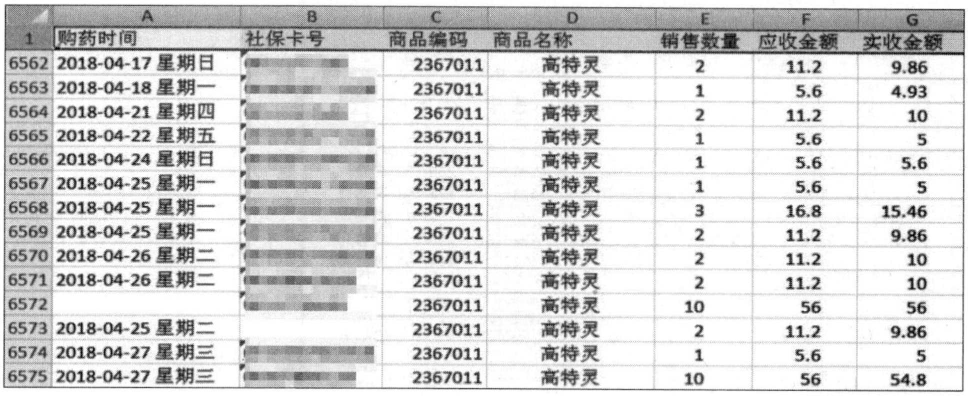

	A	B	C	D	E	F	G
1	购药时间	社保卡号	商品编码	商品名称	销售数量	应收金额	实收金额
6562	2018-04-17 星期日		2367011	高特灵	2	11.2	9.86
6563	2018-04-18 星期一		2367011	高特灵	1	5.6	4.93
6564	2018-04-21 星期四		2367011	高特灵	2	11.2	10
6565	2018-04-22 星期五		2367011	高特灵	1	5.6	5
6566	2018-04-24 星期日		2367011	高特灵	1	5.6	5.6
6567	2018-04-25 星期一		2367011	高特灵	1	5.6	5
6568	2018-04-25 星期一		2367011	高特灵	3	16.8	15.46
6569	2018-04-25 星期一		2367011	高特灵	2	11.2	9.86
6570	2018-04-26 星期二		2367011	高特灵	2	11.2	10
6571	2018-04-26 星期二		2367011	高特灵	2	11.2	10
6572			2367011	高特灵	10	56	56
6573	2018-04-25 星期二		2367011	高特灵	2	11.2	9.86
6574	2018-04-27 星期三		2367011	高特灵	1	5.6	5
6575	2018-04-27 星期三		2367011	高特灵	10	56	54.8

图 4.62 表格数据字段

分析使用的是月数据和周数据，可使用 Excel 分列功能，将购药时间的年、月、日、星期提取出来，如图 4.63 所示。

1	购药年份	月	日	星　期	社保卡号	商品编码	商品名称	销售数量	应收金额	实收金额
2	2018	1	1	星期五		236701	强力VC银翘片	6	82.8	69
3	2018	1	2	星期六		236701	清热解毒口服液	1	28	24.64
4	2018	1	6	星期三		236701	感康	2	16.8	15
5	2018	1	11	星期一		236701	三九感冒灵	1	28	28
6	2018	1	15	星期五		236701	三九感冒灵	8	224	208
7	2018	1	20	星期三		236701	三九感冒灵	1	28	28
8	2018	1	31	星期日		236701	三九感冒灵	2	56	56
9	2018	2	17	星期三		236701	三九感冒灵	5	149	131.12
10	2018	2	22	星期一		236701	三九感冒灵	1	29.8	26.22
11	2018	2	24	星期三		236701	三九感冒灵	4	119.2	104.89
12	2018	3	5	星期六		236701	三九感冒灵	2	59.6	59.6
13	2018	3	5	星期六		236701	三九感冒灵	3	84	84

图 4.63　表格数据提取操作

三、清洗数据

（一）处理缺失值

单击"开始"选项卡的"编辑"组中的"查找与选择"下拉按钮，在弹出的下拉菜单中选择"定位条件"选项，然后在弹出的"定位条件"对话框中选择"空值"单选按钮就可以自动定位到缺失值，如图 4.64 和图 4.65 所示。

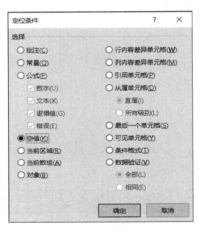

图 4.64　表格定位条件设置

6571	2018	4	26	星期二	00108945828	2367011	高特灵	2	11.2	10
6572					0011778628	2367011	高特灵	10	56	56
6573	2018	4	25	星期二		2367011	高特灵	2	11.2	9.86
6574	2018	4	27	星期三	0010060482828	2367011	高特灵	1	5.6	5
6575	2018	4	27	星期三	00107886128	2367011	高特灵	10	56	54.8
6576										

图 4.65　表格准确定位操作

（二）处理重复值

单击"数据"选项卡的"数据工具"组中的"删除重复项"按钮，此时表格中会弹出警告对话框，如图 4.66 所示。

（三）处理异常值

通过筛选查看数据，发现销售数量、应收金额、实收金额存在 0 值和负值，如图 4.67 所示。

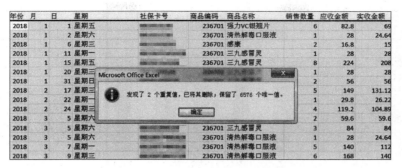

图 4.66　表格中重复值的处理操作

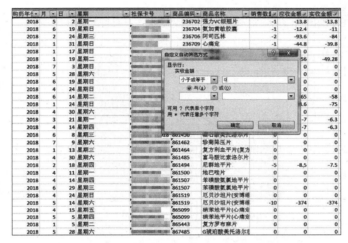

图 4.67　表格中异常值的处理操作

四、数据分析及可视化

（一）月均消费次数

月均消费次数 = 总消费次数 / 月份数。总消费次数为表格中全部的消费次数，月份数为表格中统计了多少个月的数据。

（二）月均消费金额

月均消费金额 = 总消费金额 / 月份数。总消费金额是对实收金额求和，月份数为表格中统计了多少个月的数据。

（三）客单价

客单价 = 总消费金额 / 总消费次数。

（四）消费趋势

1. 月消费趋势

使用数据透视表统计月消费次数和月消费金额。从图 4.68 中可以看出，7 月的销量和销售额有明显下降趋势。查看数据得知，7 月只有 1 ~ 19 号的销售数据。因此，计算前三个业务数据指标时可以将 7 月的数据剔除，只计算 1 ~ 6 月的数据，这样计算的数据更准确。

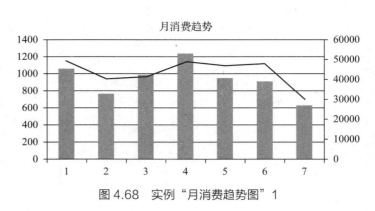

图 4.68 实例"月消费趋势图"1

用 7 月 1 ~ 19 号的数据与 6 月 1 ~ 19 号的数据进行对比,如图 4.69 所示。

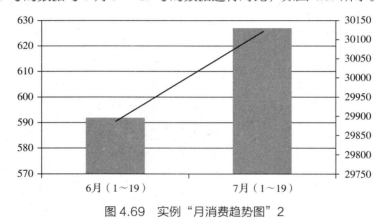

图 4.69 实例"月消费趋势图"2

对比 1 ~ 19 号的销售数据可以看到,相对于 6 月,7 月的销量和销售额实际呈增长趋势。

2. 周消费趋势

使用数据透视表统计周消费次数和周消费金额。从图 4.70 可知,周数据中每天药品销量及销售额波动平稳,周五、周六的数据有些许增长。

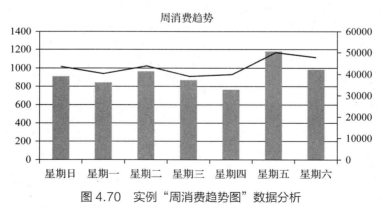

图 4.70 实例"周消费趋势图"数据分析

3. 药品销售趋势

使用数据透视表统计每类药品的消费次数、消费数量和消费金额。销量排名如图 4.71 所示。

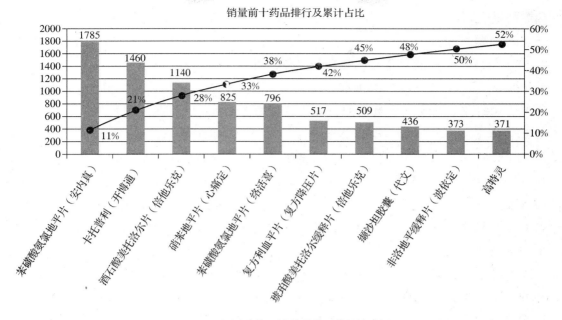

图 4.71　实例"药品销售趋势图"数据分析

学习小结

　　Excel 是一款强大的电子表格处理软件，主要具有电子表格、公式和函数、数据管理、图表四大管理功能，利用 Excel 电子表格管理功能可充分达到解决实际的数据运算、数据管理和数据统计的目的。Excel 广泛地应用于管理、统计、财经、金融等众多领域。学习 Excel 电子表格实例应用，会大大提高工作效率。

　　Excel 不仅能在工作表中进行快速、有效的公式和函数计算，而且具有数据功能，即对数据进行管理维护及检索功能，可以在数据表中实现数据筛选、排序、分类汇总、合并计算以及分级显示工作表中的数据列表等。当人们希望只显示那些满足条件的行，并隐藏不希望显示的行时，便可以筛选数据透视表数据，准确地看到自己想要的结果。同样地，人们也可以使用高级筛选功能。Excel 不仅可以对一列或多列数据按文本、数字以及日期和时间进行排序，还可以按自定义序列（如大、中和小）或格式（包括单元格颜色、字体颜色或图标集）进行排序。对数据清单中的数据进行分类汇总也是 Excel 的卓越功能之一，它是对数据进行分析和统计时非常有用的工具。

　　学会综合运用各种 Excel 公式、函数解决复杂的管理问题；用 Excel 处理及分析不同来源、不同类型的各种数据；以及灵活运用 Excel 的各种功能进行统计数据分析和管理，让 Excel 成为人们生活、工作中得心应手的工具。

课后练习

一、选择题

1. 在 Excel 中，一般工作文件的默认文件类型为（　　　）。

A. doc　　　　　　B. mdb　　　　　　C. xls　　　D. ppt

2. 在 Excel 中，所有文件数据的输入及计算都是通过（　　）来完成的。

A. 工作簿　　　　　　B. 工作表　　　　　　C. 单元格　　　D. 窗口

3. 在 Excel 中，工作簿名称放置在工作区域顶端的标题栏中，默认的名称为（　　　）。

A. xlc　　　　　　　　　　　　　　B. Sheet1、Sheet2、…

C. xls　　　　　　　　　　　　　　D. Book1、Book2、…

4. 在 Excel 中，每一个单元格具有对应的参考坐标，称为（　　　）。

A. 单元格绝对地址　　　　　　　　B. 单元格引用位置

C. 单元格相对地址　　　　　　　　D. 单元格工作区域

5. 在 Excel 中，单元格引用位置的表示方式为（　　　）。

A. 列号加行号　　　　B. 行号加列号　　　　C. 行号　　　D. 列号

6. Excel 中引用绝对单元格，需在工作表地址前加上（　　）符号。

A. &　　　　　　　　B. $　　　　　　　　C. @　　　D. #

7. 工作表数据的图形表示方法称为（　　　）。

A. 图形　　　　　　B. 表格　　　　　　C. 图表　　　D. 表单

8. 在 Excel 中，要在同一工作簿中把工作表 Sheet3 移动到 Sheet1 前，应（　　　）。

A. 单击工作表 Sheet3 标签，并沿着标签行拖动到 Sheet1 前

B. 单击工作表 Sheet3 标签，并按住 Ctrl 键沿着标签行拖动到 Sheet1 前

C. 单击工作表 Sheet3 标签，并执行"编辑"→"复制"命令，然后单击工作表 Sheet1 标签，再执行"编辑"→"粘贴"命令

D. 单击工作表 Sheet3 标签，并执行"编辑"→"剪切"命令，然后单击工作表 Sheet1 标签，再执行"编辑"→"粘贴"命令

9. Excel 工作表最多可有（　　　）列。

A. 65 535　　　　　B. 256　　　　　　C. 255　　　D. 128

10. 在 Excel 中，给当前单元格输入数值型数据时，默认为（　　　）。

A. 居中　　　　　　B. 左对齐　　　　　　C. 右对齐　　　D. 随机

二、简答题

1. 简述 Excel 表格的特点。

2. 简述 Excel 能进行的运算。

3. Excel 主要应用于哪些领域？

4. 简述用 Excel 创建信息文档的方法。

三、操作题

1.用 Excel 函数及公式进行简单的运算。

2.在 Excel 中调入班级成绩并筛选出及格以及不及格的同学成绩。

3.根据自身上课情况,在 Excel 中绘制一张课程表,包含上课时间、上课日期以及课程。

4.在 Excel 中导入班级成绩并用 Excel 公式计算班级平均成绩,用 Excel 绘制每一学期平均成绩图表。

5.根据自身情况,用 Excel 制作一份简历,其中包含姓名、性别、出生年月、家庭地址、联系方式等。

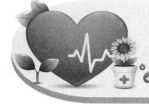

第五章　PowerPoint 2016 演示文稿制作软件

知识目标：了解并熟悉编辑演示文稿的基本操作、幻灯片的个性化设置以及输出和打印等操作方法。

技能目标：掌握在完成幻灯片内容的编辑后，通过设置背景、应用主题等方式美化幻灯片。

思想切入点：终身学习，创新意识，社会责任意识，工匠精神。

思想延伸

　　习近平总书记说，青年是整个社会力量中最积极、最有生气的力量，国家的希望在青年，民族的未来在青年。在奋进的新时代，正能量激发前行的力量。2022 年 1 月 28 日，由中央网信办、中央广播电视总台联合摄制的"我，就是中国——中国正能量'五个一百'网络精品年度发布盛典"在央视综合频道播出。2021 年是具有里程碑意义的一年，这一年我们共同见证了中国共产党的百年华诞，开启全面建设社会主义现代化国家新征程，中华大地全面建成小康社会，浩瀚宇宙不断留下中国脚印。百个网络正能量建设者、百篇网络正能量文字、百幅网络正能量图片、百部网络正能量动漫音视频作品和百项网络正能量专题活动，透过一篇篇或妙笔生花或真诚质朴的文字，我们收获了久久回荡在心间的感动；透过一张张极具视觉冲击力的图片，我们看到了时代风云下以微小诠释的伟大；透过一段段引人入胜的视频，我们描绘出一幅壮美奋进的强国蓝图；透过一张张坚毅笃定的面孔，我们知道，我们所站立的地方，就是中国。

一、案例

第一所希望小学

　　1990 年 5 月 19 日，全国第一所"希望小学"在安徽省金寨县落成，5 月 22 日，人民日报《"希望工程"第一站"希望小学"在金寨建成》的报道中这样写道："金寨县希望小学是团中央、中国青少年发展基金会倡导的'希望工程'的第一个实施点。'希望工程'将长期帮助贫困地区失学少年重返校园。"学校由徐向前元帅亲笔题写校名。自此，希望小学如雨后春笋般出现在中国大地上，为教育落后地区和当地贫困学子打开了通向希望的大门。金寨县希望小学教师余淦还记得第一次带孩子们进入新教学楼的场景："学生们欢呼着一窝蜂地往楼里挤，拦都拦不住。教室里宽敞明亮，黑板和课桌椅子都是新的，有的学生坐下就不想起来，小手在桌子上摸了又摸，不舍得放开，我也在新黑板上多写了几个字。"新教学楼一步到位，配备了电化教室，有了幻灯机。"那会儿已经教了好几年书了，就是一根粉笔打天下，幻灯机哪有人捣鼓过，见都没见过。"老师们犯了难。没办法，学！学校从外地请了老师教授幻灯片制作和使用，折腾了一个星期，总算是上了手，余淦就迷上了用幻灯机。"那个时候为了省钱，用最便宜的水彩笔和玻璃板，写上公式定理和算术题，用手一摸就花掉了。可在大屏幕上一放，学生好奇，听课比以往认真多了，眼睛都放光。"余淦说。

1999 年中国第一部多媒体教科书

我国无机化学家、化学教育家申泮文院士第一个在化学教学中应用计算机技术，主持完成我国第一部多媒体化学教科书软件。1995 年，美国的大学已经使用计算机十多年了，而中国的很多大学都还没有计算机。申泮文出国访问时，看到此落差，萌发了"利用多媒体编程技术进行教学改革，研制出世界一流的现代化教学软件"的念头。79 岁的他率领一批博士、硕士和本科生，运用计算机技术，对以往的教学手段进行改造。他带领着 30 名学生在 40 平方米的实验室，从头学编程，开发软件。经过 3 年的艰苦努力，1998 年，这一软件终于全部开发完成。1999 年初，教科书《化学元素周期系》由高等教育出版社正式出版，后被评选为 2001 年国家优秀教学成果一等奖。随后，电子版教科书也正式出版，这套包含 60 多万汉字、4 000 多幅图片和 1 000 多幅动画的软件，采用人机对话方式，以元素周期表为主菜单，将各种元素结构通过三维动画进行生动的演示，显示了丰富活泼的教学内容。《化学元素周期系》教科书软件，不仅是中国第一部多媒体教科书，还是国际上的创新之作。

二、拓展学习

（1）申泮文：把化学元素周期表"变"到电脑里。

（2）中国正能量"五个一百"网络精品征集评选展播活动。

来源：（1）2019 年 5 月 18 日《人民日报》《第一所希望小学 幼苗长成参天树》（作者：徐靖）。

（2）学习强国 2020 年 9 月 25 日每日一星《把化学元素周期表"变"到电脑里》（作者：申泮文）。

思考问题

（1）通过了解画手乌合麒麟，我们可以想象，一张图片可以做到什么？

（2）什么才是真正的"流量密码"？

第一节　PowerPoint 2016 软件介绍

1984 年，美国加州大学伯克利分校的博士生罗伯特·加斯金斯（Robert Gaskins）加入一家硅谷的软件公司（名字是 Forethought），并和他的团队完善了他的 Presenter 设计计划，开创了原始版本的 PowerPoint。1987 年，Mac 操作系统版的 PowerPoint 1.0 上市。同年微软公司（Microsoft）以 1 400 万美元收购了 Forethought 公司。1990 年，Windows 版的 PowerPoint 2.0 正式发布，标志着新的图形化处理、演示文稿制作等功能软件包加入 Office 系统。

PowerPoint 2016 是 Office 2016 工具软件包的重要组成部分。PowerPoint 2016 是一款用于制作和演示幻灯片的软件，可以快速地创建并制作出极具感染力的动态演示文稿。随着计算机的大量普及，演示文稿的用途也越来越广泛，越来越多的用户使用 PowerPoint 制作精美的演示文稿，在各种报告中进行文稿演示。本章介绍使用 PowerPoint 2016 制作演示文稿的基本知识，并通过相关医学案例，深入介绍 PowerPoint 2016 的应用。

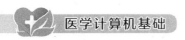

一、PowerPoint 2016 的启动与退出

启动 PowerPoint 2016 的方法有多种，可以在"开始"菜单中选择"所有程序"→"Microsoft Office"→"PowerPoint 2016"选项，或双击计算机桌面上的 PowerPoint 2016 的快捷方式图标。相比而言，后者更方便、快捷。如果计算机桌面上没有 PowerPoint 2016 的快捷方式图标，可以进行创建，这样通过快捷方式就可以快速启动 PowerPoint 2016 软件。

不需要使用 PowerPoint 2016 时，可以采用如下方法之一退出。

（1）直接单击 PowerPoint 2016 窗口右上角的"关闭"按钮。

（2）单击 PowerPoint 2016 窗口左上角的"文件"按钮，在弹出的菜单中单击"退出"按钮。

（3）在 PowerPoint 2016 的标题栏上右击，在打开的快捷菜单中选择"关闭"选项。

（4）按 Alt+F4 组合键退出。

二、PowerPoint 2016 的工作界面

要熟练使用 PowerPoint 2016，必须了解其工作界面。PowerPoint 2016 抛弃了基于菜单和工具的传统界面，为用户提供了全新的、面向结果的工作界面。与 PowerPoint 2007 及以前的版本相比，PowerPoint 2016 中的工作界面更加人性化，用户可以快速、轻松地找到需要使用的功能进行操作。

下面对 PowerPoint 2016 中的工作界面进行详细介绍。

（1）顶部按钮。顶部按钮包括"文件"按钮、撤销按钮、刷新按钮等，可对整个幻灯片文件进行相应的操作。

（2）菜单栏。菜单栏位于工作界面的正上方，包含开始、插入、设计、切换、动画、幻灯片放映、审阅、视图等选项卡，如图 5.1 所示。

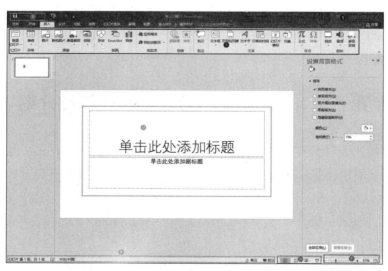

图 5.1　PowerPoint 2016 的工作界面

1）"开始"选项卡中有剪贴板、幻灯片、字体、段落、绘图和编辑六大功能区。

2）"插入"选项卡中有表格、图像、插图、链接、文本、符号和媒体七大功能区。

3）"设计"选项卡中有页面设置、主题和背景三大功能区。

4）"切换"选项卡中有预览、切换到幻灯片和计时三大功能区。

5）"动画"选项卡中有预览、动画、高级动画和计时四大功能区。

6）"幻灯片放映"选项卡中有开始放映幻灯片、设置和监视器三大功能区。

7）"审阅"选项卡中有校对、语言、中文简繁转换、批注和比较五大功能区。

8）"视图"选项卡中有演示文稿视图、母版视图、显示、显示比例、颜色 / 灰度、窗口和宏七大功能区。

（3）功能区。点开任意的菜单栏中的选项，会弹出相应的功能区，可进行相应的操作。右上角有功能区开启和关闭的选项按钮。其中，功能区中的每个选项卡均与一种活动类型相关。例如，使用"文件"选项卡可创建新文件、打开或保存现有文件和打印演示文稿；使用"开始"选项卡可插入新幻灯片、将对象组合在一起以及设置幻灯片上的文本格式等。

（4）自定义快速访问工具栏。由新建、保存、撤销、打印、打开等组成。自定义快速访问工具栏是一个可自定义的工具栏，包含一组独立于当前显示的功能区的选项卡的命令。可以从两个可能的位置之一移动快速访问工具栏，并可以将表示命令的按钮添加到快速访问工具栏中。

选中目标命令，右击并选择"添加到快速访问工具栏"选项，便可以将命令添加到工具栏中。

（5）窗口操作按钮。可设置窗口的最大化、最小化或关闭幻灯片编辑窗口。

（6）视图切换按钮。单击需要显示的视图类型按钮，可切换到相应的视图方式下，对演示文稿进行查看。

（7）比例显示区。可调节编辑窗口中幻灯片的大小。

（8）工作区。显示幻灯片或幻灯片文本的缩略图，从中可以对幻灯片进行快速浏览、移动、添加、删除等操作。

（9）状态栏。显示幻灯片编号、批注、备注等，可根据需要进行编辑。

（10）幻灯片编辑窗口。显示当前幻灯片，用户可以在该窗口中对幻灯片内容进行编辑。

在 PowerPoint 2016 中，如果用户选中文稿中的某个对象进行操作，功能区会自动激活相应的选项卡。例如，在某张幻灯片中复制编辑图片，可以发现功能区的"图片工具 – 格式"选项卡被激活，这时用户可以利用"格式"选项卡中的相应按钮进行操作，如图 5.2 所示。

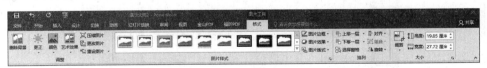

图 5.2　相关功能区的选项卡被激活

第二节　制作一个演示文稿的基本操作

演示文稿也称 PowerPoint，简称 PPT。Microsoft Office PowerPoint 是一种演示文稿图形化程序，也是功能强大的演示文稿制作软件。它可协助独自或联机创建永恒的视觉效果，增强多媒体支持功能，利用 PowerPoint 制作的文稿，可以通过不同的方式播放，也可将演示文稿打印成一页一页的幻灯片，使用幻灯片机或投影仪播放；可以将演示文稿保存到光盘中分发，并可在幻灯片放映过程中播放音频流或视频流。

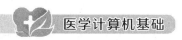
一、创建演示文稿

演示文稿是由一系列幻灯片组成的。要制作演示文稿，首先要进行创建。PowerPoint 2016 提供了多种创建演示文稿的途径，根据不同需要选取不同的创建途径，从而使得用户方便、快捷地制作出理想的演示文稿。

（一）创建空白演示文稿

在启动并进入 PowerPoint 2016 时，软件会自动新建一份空白的演示文稿，空白的演示文稿是指没有任何信息和内容的演示文稿。这时幻灯片的编辑区提示"单击此处添加标题"（图 5.3），单击编辑区可开始对新建幻灯片进行编辑。

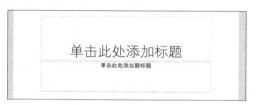

图 5.3　创建空白演示文稿

PowerPoint 2016 提供了两种创建空白演示文稿的方法。

方法 1：直接启动软件 PowerPoint 2016，执行"文件"→"新建"命令，打开"新建"界面，选择"空白演示文稿"选项，即可创建一个新的空白演示文稿，如图 5.4 所示。

方法 2：在已经启动 PowerPoint 2016 的情况下，通过按"Ctrl+N"组合键，也可以创建一个新的空白演示文稿。

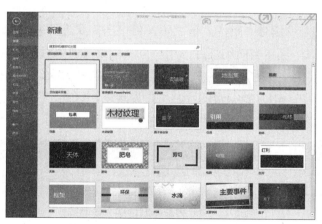

图 5.4　创建空白演示文稿（方法 1）

（二）根据模板创建演示文稿

模板是 PowerPoint 2016 为使用方便而设计的统一风格的演示文稿。PowerPoint 2016 提供了多种设计模板，可以是已安装的模板，也可以是用户自己设计的模板。

使用模板创建演示文稿的步骤：执行"文件"→"新建"命令（图 5.5）在打开的界面中选择用户需要的模板类型，再单击"创建"按钮即可。

（三）根据在线模板创建演示文稿

除了已安装的模板和用户自定义的模板外，PowerPoint 2016 还提供了在线模板。用户可以根据自己的需要搜索联机模板和主题，下载所需模板快速创建相应的演示文稿。

使用在线模板创建演示文稿的步骤：执行"文件"→"新建"命令，单击界面上方的"建议的搜索"中的"演示文稿"或"主题"，会弹出所有在线分类的演示文稿模板（图 5.6），选择一个用户需要的模板打开，再单击"下载"按钮即可创建一个在线模板样式定义的演示文稿。

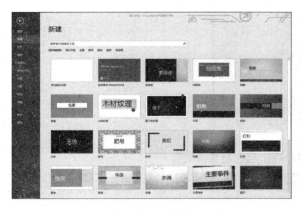

图 5.5　根据模板创建演示文稿

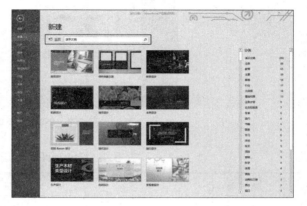

图 5.6　根据在线模板创建演示文稿

二、保存、打开与关闭演示文稿

（一）保存演示文稿

新创建的演示文稿，是临时保存在计算机的内存中的，如果出现断电、计算机故障或者其他意外都会导致文件丢失。因此，创建了演示文稿之后，应及时将其保存。同时，保存演示文稿也方便以后打开使用。另外，在用户编辑或者修改演示文稿后，必须手动保存演示文稿。PowerPoint 2016 不仅提供了保存功能，还提供了另存为功能。

1. 保存新建的演示文稿

对于新建的演示文稿，保存步骤如下。

方法 1：执行下列操作之一，方可对新建演示文稿进行保存。

（1）可单击快速访问工具栏中的"保存"按钮保存演示文稿。

（2）单击"文件"按钮，在打开的菜单中选择"保存"选项。

（3）按 Ctrl + S 组合键。

方法 2：在主界面执行"文件"→"另存为"命令，选择用户要保存的位置，在"文件名"文本框中输入文件名，选择文件保存类型，最后单击"保存"按钮，即可完成保存操作，如图 5.7 所示。

用户在选择保存位置时，可以选择自己认为合适、容易记忆的位置进行保存，方便以后能够快速找到并打开演示文稿。另外，在 PowerPoint 2016 中进行保存时，在"另存为"对话框中提供了多种保存类型（表 5.1），用户可根据实际需要选择合适的类型。

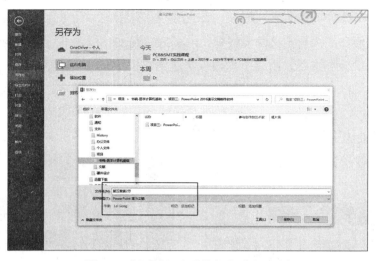

图 5.7 新建演示文稿的保存（方法 2）

表 5.1 PowerPoint 2016 的扩展名及文件类型

扩 展 名	文 件 类 型
pptx	PowerPoint 2016 演示文稿
pptm	启用宏的 PowerPoint 2016 演示文稿。宏是一系列命令的组合，可以自动执行反复的操作任务
potx	PowerPoint 2016 设计模板
potm	启用宏的 PowerPoint 2016 模板，这类模板中可以包含预先批准的宏，以供演示文稿使用
ppsx	PowerPoint 2016 演示文稿放映，双击文件可以自动播放
ppsm	启用了宏的 PowerPoint 2016 放映

2. 保存打开并修改的演示文稿

对于用户打开并修改后且保存在原来位置的演示文稿，按照保存新建演示文稿的方法 1 即可完成保存，这样操作后，将不会再弹出"另存为"对话框，而是按照文件之前的位置、名称和类型保存。

如果用户对已有的演示文稿进行修改后，希望原演示文稿内容不变，而是要另存为一篇新的演示文稿，则可按照以下步骤进行保存。

步骤 1：在"文件"菜单中选择"另存为"选项，打开"另存为"对话框。

步骤 2：根据用户需要，重新设置文件名、文件类型和保存位置，然后单击"保存"按钮进行保存即可。

3. 文件的恢复功能

文件恢复是指 PowerPoint 可以在一定的间隔时间内，自动保存编辑中的演示文稿。遇到断电、计算机故障或者其他意外造成正在编辑的文件关闭后，再次重启 PowerPoint 2016 时，它会将最近一次自动保存下来的文稿恢复出来，这样用户可以选择重新手动保存，以减少重新编辑的苦恼。

PowerPoint 2016 的自动保存功能比较实用，用户可以设置自动保存的时间间隔，操作步骤如下。

步骤 1：在主界面中选择"文件"→"选项"选项，弹出"PowerPoint 选项"对话框。

步骤 2：在"保存"选项卡中选择"保存自动恢复信息时间间隔"复选框，在其后的微调框中输入用户希望该程序保存数据和程序状态的时间间隔，如图 5.8 所示。

（二）打开演示文稿

若用户要对之前已经编辑好的演示文稿内容进行再次编辑或修改，就需要对之前编辑好的演示文稿进行打开操作，打开演示文稿常见的方法有以下三种。

方法 1：在文件夹中，找到需要打开的演示文稿文件，双击图标或右击图标并执行"打开"命令，即可打开演示文稿。

方法 2：在 PowerPoint 2016 主界面中执行"文件"→"打开"命令，从弹出的"打开"对话框中选择所需的文件（图 5.9），然后单击"打开"按钮，即可打开演示文稿。

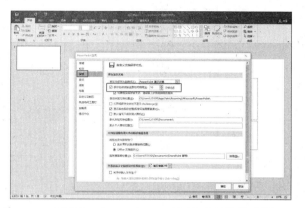

图 5.8　PowerPoint 2016 文件恢复功能

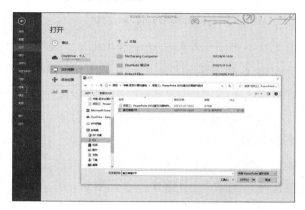

图 5.9　打开演示文稿（方法 2）

方法 3：对于打开最近编辑过的演示文稿，执行"文件"→"打开"命令，即可看到最近编辑过的演示文稿，单击打开即可，如图 5.10 所示。

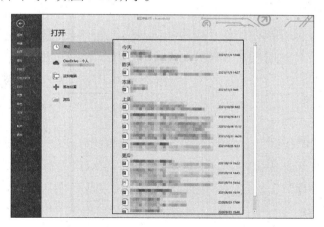

图 5.10　打开最近编辑过的演示文稿

（三）关闭演示文稿

关闭演示文稿和退出 PowerPoint 2016 是有区别的，关闭只是退出当前演示文稿的编辑状态，而不是退出整个 PowerPoint 2016 程序。

用户可以通过以下四种方法之一关闭编辑中的演示文稿。

方法 1：执行"文件"→"关闭"命令，即可关闭演示文稿。

方法 2：直接单击编辑窗口右上角的"关闭"按钮，即可直接退出 PowerPoint。

方法 3：在 PowerPoint 2016 界面的标题栏上右击，在弹出的快捷菜单中选择"关闭"选项即可直接退出 PowerPoint。

方法 4：按"Alt + F4"组合键，即可关闭当前编辑的演示文稿。

如果要关闭的演示文稿用户已经做了修改但未进行保存，系统将提示用户是否保存对演示文稿的修改，根据具体情况选择"是""否"或"取消"。如果单击"是"按钮，则保存后才关闭演示文稿；单击"否"按钮，则不保存修改内容，直接关闭演示文稿；单击"取消"按钮，则退出关闭操作，返回演示文稿的编辑状态。

三、演示文稿编辑的基本操作

对于新用户在编辑演示文稿时，不确定编辑的演示文稿中应包含幻灯片的数量，但最基本的内容应该包括以下几部分：一张含有主副标题的幻灯片、一张介绍演讲文稿目录的幻灯片、几张阐述观点或者表达内容的幻灯片、一张总结性的幻灯片等。

那么在编辑操作以上幻灯片过程中就需要使用到幻灯片的删除、复制、移动等功能。在演示文稿的编辑窗口或在幻灯片浏览视图中，对幻灯片的选择可以像在 Windows 中对文件和文件夹的选择操作一样，可以使用鼠标拖曳移动；先选中一页幻灯片，用 Ctrl + C（或者 Ctrl+V）组合按键进行复制（粘贴）；先选中一页幻灯片，按 Delete 键删除幻灯片等。

第三节　定制幻灯片的视觉效果

一份精美的演示文稿由一张张视觉精美的幻灯片组合而成。幻灯片包含在演示文稿中，所有的文本、图片、动画、多媒体等都在幻灯片中进行处理。用户想要制作一份视觉效果优异的演示文稿，就需要对每一张幻灯片进行精确的视觉效果处理，如幻灯片的图文穿插、阴影添加、颜色搭配、虚实结合等。

一、图文穿插效果

演示文稿中幻灯片的制作经常会用到图片和文字一起编辑，用户掌握图片和文字相互穿插编辑的技能是必不可少的。在幻灯片编辑中，图文穿插是打造层级最简单的一个技巧，通过图片与文字之间的遮挡关系，会形成视觉上的层次，最终所呈现的效果是立竿见影的。下面举例说明图文穿插的设计技巧。

先复制一张图片，在 PowerPoint 2016 编辑主界面中单击"格式"→"删除背景"按钮，把图片中的人物主体剥离出来，具体细节部分则可通过单击"背景消除"→"标记要保留 / 删除的区域"按钮进行处理，最后单击"保留修改"按钮，即可完成简易剥离图片的背景，操作步骤如图 5.11 所示。插入文案，调整大小、颜色和层级关系，可制作出富有层次感的页面。展示成品如图 5.12 所示。

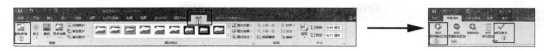

图 5.11　图片背景剥离制作步骤

二、阴影添加效果

阴影添加是 PowerPoint 软件自带的功能。用户在编辑演示文稿时，可通过添加阴影展现出幻灯片前后的层次感，改变画面的视觉次序，从而制作出一张张精美的幻灯片。

下面举例说明幻灯片添加阴影的设计步骤。

在 PowerPoint 2016 主界面编辑区中选中要编辑的图片，右击并选择"设置图片格式"选项，单击"效果"→"阴影"按钮，在弹出的页面中从"预设""颜色""透明度""大小""模糊""角度""距离"等方面，按照用户需求添加幻灯片的阴影。本例幻灯片编辑中，图片添加了基础的投影效果，原本平淡的页面瞬间变得富有立体感和层次感，如图 5.13 所示。

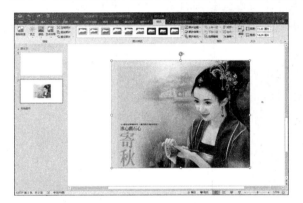

图 5.12　图文穿插编辑的幻灯片效果

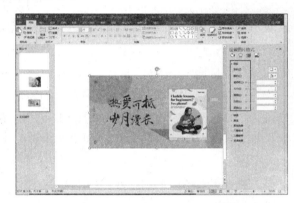

图 5.13　阴影添加编辑的幻灯片效果

三、颜色对比编辑效果

在进行 PowerPoint 2016 演示文稿编辑时，为了增强演示文稿的可读性和美观性，经常需要将演示文稿中的文字进行美化处理，再通过颜色对比，将文字嵌入图片中制作精美的幻灯片。PowerPoint 2016 为用户提供了强大的文本修饰工具——艺术字。艺术字是一个文字样式库，集中了很多文本式样，用户可以根据自己的需要选择合适的式样。

下面举例说明幻灯片文字颜色对比编辑的设计步骤。

在 PowerPoint 2016 中，插入艺术字的主要工具是"插入"选项卡的"文本"组中的"艺术字"；进行艺术字编辑的主要工具在"绘图工具 – 格式"选项卡的"艺术字式样"组中。在 PowerPoint 2016 中，插入艺术字的步骤是：在"插入"选项卡的"艺术字"组中选择用户所需的艺术字式样，然后在插入艺术字文本编辑区中输入文字内容（图 5.14），然后选中需要突出的字体更改颜色背景。通过调节艺术字的背景颜色与图片颜色，突出强调用户想要传递的重要信息，如图 5.15 所示。

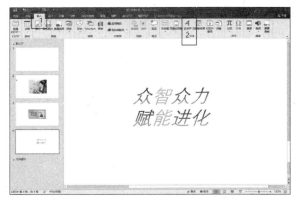

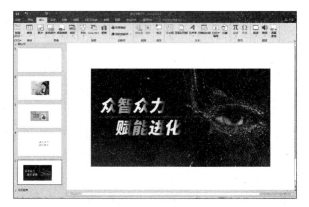

图 5.14　颜色对比中艺术字编辑步骤　　　　　　图 5.15　颜色对比编辑效果图

四、背景设置效果

背景样式来自当前演示文稿"主题"中，主题颜色和背景亮度组合的背景填充变体。当用户更改演示文稿主题时，背景样式会随之更新，以反映新的主题颜色和背景。如果用户希望只更改演示文稿的背景，则应选择其他背景样式进行编辑。更改演示文稿主题时，更改的不只是背景，同时会更改颜色、标题和正文字体、线条和填充样式以及主题效果的集合。

背景样式在"背景样式"库中显示为缩略图。将鼠标指针置于某个背景样式缩略图上时，可预览该背景样式对演示文稿的影响。如果用户希望应用该背景样式，则可以单击以应用。

向演示文稿中添加背景样式的操作步骤如下。

步骤 1：单击要向其添加背景样式的幻灯片。

步骤 2：选择多个幻灯片的方法是，单击第一个幻灯片，然后在按住 Ctrl 键的同时单击其他幻灯片。

步骤 3：在"设计"选项卡的"变体"组中单击"背景样式"按钮，出现背景样式列表。

步骤 4：单击选择所需的背景样式，然后执行下列操作方法之一即可（图 5.16）。

（1）要将该背景样式应用于演示文稿中所选的幻灯片，选择"应用于所选幻灯片"选项。

（2）要将该背景样式应用于演示文稿中所有的幻灯片，选择"应用于所有幻灯片"选项。

另外，如果在演示文稿中包含多个幻灯片母版，还会有"应用于相应幻灯片"选项，表示替换所选幻灯片和演示文稿中与所选幻灯片背景相同的任何其他母版幻灯片的背景样式。

自定义演示文稿背景样式的操作步骤如下。

步骤1：单击选中要向其添加背景样式的幻灯片。

步骤 2：选择需要添加背景的多个幻灯片。

步骤 3：在"设计"选项卡的"变体"组中单击"背景样式"按钮。

步骤 4：选择"设置背景格式"选项，然后选择所需的选项即可。

在进行幻灯片背景设置时，为了便于演示文稿讲义的阅读，可以选择隐藏背景图形，操作步骤是：选择"设置背景格式"选项，在弹出的对话框（图 5.17）中选择"隐藏背景图形"复选框即可。也可以通过"设计"选项卡的"背景"组中的"隐藏背景图形"复选框进行设置。

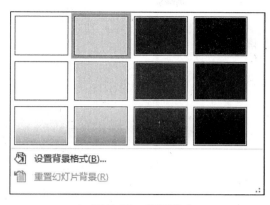

图 5.16　背景样式

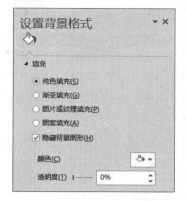

图 5.17　隐藏背景图形

五、幻灯片外观设置

幻灯片的外观设置包括母版设置和演示文稿的主题设置两大块，其中母版用于演示文稿中所有幻灯片或页面格式的视图或页面，直接影响着整个演示文稿幻灯片的版式和格式；而主题是主题颜色、主题字体和主题效果三者的组合，可以作为一套独立的选择方案应用于演示文稿中。下面分别讲解幻灯片的母版设置和主题设置。

（一）母版

幻灯片母版包含了所有幻灯片所具有的公共属性，用于存储有关演示文稿的主题和幻灯片版式的信息，包括背景、颜色主题、字体、效果、动画、占位符的大小和位置等。

每个演示文稿至少包含一个幻灯片母版。修改和使用幻灯片母版的主要优点是可以对演示文稿中的每张幻灯片（包括以后添加到演示文稿中的幻灯片）进行统一的样式更改。使用幻灯片母版时，由于无须在多张幻灯片上输入相同的信息，因此节省了时间。也可以对幻灯片的母版添加一些单位、图标和作者的信息制成具有个人特色的母版供用户使用。

视频
母版

由于幻灯片母版影响整个演示文稿的外观，因此在创建和编辑幻灯片母版或相应版式时，将在"幻灯片母版"视图下操作。

（1）幻灯片母版的基本操作。对幻灯片母版的基本操作主要包括插入幻灯片母版、删除幻灯片母版和重命名幻灯片母版。

①插入幻灯片母版。在"视图"选项卡的"母版视图"组中单击"幻灯片母版"按钮，在"幻灯片母版"选项卡的"编辑母版"组中单击"插入幻灯片母版"按钮，如图 5.18 所示。新插入的幻灯片母版会出现在之前所选母版的下方。

②删除幻灯片母版。选中要删除的母版后，在"幻灯片母版"选项卡的"编辑母版"组中单击"删除"按钮，即可删除幻灯片母版。

③重命名幻灯片母版。重命名操作可在"幻灯片母版"选项卡的"编辑母版"组中单击"重命名"按钮，在弹出的"重命名版式"对话框中修改版式名称，如图 5.19 所示。

（2）设置幻灯片母版版式。在修改幻灯片母版下的一个或多个版式时，实质上是在修改该幻灯片母版。每个幻灯片版式的设置方式都不同。然而，与给定幻灯片母版相关联的所有版式均包含相

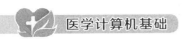

同主题（包括配色方案、字体和效果等）。

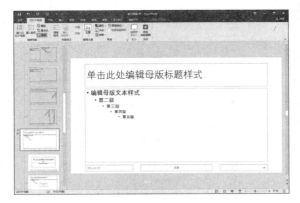

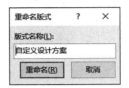

图 5.18　编辑幻灯片母版视图　　　　　　　　　　图 5.19　重命名幻灯片母版

　　选中"占位符"后，按 Delete 键即可删除"占位符"。母版编辑完成后单击"关闭母版视图"按钮即可退出该编辑页面。

（二）主题

　　PowerPoint 2016 提供了一些预先设置的主题，用户可以直接使用这些主题设置演示文稿，还可以自定义主题。直接使用预设主题创建演示文稿的步骤如下。

　　执行"文件"→"新建"命令，在打开的界面中显示出已安装的主题，选择用户喜欢的主题选项，单击"确定"按钮即可依照该主题完成创建演示文稿，如图 5.20 所示。

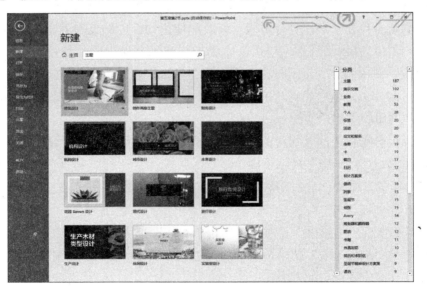

图 5.20　依照主题创建演示文稿

　　如果用户要更改当前幻灯片的主题，可以按照以下步骤进行相应的操作。

　　在"设计"选项卡的"主题"组中单击"⟱"按钮，弹出图 5.21 所示的列表。用户选择要使用的主题，即可更改当前幻灯片的主题。用户也可以通过"搜索联机模板和主题"进行精细查找以更改主题。

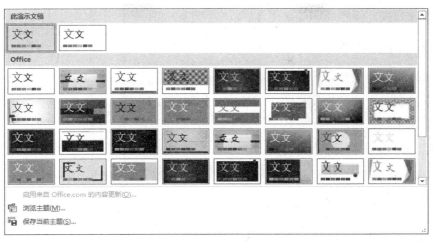

图 5.21 主题下拉列表

如果 PowerPoint 2016 自带的主题不能满足用户的要求，或者用户喜欢使用自己设计的主题，那么用户可以通过"主题"组中的"颜色""字体""效果""背景样式"选项来自定义主题（图 5.22）。"颜色"选项除内置颜色外，还提供了"自定义颜色"选项，选择该选项，在弹出的"新建主题颜色"对话框中可以自定义主题颜色。"字体"选项除内置字体外，还提供了"自定义字体"选项，选择该选项，在弹出的"新建主题字体"对话框中可以自定义字体。

用户设计好自定义主题样式后，可以选择"设计"选项卡，在"主题"组中单击"其他"按钮，在弹出的列表中选择"保存当前主题"选项，弹出"保存当前主题"对话框，在"文件名"文本框中输入准备保存的名称，单击"保存"按钮，即可保存自定义演示文稿的主题样式，同时也方便用户调用。

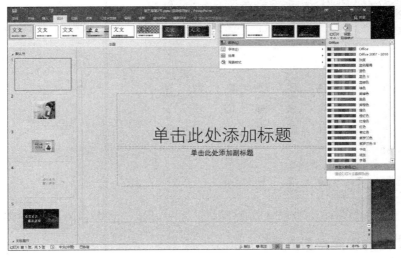

图 5.22 自定义主题

第四节 设置演示文稿的播放效果

制作演示文稿就是为了幻灯片的播放和演示。演示文稿是由一系列的幻灯片组合而成的，怎样通过幻灯片的播放达到演示的目的？如何在幻灯片播放时使用各项播放效果？本节主要介绍如何设置演示文稿的播放方式、设置动画效果等。

一、设置幻灯片切换效果

幻灯片切换效果是在幻灯片放映视图中从一个幻灯片移到下一个幻灯片时出现的类似动画的效果。切换时可以控制每个幻灯片切换效果的速度，还可以添加声音。在进行演示文稿设计时，可以向所有幻灯片添加相同的幻灯片播放效果，也可以为每页幻灯片添加不同的切换效果。

（一）添加幻灯片切换效果

在 PowerPoint 2016 中，根据制作需要可以为每张幻灯片添加切换效果，从而增强演示文稿的播放效果。下面以在一张幻灯片中添加"形状"效果为例，介绍添加幻灯片切换效果的操作步骤。

步骤1：打开演示文稿，在普通视图窗口中选择需要设置切换效果的幻灯片。

步骤2：在"切换"选项卡的"切换到此幻灯片"组中单击"▼"按钮，选择应用于该幻灯片的"形状"切换效果，如图5.23所示。

通过上述操作即可为演示文稿中的该张幻灯片添加"形状"效果。在幻灯片浏览视图中，该张幻灯片缩略图序号下方显示已添加幻灯片切换效果的图标。若要更改切换效果，可重新进行选择。

如果对所选择切换的默认设置不满意，可单击"效果选项"下拉按钮来更改播放效果。例如，在下拉列表中选择"加号"选项，可以让幻灯片的切换顺序变为类加号方式展示，如图5.24所示。

在 PowerPoint 2016 中，可以为演示文稿中的全部幻灯片应用同样的切换效果。为演示文稿中的一张幻灯片添加切换效果后，在"计时"组中单击"全部应用"按钮即可。

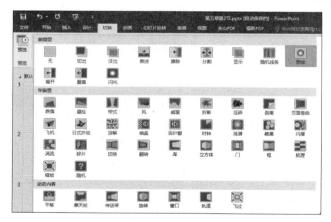

图5.23　幻灯片的切换效果

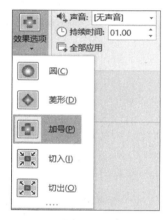

图5.24　幻灯片效果选项切换

（二）设置幻灯片切换声音效果

幻灯片切换声音效果是指在演示文稿播放时，由一张幻灯片过渡到另一张幻灯片时播放的声音。下面以在一张幻灯片中设置"鼓声"声音效果为例，介绍设置幻灯片切换声音效果的操作步骤如下。

步骤1：在幻灯片普通视图窗口中切换到"幻灯片"选项卡，选择要向其添加声音的幻灯片缩略图。

步骤2：在"切换"选项卡的"计时"组中单击"🔊 声音：[无声音] ▼"旁的下三角按钮，然后选择所需的声音"鼓声"（图 5.25）。若要添加列表中没有的声音，则选择"其他声音"选项，在弹出的对话框中找到要添加的声音文件，然后单击"确定"按钮。选择"播放下一段声音之前一直循环"选项，可循环播放该声音直到开始播放下一段声音。

（三）设置幻灯片切换计时效果

幻灯片切换计时效果是指在播放演示文稿时，由一张幻灯片过渡到另一张幻灯片时的持续时间，操作步骤如下。

步骤 1：打开演示文稿，在普通视图中选中需要设置的幻灯片。

步骤 2：在"切换"选项卡的"计时"组的"持续时间"微调框中输入或选择所需的速度（图 5.26）。

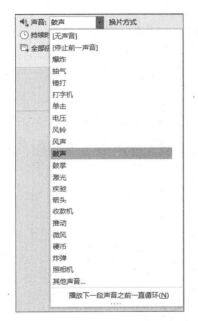

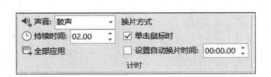

图 5.25　幻灯片的声音效果切换　　　　图 5.26　幻灯片的切换计时效果选项

还可以指定当前幻灯片在多长时间后切换到下一张幻灯片，具体操作方法如下。

（1）如果要在单击时切换幻灯片，在"切换"选项卡的"计时"组中选择"单击鼠标时"复选框。

（2）如果要在经过指定时间后切换幻灯片，在"切换"选项卡的"计时"组的"设置自动换片时间"后面的微调框中输入所需的时间即可。

（四）删除幻灯片切换效果

如果不准备在幻灯片的播放过程中应用幻灯片切换效果，可以删除幻灯片切换效果。操作步骤：在普通视图的左侧窗口中单击选中幻灯片，在"切换"选项卡的"切换到此幻灯片"组中单击无按钮"▇"即可。如果要删除所有幻灯片的切换效果，则重复上面的步骤，然后在"切换"选项卡中的"计时"组中单击"全部应用"按钮即可。

二、设置幻灯片动画效果

用户在幻灯片中完成添加切换效果的操作后，还可以根据制作需要设置幻灯片的动画效果。动画效果是指对幻灯片中的对象设置进入、强调或退出等动态效果，使幻灯片中的对象更加生动。

将 PowerPoint 2016 演示文稿中的文本、图片、形状、表格、SmartArt 图形和其他对象制作成动画，赋予它们进入、退出、改变大小或颜色甚至移动等视觉效果。例如，可以使文本项目符号点逐字从右侧飞出或在显示图片时播放"风铃"声等。

PowerPoint 2016 中有以下四种类型的动画效果。

（1）进入：使对象逐渐淡入焦点、从边缘飞入幻灯片或跳入视图中。

（2）退出：使对象飞出幻灯片、从视图中消失或者从幻灯片中旋出。

（3）强调：使对象缩小或放大、更改颜色或沿着其中心旋转。

（4）动作路径：使对象上下移动、左右移动或者沿着星形或圆形图案移动。

用户可以单独使用任何一种动画，也可以将多种效果组合在一起使用。

（一）对象"进入"动画

对象的进入效果是指设置在幻灯片放映过程中对象进入放映界面时的动画效果，操作步骤如下。

步骤 1：在普通视图下选中需要设置的幻灯片，然后选择需要设置动画的对象。

步骤 2：在"动画"选项卡中直接单击动画效果，也可以在"高级动画"组中单击"添加动画"下拉按钮，在弹出的下拉列表中选择动画效果（图 5.27）。如果要查看更多进入的动画效果，可以选择"更多进入效果"选项，在弹出的"添加进入效果"对话框（图 5.28）中选择即可。

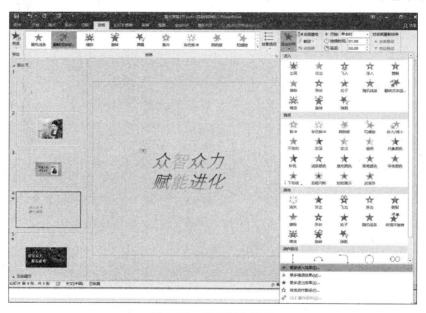

图 5.27 选择进入效果

在设置完动画效果后，还有一系列设置可以完善和改进动画效果，如图 5.29 所示。

（1）设置动画开始时间。添加动画效果后，可以在"计时"选项卡的"开始"下拉列表中选择"单击时""与上一动画同时"或"上一动画之后"选项。"单击时"表示该动画效果在单击鼠标时才开始播放；如果开始时间设置为"与上一动画同时"，则该动画与上一动画同时进行播放；如果开始时间设置为"上一动画之后"，则前一个动画结束之后才开始进行下一动画播放。

（2）设置动画方向。"效果选项"下拉列表中提供了不同的方向。例如，"百叶窗"效果的方向列表中有"水平"和"垂直"选项，"圆形扩展"效果的方向列表为"放大"和"缩小"等。

（3）设置动画速度。用于控制动画过场的播放时间。可单击"持续时间"框右侧的上下箭头来调整动画的播放速度，也可以直接填入数字（以秒为单位）。

（4）设置动画的效果选项：在"高级动画"选项卡的"动画窗格"组中选择列表框中的动画效果选项，单击右侧的下拉按钮，在展开的下拉列表中选择"效果选项"选项（图 5.30），弹出动画效果的对话框。

对话框名称和个别设置因动画效果而有所差别。"翻转式由远及近"效果的对话框如图 5.31 所示，可以通过下拉列表设置动画的声音和动画播放后的效果，以及设置动画文本。

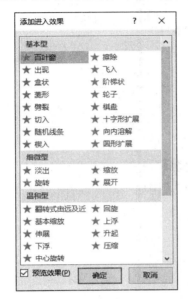

图 5.28　"添加进入效果"对话框

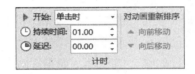

图 5.29　幻灯片的动画效果计时选项

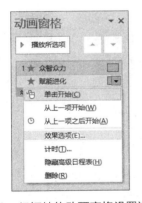

图 5.30　幻灯片的动画窗格设置选项

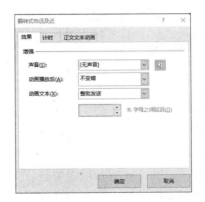

图 5.31　动画窗格中"翻转式由远及近"效果选项

在"翻转式由远及近"效果对话框的"计时"选项卡中（图 5.32），"延迟"选项可以设置动画的延迟时间，如设置延迟 3 秒，表示上一动画结束后 3 秒该动画开始播放。"期间"下拉列表框除了提供"非常慢（5 秒）""慢速（3 秒）""中速（2 秒）""快速（1 秒）"和"非常快（0.5 秒）"常规选项外，还允许用户直接输入时间，如输入阿拉伯数字 15，然后按 Enter 键，表示设置的速度为 15秒。用户可以根据实际需要设置具体的时间。

如果用户希望循环播放动画，可以单击"重复"列表中的选项（图 5.33）。用户可以根据实际需要选择或输入具体的数字，也可以选择"直到下一次单击"或"直到幻灯片末尾"选项执行重复命令。

如果用户希望动画播放后自动返回开头，可以选择"播完后快退"复选框。

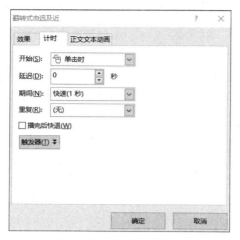

图 5.32 "翻转式由远及近"计时效果选项

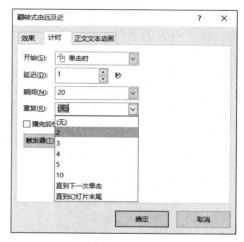

图 5.33 "翻转式由远及近"重复效果设置

单击"动画"选项卡的"预览"组中的"预览"或"播放"按钮，在动画窗格中可以查看播放进度，此时在动画窗格中显示了动画播放的帧数，并在幻灯片中显示动画效果。

（二）对象"退出"和"强调"动画

学习了如何设置对象的进入效果，同样可以为幻灯片中的对象设置退出播放界面的动画效果。设置对象的退出效果与设置对象的进入效果相似，在此不再详细讲述。

用户在进行幻灯片放映时，如果需要对某个对象进行强调，可以利用对象的"强调"效果来增强表现力度。设置对象的强调效果与设置对象的进入或退出的效果相似，在此不再赘述。

（三）更改、删除和重新排序动画效果

为幻灯片的对象设置了某种动画效果后，若对现有动画效果不满意，可以将其更改为其他动画效果；如果想取消某个动画效果，可以将其删除；还可以调整动画效果的先后顺序。

（1）更改和删除动画效果。在打开的动画窗格中选中需要更改的动画效果，在下拉列表中选择新的动画效果即可；若要删除动画效果，则选中动画效果选项，右击，在弹出的快捷菜单中选择"删除"选项。

（2）重新排序动画效果。在动画窗格的动画效果列表框中选中需要调整顺序的动画效果，然后在"动画"选项卡的"计时"组中单击"对动画重新排序"的向前移动按钮，即可向上移动一个位置；或者单击向后移动按钮，可向后移动动画效果；另外，选中动画效果，按住鼠标左键，将其拖动到需要的位置后释放，也可以实现动画顺序的调整。

（四）使用动作路径设置对象的动画

在 PowerPoint 2016 中除提供进入、退出、强调三类动画效果外，还提供了动作路径功能，可以为对象指定运动路径。对象在应用动作路径后，会出现动作路径的控制线轨迹。用户可以通过控制线来调整动作路径的方向、尺寸和位置。PowerPoint 2016 中预设了多种动作路径，分为基本图形、直线和曲线、特殊图形三种类型。

1. 向幻灯片添加动作路径

步骤 1：在幻灯片中选中要添加动作路径的对象。

步骤 2：在"动画"选项卡中单击右侧的向下箭头，打开任务窗格。

步骤 3：在任务窗格中的第四组中显示了常见的几种动作路径（如直线、弧线、转弯等），选择一种需要的动作路径效果即可。如果在列表中用户没有找到想要的动作路径效果，可以选择"其他动作路径"选项，弹出图 5.34 所示的对话框，PowerPoint 2016 提供了更丰富的动作路径。选择后单击"确定"按钮即可。

步骤 4：将动作路径应用到当前幻灯片的对象后，会出现一条路径控制线，如图 5.35 所示，被添加动作路径的对象将按这条控制线轨迹来运动。

步骤 5：按住鼠标左键，拖动路径控制线的句柄可以调整它的大小，拖动控制线的中间部位可以移动它的位置。

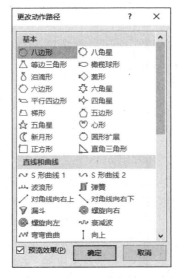

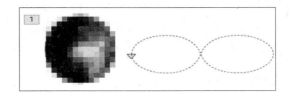

图 5.34　更改动作路径效果设置　　　　图 5.35　动作路径效果（循环）

2. 编辑动作路径

动作路径可以通过调整编辑顶点来改变它的移动路线，编辑步骤如下。

步骤 1：打开需要编辑动作路径对象的幻灯片。

步骤 2：选中需要编辑顶点的动作路径控制线，右击，弹出图 5.36 所示的快捷菜单。也可以在"动画"窗格中的"效果选项"下拉列表框中选择"编辑顶点"选项。

步骤 3：从快捷菜单中选择"编辑顶点"选项，此时在此路径控制线上出现可编辑的顶点。

步骤 4：将鼠标指针指向某个编辑顶点，按住鼠标左键，将其拖动到合适的位置释放鼠标左键。如果要添加编辑顶点，则将鼠标指针指向控制线，然后右击，在弹出的快捷菜单中选择"添加顶点"选项即可，如图 5.37 所示。

步骤 5：编辑完成之后，在控制线之外的任意位置单击，即可退出路径编辑状态。

如果想要让路径动画向与原来相反的方向运动，则在路径控制线上右击，从弹出的快捷菜单中选择"反转路径方向"选项。也可以在"动画"窗格的"效果选项"下拉列表框中选择"反转路径方向"选项。

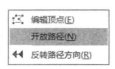

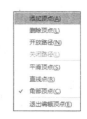

图 5.36　动作路径控制线快捷菜单　　　图 5.37　添加顶点快捷菜单

（五）高级日程表的应用

在 PowerPoint 2016 中，用户除了可以使用"计时"选项设置动画的时间效果外，还可以使用高级日程表功能。通过选择"动画窗格"中的效果，可以更方便地调整动画的开始、延迟、播放或结束的时间。

在 PowerPoint 2016 高级日程表中，在每个动画操作的时间显示区可以显示以 PPT 时间轴为基准的动画开始时间和结束时间（图 5.38）。利用高级日程表对 PPT 中各动画操作进行时间的安排，就可以做出复杂的动画效果。

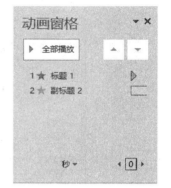

（1）调整动画延迟时间。将鼠标指针置于绿色的时间条上，待指针变成左右双箭头时，向后拖动表示增加延迟时间，向前拖动表示减少延迟时间。

（2）调整时间尺度。单击时间标尺左侧的"秒"下拉按钮，在弹出的下拉列表中选择"放大"或"缩小"选项，可调整时间尺度。另外，在绿色时间条的最左端和最右端，按住鼠标左键进行拖动，也可调整延迟时间和时间尺度。

图 5.38　高级日程表窗格

三、设置幻灯片放映

演示文稿编辑完成后，最重要的就是放映演示了；在对演示文稿正式讲解前，用户还需要排练计时，估算出整个演示文稿讲解需要的时间等。本节主要介绍如何设置演示文稿的放映方式、如何为幻灯片添加旁白及排练计时等。

（一）幻灯片放映方式

放映方式是指演示文稿放映时的方式。在 PowerPoint 2016 中，提供了三种演示文稿的放映方式：演讲者放映方式、观众自行浏览方式和展台浏览方式，如表 5.2 所示。

表 5.2　演示文稿的放映方式

放映方式	特　点	适用场合
演讲者放映方式	全屏幕放映演示文稿，演讲者可以控制放映进程	最常用的幻灯片放映方式，适用于演讲、上课或会议等
观众自行浏览方式	演示文稿出现在一个小窗口内，在菜单中提供了相关命令，可以直接查看幻灯片的放映效果，拖动窗口右侧的垂直滚动条可以切换到其他幻灯片中查看	适用于小规模演示
展台浏览方式	全屏幕放映演示文稿，演示文稿为自动放映状态，每次放映完毕后会自动重新放映。鼠标等大多数控制命令不能用，按 Esc 键可退出放映方式	适用于展览会场

　　了解了幻灯片不同的放映方式后，用户可以根据不同的情况选择不同的放映方式。设置放映方式的步骤如下。

　　步骤 1：打开需要设置的演示文稿，选择"幻灯片放映"选项卡，在"设置"组中单击"设置幻灯片放映"按钮（图 5.39），打开图 5.40 所示的对话框。

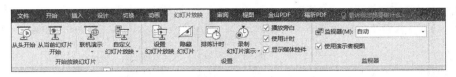

图 5.39　幻灯片的放映设置

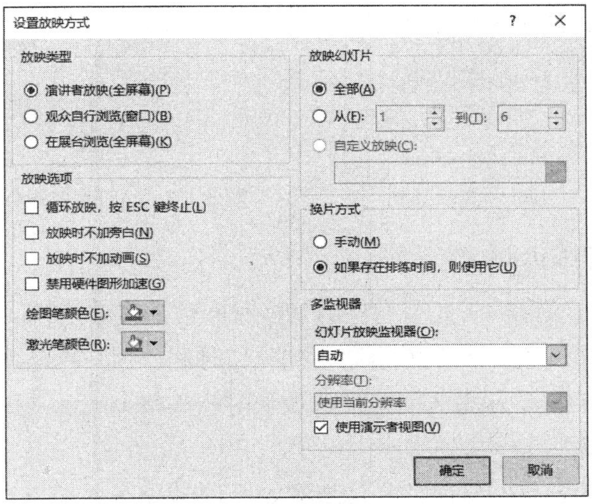

图 5.40　"设置放映方式"对话框

　　步骤 2：设置放映类型。在"放映类型"组中选择合适的放映方式。

　　步骤 3：选择放映的幻灯片。如果要放映全部幻灯片，选择"全部"单选按钮；如果要放映演示文稿中特定的一组幻灯片，则选择"从"单选按钮，然后在其微调框中输入要放映的第一张幻灯片的编号，在"到"微调框中输入要放映的最后一张幻灯片的编号。

　　步骤 4：设置放映选项。在"放映选项"组中根据用户需要选择相关选项。如果要连续播放演示文稿，则选择"循环放映，按 Esc 键终止"复选框；若放映演示文稿而不播放嵌入的解说，则选择"放映时不加旁白"复选框；若放映演示文稿时不播放动画，则选择"放映时不加动画"复选框。

　　步骤 5：设置换片方式。在"换片方式"组中可以设置换片方式，若要在演示过程中手动前进到每张幻灯片中，则选择"手动"单选按钮；若要在演示过程中使用幻灯片排练时间前进到每张幻灯片，则选择"如果存在排练时间，则使用它"单选按钮。

　　步骤 6：设置绘图笔颜色。在"绘图笔颜色"下拉列表框中选择需要的颜色，设置完成后单击"确定"按钮即可。

（二）录制幻灯片演示

　　录制幻灯片演示是 PowerPoint 2016 新增的一项功能，可以记录 PPT 幻灯片的放映时间，也允许用户使用鼠标、激光笔或麦克风为幻灯片添加注释。制作者对 PowerPoint 2016 的一切相关的注释都可以使用录制幻灯片演示功能记录下来，从而使得 PowerPoint 2016 幻灯片的互动性大大提高。

而该项功能最实用的地方在于，录好的幻灯片可以脱离讲演者进行放映。

录制幻灯片演示的步骤如下。

步骤1：在"幻灯片放映"选项卡的"设置"组中单击"录制幻灯片演示"下拉按钮，在弹出的下拉列表中可以选择"从头开始录制"选项，也可选择"从当前幻灯片开始录制"选项，如图5.41所示。

步骤2：选择好开始录制的幻灯片，单击之后出现"录制幻灯片演示"对话框，默认选择"幻灯片和动画计时""旁白、墨迹和激光笔"复选框，如图5.42所示。此处需要用户根据实际情况去选择。单击"开始录制"按钮，开始放映幻灯片，当幻灯片放映之后就可以结束录制。

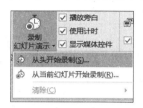
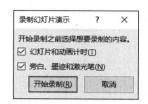

图5.41　幻灯片演示录制　　　　图5.42　幻灯片的录制旁白设置

（三）幻灯片演示排练计时

在制作自动放映的演示文稿时，幻灯片间的切换时间常常较难控制。PowerPoint 2016的排练计时功能可以非常方便地设置每张幻灯片在屏幕上的停留时间，用户可以使用"预演"工具栏预先排练放映演示文稿，系统会自动记录每张幻灯片的放映时间和整个演示文稿的播放时间，然后在向实际观众演示时使用记录的时间自动播放幻灯片。

对演示文稿的播放进行排练和计时的具体步骤如下。

步骤1：设置排练计时。在"幻灯片放映"选项卡的"设置"组中单击"排练计时"按钮。

步骤2：设置幻灯片放映时间。此时进入幻灯片视图，并显示"预演"工具栏（图5.43），并且幻灯片放映时间框开始对演示文稿计时。

步骤3：在对演示文稿计时时，在"预演"工具栏上可以执行以下一项或多项操作。

（1）➡：要移动到下一张幻灯片，单击该图标（"下一张"）。

（2）⏸：要临时停止记录时间，单击该图标（"暂停"）；或者要在暂停后重新开始记录时间，也是单击该图标（"暂停"）。

（3）↩：要重新开始记录当前幻灯片的时间，单击该图标（"重复"）。

步骤4：设置最后一张幻灯片的时间后，将出现一个消息框（图5.44），其中显示演示文稿的总时间并提示是否保留幻灯片排练时间，要保存记录的幻灯片计时，单击"是"按钮；要放弃记录的幻灯片计时，单击"否"按钮。此时将打开"幻灯片浏览"视图，并显示演示文稿中每张幻灯片的时间。

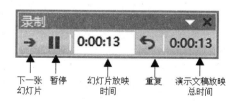
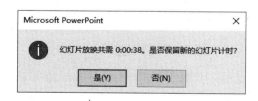

图5.43　幻灯片的"预演"工具栏　　　　图5.44　是否保留幻灯片的排练时间

在进行演示前关闭记录的幻灯片计时，如果用户不希望使用记录的幻灯片计时来自动演示演示文稿中的幻灯片，可以在"幻灯片放映"选项卡的"设置"组中单击"录制幻灯片演示"下拉按钮，在弹出的下拉列表中选择"清除"选项，清除当前幻灯片或所有幻灯片中的计时。

第五节　打印和输出演示文稿

PowerPoint 制作的演示文稿除了可以在本地计算机上播放外，还有多种输出方法，以满足不同的需要。例如，用户可以使用打印机将演示文稿打印成幻灯片、讲义、备注、大纲视图等形式输出；也可以打包成能在未安装 PowerPoint 的计算机上放映的文件或者刻录成自动播放的 CD 光盘；还可以将演示文稿输出为 Web 网页、图形格式等。本节主要讲解 PowerPoint 2016 演示文稿的打印和其他输出形式。

一、幻灯片打印设置

PowerPoint 2016 创建的演示文稿既可以以幻灯片的形式放映，也可以直接在计算机上浏览。但在实际操作中，用户经常需要将演示文稿以黑白、灰度或者彩色的模式打印出来，方便其他用户使用，这就需要用户熟练掌握演示文稿的打印操作。

（一）幻灯片的打印页面设置

幻灯片的页面设置决定了幻灯片、备注页、讲义及大纲在屏幕和打印纸上的尺寸和方向，用户可以根据需要自行改变这些设置。

改变幻灯片页面设置的步骤如下。

步骤 1：打开要设置页面的演示文稿，在"设计"选项卡的"自定义"组中单击"幻灯片大小"下拉按钮，在弹出的下拉列表（图 5.45）中选择"自定义幻灯片大小"选项，弹出"幻灯片大小"对话框，如图 5.46 所示。

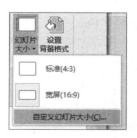

图 5.45　选择"自定义幻灯片大小"选项

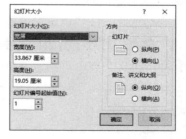

图 5.46　"幻灯片大小"对话框

步骤 2：在"幻灯片大小"下拉列表框中选择幻灯片的打印尺寸，如"全屏显示（提供三种比例尺寸）""A4 纸张""横幅"等。如果选择"自定义"选项，则在"宽度"和"高度"微调框中输入具体的数值即可。

步骤 3：在"幻灯片编号起始值"微调框中输入幻灯片编号的起始值，默认为 1，一般情况下选用默认值。

步骤 4：用户根据需要分别设置幻灯片，备注、讲义和大纲的方向。设置完毕后，单击"确定"

按钮即可。

（二）幻灯片的打印预览设置

PowerPoint 2016 与 Word、Excel 一样，用户也可以在打印之前预览演示文稿。可以利用打印预览中的设置，在预览状态下再次设置幻灯片页面。

打印预览设置的操作步骤：执行"文件"→"打印"命令（或者按"Ctrl + P"组合键），出现"打印"界面，如图 5.47 所示，在"设置"组中单击"打印全部幻灯片"列表框右侧的下拉箭头，从中选择要打印的内容，即可预览相关内容。如果预览后发现页面设置已经满足要求，那么直接单击"打印"按钮即可开始打印演示文稿。

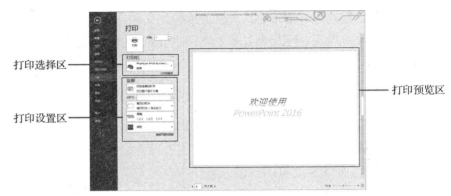

图 5.47　幻灯片打印设置界面

（三）幻灯片打印

用户在完成幻灯片的打印页面设置后，如果不需要再进行其他设置和修改，就可以进行打印。打印步骤如下。

步骤 1：打开"打印"界面。

步骤 2：在打印机选择区选择需要的打印机。

步骤 3：在"设置"组中单击"打印全部幻灯片"列表框右侧的下拉箭头，可选择"打印全部幻灯片""打印当前幻灯片"或"自定义范围"选项，如图 5.48 所示。

步骤 4：单击"整页幻灯片"列表框右侧的下拉箭头，可选择打印版式（如"整页幻灯片""备注页""大纲"），在"讲义"组中可指定每页幻灯片数和排列的顺序等，如图 5.49 所示。

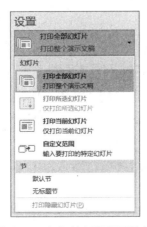

图 5.48　幻灯片打印设置选择

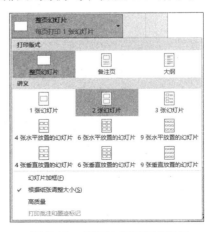

图 5.49　幻灯片打印版式选择

步骤5：单击"颜色"下拉按钮，可进行"颜色""灰度"或"纯黑白"的设置，如图5.50所示。

步骤6：单击"编辑页眉和页脚"链接，可编辑页眉和页脚，如图5.51所示。

步骤7：在"份数"微调框中用户可以指定打印的份数。

步骤8：最后单击上方的"打印"按钮，即可开始打印幻灯片。

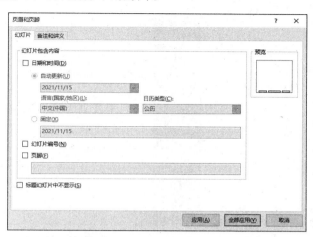

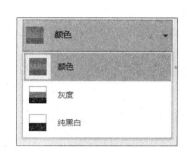

图 5.50 幻灯片打印颜色设置　　　　　图 5.51 幻灯片打印编辑页眉页脚

二、幻灯片输出设置

PowerPoint 2016 能够根据用户的需要将演示文稿以不同的格式输出。例如，另存为模板文件便于用户编辑调用，将演示文稿创建为 PDF 文档便于打印和共享，将演示文稿另存为视频便于用户分发和播放等。

（一）输出为模板文件

将 PowerPoint 2016 演示文稿另存为模板文件的输出步骤如下。

执行"文件"→"另存为"命令，在打开的界面中选择保存路径，设置保存类型为"PowerPoint模板"，如图5.52所示；设置完毕后，单击"保存"按钮即可。

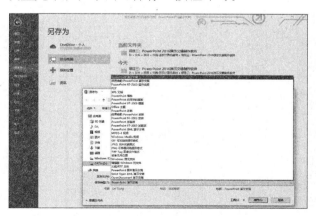

图 5.52 演示文稿输出为模板文件

（二）输出为 PDF 文档

用户可以将 PowerPoint 2016 演示文稿输出为 PDF 文档，便于用户共享或使用专业打印机打印该文件。输出步骤如下。

执行"文件"→"导出"命令，在打开的界面中单击"创建 PDF/XPS 文档"按钮，如图 5.53 所示；完成设置文件名后单击"发布"按钮即可。当演示文稿被保存为 PDF 格式完成后，将自动在 PDF 阅读器中打开，以便用户进行浏览查阅。

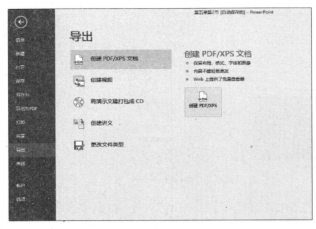

图 5.53　演示文稿输出为 PDF 文档

（三）输出为视频

用户可以将 PowerPoint 2016 演示文稿输出为视频，既易于分发（通过光盘、Web 或电子邮件分发），又便于播放演示，输出步骤如下。

步骤 1：执行"文件"→"导出"→"创建视频"命令，在界面右侧区域对导出选项进行设置，在"演示文稿质量"下拉列表框中会显示出三种文稿质量标准，用户根据需要进行选择即可。

步骤 2：在"使用录制的计时和旁白"下拉列表框中会出现是否使用录制的计时和旁白，以及录制计时和旁白的设置和预览，用户根据需要进行选择即可。最后单击"创建视频"按钮，如图 5.54 所示。

步骤 3：弹出"另存为"对话框，将演示文稿保存指定的路径，单击"保存"按钮。保存完毕后，打开保存视频的文件夹，双击视频文件，即可观看导出的视频文件。

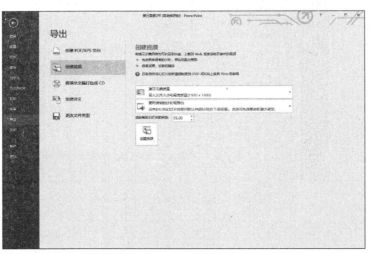

图 5.54　演示文稿输出为视频

学习小结

　　本章详细讲述了 PowerPoint 2016 演示文稿制作软件的使用。PowerPoint 以幻灯片的形式提供了一种演示和演讲手段，可以制作图、文、表格、动画、音频等图文并茂的演讲稿。

　　本章主要内容包括 PowerPoint 2016 的基本操作、如何制作一个演示文稿、在幻灯片中插入视觉效果、在幻灯片中插入播放效果、演示文稿的打印和输出以及以实例形式制作演示文稿等，以提高读者的办公软件使用能力。

课后练习

一、选择题

1.PowerPoint 2016 演示文稿的扩展名是（　　　　）。

A. dox　　　　　　B. pptx　　　　　　　　C. xslx　　　　　　　　D. docx

2.要进行幻灯片页面设置和主题选择，可以在（　　　　）选项卡中进行操作。

A.开始　　　　　　B.插入　　　　　　　　C.视图　　　　　　　　D.设计

3.要对幻灯片母版进行设计和修改，应在（　　　　）选项卡中操作。

A.设计　　　　　　B.审阅　　　　　　　　C.视图　　　　　　　　D.插入

4.从当前幻灯片开始放映演示文稿的组合键是（　　　　）。

A. Shift+F2　　　　B. Shift+F3　　　　　C. Shift+F4　　　　　D. Shift+F5

5.从第一张幻灯片开始放映演示文稿的快捷键是（　　　　）。

A. F5　　　　　　　B. F4　　　　　　　　C. F3　　　　　　　　D. F2

6.设置幻灯片中对象的动画效果以及动画的出现方式时，应在（　　　　）选项卡中进行操作。

A.设计　　　　　　B.审阅　　　　　　　　C.切换　　　　　　　　D.动画

7.设置幻灯片的切换效果以及切换方式时，应在（　　　　）选项卡中进行操作。

A.设计　　　　　　B.开始　　　　　　　　C.切换　　　　　　　　D.动画

8.要对幻灯片进行保存、新建、打印等操作时，应在（　　　　）选项卡中进行操作。

A.开始　　　　　　B.文件　　　　　　　　C.切换　　　　　　　　D.审阅

9.在幻灯片中插入图片、音频、视频等元素时，应在（　　　　）选项卡中进行操作。

A.开始　　　　　　B.文件　　　　　　　　C.设计　　　　　　　　D.插入

10. PowerPoint 2016 演示文稿制作完成后，保存为（　　　　）类型可以在 PowerPoint 2003 版本中打开。

A. PowerPoint 设计模板（*.potx）　　　　B. XPS 文档（*.xps）

C. PowerPoint 演示文稿（*.pptx）　　　　D. PowerPoint 97-2003 演示文稿（*.ppt）

二、简答题

1.简述 PPT 的特点。

2.简述 PPT 的主要应用场所。

3.简述制作一个精美的幻灯片文档的方法。

三、操作题

以"呼吸道传染疾病的传播和防护"为题制作一篇演示文稿。

要求:(1)主题鲜明,重点突出。

　　　(2)思路清晰,逻辑明确。

　　　(3)图文混排,布局合理。

　　　(4)色调和谐,搭配精美。

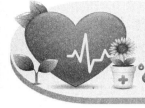

第六章　计算机网络、安全及新一代信息技术应用

知识目标：了解计算机网络及局域网的相关知识，包括结合计算机网络下的相关应用；了解物联网的概念，以及在新一代信息技术下的应用。

技能目标：掌握常用的计算机网络应用以及网络安全技术。

思想切入点：国家安全，网络安全，社会责任感，法律意识。

思想延伸

随着信息技术的快速发展，特别是云计算、万物互联、大数据、智慧城市等热点领域的研究和发展，信息已成为非常重要的战略资源，于是，网络中各类信息数据的安全便显得尤为重要。习近平总书记指出"没有网络安全，就没有国家安全"。网络安全是国家安全与社会经济稳定运行的重要保障，因此必须采取有效措施，保障我国的网络安全。

一、案例

（1）2019年2月，南京某研究院、无锡某图书馆因安全责任意识淡薄、网络安全等级保护制度落实不到位、管理制度和技术防护措施严重缺失，导致网站遭受攻击破坏。南京、无锡警方依据《中华人民共和国网络安全法》（以下简称《网络安全法》）第二十一条、第五十九条规定，对上述单位分别予以5万元罚款，对相关责任人分别予以5 000元、2万元不等罚款，同时责令相关单位限期整改安全隐患，落实网络安全等级保护制度。

（2）2019年3月，泰州某事业单位集中监控系统遭黑客攻击破坏。经查，该单位网络安全意识淡薄，曾因存在安全隐患、不落实网络安全等级保护制度被责令整改。整改期满后，未采取有效技术防护措施、管理网络安全。泰州警方依据《网络安全法》第二十一条、第五十九条规定，对该单位予以6万元罚款，对相关责任人予以2万元罚款，同时责令该单位停机整顿，开展定级备案、测评整改等网络安全等级保护工作。

二、拓展学习

在网络安全领域，有"白帽"和"黑客"之分，前者拥有网络安全技术，从事的是合法的操作，如在相关单位的授权下，对该单位的安防进行渗透测试；而后者却是运用其掌握的技术，在未经未授权的情况下，进入他人计算机，窃取有价值的信息或夺取该计算机的控制权限，从而给他人或单位造成一定的损失。因此，网络安全人员存在做"白帽"还是"黑客"的主观选择，需要引导，需要从思想政治上去规范。在学习阶段就要明白，在虚拟网络环境下，也有国家的法律法规的存在，利用所学习的技术做违法的事情，给国家、社会带来危害。

来源：2010年8月4日《网络安全技术：白帽与黑客的较量》（中国日报网）。

思考问题

如何正确认识"白帽"和"黑客"之间的差异？

电子计算机是 20 世纪人类最伟大、最卓越的发明之一。随后，由于计算机技术和通信技术相互渗透融合而产生的计算机网络使计算机的应用能力得到了加强，范围得到了扩展。近年来，随着人类社会的不断进步，计算机被广泛应用，特别是家用计算机开始日益普及，人们已不再满足于单机工作，而需要计算机之间能够快捷、便利、稳定且安全地进行信息交换及资源共享，进一步给工作、学习、生活带来巨大变革。从 20 世纪 90 年代开始，随着 Internet 的兴起和快速发展，计算机网络已经成为人们生活中不可缺少的一部分。

本章将介绍计算机网络的基本概念，以及网络安全和新一代信息技术的相关应用。

第一节　计算机网络及局域网概述

一、计算机网络

计算机网络是指将地理位置不同的具有独立功能的多台计算机及其外部设备，通过通信线路连接起来，在网络操作系统、网络管理软件及网络通信协议的管理和协调下，实现资源共享和信息传递的计算机系统。通常计算机网络由资源子网和通信子网组成。资源子网由网络中的所有主机、终端、终端控制器、外设（如网络打印机、磁盘阵列等）和各种软件资源组成，负责全网的数据处理和向网络用户（工作站或终端）提供网络资源和服务。通信子网由各种通信设备和线路组成，承担资源子网的数据传输、转接和变换等通信处理工作。

二、计算机网络的发展

计算机网络最早起源于 20 世纪 50 年代，其发展主要分为四个阶段，即萌芽阶段、形成阶段、标准化阶段和快速发展阶段。

（一）萌芽阶段

以单个计算机为中心的联机系统称为面向终端的远程联机系统，该系统是计算机网络的雏形，因此也称为面向终端的计算机通信网，如图 6.1 所示。其主要特征是为了增强系统的计算能力和资源共享能力，把小型计算机连成实验性网络。但从严格意义来说，该阶段还不能称为计算机网络，因为在该计算机网络中，终端只能共享主机的资源，并不能独立处理数据。作为第一代计算机网络，它是面向终端的，各终端通过通信线路只能共享主机的硬件和软件资源。

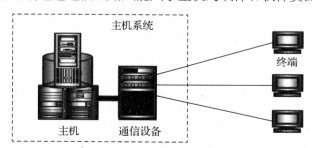

图 6.1　面向终端的计算机网络

（二）形成阶段

计算机与计算机之间通信的多个主机互连的系统的出现标志着计算机网络基本形成，作为第二代计算机网络，它注重网络的整体性，用户不仅可以共享与之直接相连的主机的资源，而且可以通过通信子网共享其他主机或用户的软、硬件资源。早期美国国防部建立的 ARPAnet（advanced research projects agency network，ARPAnet）就是计算机网络使用通信子网的范例，如今得到广泛应用的 Internet 就是由 ARPAnet 逐步发展而来的。

（三）标准化阶段

为了统一标准，在 20 世纪 70 年代末，国际标准化组织（International Organization for Standardization，ISO）的计算机与信息处理标准化技术委员会成立了一个专门机构，研究和制定网络通信标准。1984 年，ISO 正式颁布了一个称为"开放系统互连基本参考模型"的国际标准 ISO 7498，简称 OSIRM（open system interconnection basic reference model），即 OSI 参考模型。OSIRM 及标准协议的制定使计算机网络协议标准统一化，促进了计算机网络的发展。各大厂商可以根据统一的网络标准，研究生产相关产品，实现在同一网络中提供产品服务。目前存在着两种占主导地位的网络体系结构：一种是 ISO 提出的 OSIRM；另一种是 Internet 所使用的事实上的工业标准 TCP/IPRM（TCP/IP 参考模型），如表 6.1 所示。

表 6.1　OSI 和 TCP/IP 参考模型

OSI参考模型	TCP/IP模型
应用层	应用层：Telnet、SMTP、FTP、DNS
表示层	
会话层	
传输层	传输层：TCP、UDP 协议
网络层	网际层：IP 协议
数据链路层	网络接口层
物理层	

（四）快速发展阶段

以互联、高速和智能化为特点的计算机网络技术发展标志着计算机网络进入快速发展阶段，以 Internet 为典型代表的互联网就是该阶段的产物。网络互联和高速计算机网络正成为最新一代计算机网络的发展方向，接着美国提出以数字化大容量光纤通信网发展"国家信息基础设施"行动计划（nil-national information infrastructure）、互联网 2（Internet 2）和下一代互联网（next generation Internet）等方案。随着网络规模的增大与网络服务功能的增多，各国积极开展智能网络（intelligent network，IN）的研究，以提高通信网络开发业务的能力，并更加合理地进行网络各种业务的管理，真正以分布和开放的形式向用户提供服务。1992 年，ITU-T 正式定义了智能网，制定了一个能快速、方便、灵活、经济、有效地生成和实现各种新业务的体系。该体系的目标是应用于所有的通信网络，即不仅可应用于现有的电话网、N-ISDN 网和分组网，同样适用于移动通信网和 B-ISDN 网，目前智能网络正不断向前发展。

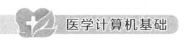

三、计算机网络的分类

计算机网络的分类很多样化。例如，根据传输技术可分为广播式网络和点对点式网络；根据传输介质分类可分为有线网和无线网。通常我们根据网络通信涉及的地理范围来分类。

（一）个人区域网

个人区域网（personal area network，PAN）一般由 100 m 以内的计算设备组成，采用蓝牙、红外等无线连接方式或者用 USB、Firewire（IEEE 1394）总线将手机、PDA、数字照相机等设备与计算机相连组成通信网。

（二）局域网

目前，最常见、应用最广的一种网络就是局域网（local area network，LAN）。局域网是在局部地区范围内的网络，它所覆盖的地区范围较小，一般在几米至十几千米以内，常见于一个固定场所，如政府、学校、医院等。局域网在计算机数量配置上没有太多的限制，少的可以只有两台，多的可达几百台。局域网的特点主要是：传输距离有限、传输速率高、误码率低、配置容易。IEEE 802 标准委员会定义了多种主要的 LAN 网：以太网（ethernet）、令牌环网（token ring network）、光纤分布式接口网络（FDDI）、异步传输模式网（asynchronous transfer mode，ATM）以及最新的无线局域网（WLAN）等。

（三）城域网

城域网（metropolitan area network，MAN）一般来说是在一个城市，但不在同一地理小区范围内的计算机互连。这种网络的连接距离可以为 10~100 km，它采用的是 IEEE 802.6 标准。MAN 与 LAN 相比扩展的范围更大，连接的计算机数量更多，在地理范围上可以说是 LAN 网络的延伸。在一个大型城市或都市地区，一个 MAN 网络通常连接着很多个 LAN 网。例如，连接政府机构的 LAN。由于光纤连接的引入，使 MAN 中高速的 LAN 互连成为可能。城域网多采用异步传输模式做主干网。ATM 是一个用于数据、语音、视频以及多媒体应用程序的高速网络传输方法。ATM 包括一个接口和一个协议，该协议能够在一个常规的传输信道上，在比特率不变及变化的通信量之间进行切换。ATM 也包括硬件、软件以及与 ATM 协议标准一致的介质。ATM 提供一个可伸缩的主干基础设施，以便能够适应不同规模、速度以及寻址技术的网络。ATM 的最大缺点就是成本太高，所以一般在政府城域网中应用，如邮政、银行、医院等。

（四）广域网

广域网（wide area network，WAN）也称为远程网，所覆盖的范围比城域网（MAN）更广，它一般是在不同城市之间的 LAN 或者 MAN 互连，地理范围可从几百千米到几千千米。因为距离较远，信息衰减比较严重，所以这种网络一般要租用专线，通过接口信息处理（interface message processor，IMP）协议和线路连接起来，构成网状结构，解决循径问题。这种网络因为所连接的用户多，总出口带宽有限，所以用户的终端连接速率一般较低、传输误码率较高。但是随着新的光纤标准和能够提供更快传输速率的全球光纤通信网络的引入，广域网的速度和可靠性也将大大提高。

四、计算机网络的体系结构

计算机网络的体系结构分为总线型、星状、环状、树状和网状结构。

（一）总线型结构

在总线型（bus）拓扑结构的网络中，所有计算机都串接在一条电缆上，就好像是在同一条大马路上奔跑的一辆辆汽车（bus）。在以太网中，由细缆作为传输介质而组建网络（10Base-2），就是一种非常典型的总线型拓扑，如图6.2所示。就像每一辆汽车都有一个只属于自己的车牌号码一样，每台计算机的网卡上都有一个特定的MAC地址，用以在网络中标识唯一的节点。MAC地址使得每个节点能够识别出其他计算机发送给它的信息，也能够将信息发给其他某一个具体的节点。

总线型拓扑的网络往往是由一条电缆（通常是同轴电缆）组成一个段（segment），每个段的两端都带有一个终端反射器（或称为终端电阻），当网络上的某个站点在传送一条消息时，将发送一个电信号，该电信号从源地点出发，同时沿两个方向向两个终端前进，直到抵达电缆的尽头，并在那里被终端反射器吸收。当信号沿着电缆传送时，电缆上的每台计算机都可以检视该数据，并根据MAC地址判断数据送达的地址与自己的地址是否相同，如果相同，则说明是发给本机的，接收该数据并做出应答，否则，将置之不理。

总线型拓扑结构的优点有架设成本低，易安装，易扩充等。因此，在早期的以太网中得到了广泛的应用。

总线型拓扑的主要缺点如下。

（1）故障后果严重。总线型网络上的每个部件的故障，都可能导致整个网络的瘫痪，另外，当一个节点出现问题时，它发出的噪声会使整条总线陷于瘫痪，因此，总线型拓扑不适用于对网络稳定性要求较高的用户。

（2）故障诊断困难。由于缺乏集中控制机制，故障一旦产生很难具体定位，需要在网络上的各站点一一进行检查，给网络维护带来很大麻烦。

（3）传输效率低。由于所有通信都需借助于一条线路完成，通信速率和效率受到严重影响，因此，不适用于工作繁忙或计算机数量较多的网络。

（二）星状结构

在星状（star）拓扑中，所有的计算机均分别通过一根线连接至同一中心设备（如交换机或集线器），中心设备位于网络的中心位置，网络中的计算机都从这一中心点辐射出来，看上去就像是星星放射出的光芒，如图6.3所示。

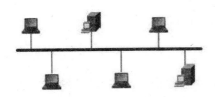　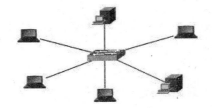

图6.2　总线型网络　　　　　　　　图6.3　星状网络

由于星状网络中所有的计算机都直接连接到中心设备（交换机或集线器）上，当任何一台计算机与另外一台计算机进行通信时，都必须经过中心节点。因此，可以在中央节点执行集中传输控制策略。所谓集中传输控制，是指由一个站点来控制整个网络，决定允许哪一个或哪些站点进行信息传输。集中传输控制使得网络的协调与管理更容易，网络带宽的升级更简单，但也成为一个潜在的影响网络速度的瓶颈。

星状拓扑结构的优点是网络的稳定性好，易于进行故障的诊断，易于进行故障的隔离，易于网络的扩展，易于提高网络传输速率。

星状拓扑结构的缺点如下。

（1）费用高。由于网络中的每一台计算机都需要由自己的电缆连接到网络集线器，因此，星状拓扑所使用的电缆往往很多。

（2）布线难。由于每台计算机都有一条专用的电缆，因此，当计算机数量足够多时，如何布线就成为一个令人头痛的问题。

（3）依赖中央节点。整个网络能否正常运行，在很大程度上取决于集线器是否正常工作，一旦集线器出现故障，则整个网络立即陷入瘫痪。

然而，尽管星状拓扑费用不菲，但其所具有的优点使得绝大多数网络设计者仍然对之青睐有加，高昂费用与之所提供的高可靠性在某种程度上得到了平衡。应当说，星状拓扑是目前使用最多的拓扑结构。

（三）环状结构

在环状（ring）拓扑中，网络中所有的计算机都连接到一个封闭的环路上，如图6.4所示。

环状网络中的信号是由节点的相互传递来实现的，一个信号将依次通过所有的计算机，并最后回到起始计算机。

当网络中的计算机接收到其他计算机发送的信息时，都将对该信息的目标地址与本机地址进行比较，如果与本机地址相同，则接收该信息；如果是发送给另一个节点的，它就将信号重发给下一个节点。由于每个信号都是所有的节点接收并重新发送，因此，传给下一个节点的信号都得到了增益。所以，即使环状网络中的节点数量很大，也不会有信号的衰减。

环状结构的优点有结构简单、实时性强等。

环状结构的主要缺点是可靠性差，任意一个节点或线路的故障都可能引起全网故障，而且故障检测困难。早期的令牌环网就采用这种结构。

目前，局域网一般不采用环状物理拓扑结构。环状拓扑适用于星状结构无法适用的，跨越较大地理范围的网络，因为一条环可以连接一个城市的几个地点，甚至可以连接跨省的几个城市，因此，环状拓扑更适用于广域网。

（四）树状结构

树状结构是由星状拓扑延伸出来的一种拓扑结构，如图6.5所示。

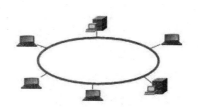

图6.4　环状网络

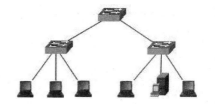

图6.5　树状网络

它是一种层次结构，节点按层次连接，信息交换主要在上下节点之间进行，相邻节点或同层节点之间一般不进行数据交换。其形状像一棵倒置的树，顶端是树根，树根以下带分支，每个分支还可再带子分支。树状结构具有一定的容错能力，一般一个分支和节点的故障不影响另一分支和节点的工作，任何一个节点送出的信息都可以传遍整个传输介质，也是广播式网络。

树状结构的优点有连接简单，维护方便，易于扩展，故障隔离较容易等。

（五）网状结构

网状结构又称为无规则结构，节点之间的连接是任意的，没有规律。每台计算机至少有两条线连接到其他计算机，网络中没有中心设备，如图 6.6 所示。

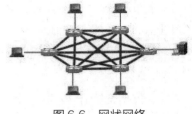

图 6.6　网状网络

网状拓扑结构的优点有系统可靠性高，比较容易扩展，数据传输时通过路径选择，可以绕过出现故障或者繁忙的节点等。

网状拓扑结构的主要缺点有结构复杂，连接成本较高，实现困难。目前广域网基本采用网状拓扑结构。

应该指出，在实际组网中，为了满足不同的要求，拓扑结构不一定是单一的，往往都是几种结构的混用。

五、局域网的特点及其基本组成

（一）局域网的特点

局域网主要有以下特点。

（1）覆盖的地理范围比较小。局域网主要用于单位内部联网，范围在一座办公大楼或集中的建筑群内，一般在几千米范围内。

（2）信息传输速率高、时延小，且误码率低。局域网的传输速率一般为 10 ~ 100 Mb/s，传输时延一般为几毫秒至几十毫秒。由于局域网一般都采用有线传输介质传输信息，并且两个站点之间具有专用通信线路，因此误码率低，仅为 10^{-12} ~ 10^{-8}。

（3）局域网一般为一个单位所建，在单位或部门内部控制管理和使用，由网络的所有者负责管理和维护。

（4）便于安装、维护和扩充。由于局域网应用的范围小，网络上运行的应用软件主要为本单位服务，因此，无论是从硬件系统还是从软件系统来讲，网络的安装成本都较低、周期短，维护和扩充都十分方便。

（5）一般侧重于共享信息的处理，通常没有中央主机系统，而带有一些共享的外部设备。

（二）局域网的基本组成

简单地说，局域网的基本组成包括网络硬件和网络软件两大部分。

（1）网络硬件。网络硬件主要包括网络服务器、工作站、外部设备、网卡、传输介质。此外，根据传输介质和拓扑结构的不同，还需要交换机（switch）、集中器（concentrator）等，如果要进行网络互连，还需要网关、网桥、路由器、中继器以及网间互连线路等。在局域网中，服务器可以将 CPU、内存、磁盘、数据等资源提供给各个网络用户使用，并负责对这些资源进行管理，协调网络用户对这些资源的使用。因此，要求服务器具有较高的性能，包括较快的数据处理速度、较大的内存、较大容量和较快访问速度的磁盘等。工作站是网络各用户的工作场所，通常是一台计算机或终端，也可以是不配有磁盘驱动器的"无盘工作站"。工作站通过插在其中的网络接口板——网卡，经传输介质与网络服务器相连，用户通过工作站就可以向局域网请求服务和访问共享资源。工作站可以有自己单独的网络，从中取出程序和数据后，用自己的 CPU 和内存进行运算处理。在考虑网络工作站的配置时，主要注意以下几个方面：CPU 的速度和内存的容量、总线结构和类型、磁盘控制器及磁盘的大小、扩展槽的数量和支持的网卡类型、工作站网络软件要求。

外部设备主要是指网络上可供网络用户共享的设备，通常网络上的共享外部设备包括打印机、绘图仪、扫描器、调制解调器（modem）等。

网卡用于传输介质，进而把计算机连入网络。网卡的基本功能包括基本数据转换、信息包的装配和拆装、网络存取控制、数据缓存、生成网络信号等。一方面，网卡用于和主机交换数据；另一方面，数据交换还必须以网络物理数据的路径和格式来传送或接收数据。如果网络与主机 CPU 之间速率不匹配，就需要缓存以防数据丢失。由于网卡处理数据包的速度比网络传送数据的速度慢，也比主机向网卡发送数据的速率慢，因而往往成为网络与主机之间的瓶颈。

（2）网络软件。网络软件也是计算机网络系统中不可缺少的重要资源。网络软件涉及和解决的问题要比单机系统中的各类软件都复杂得多。根据网络软件在网络系统中所起的作用不同，可以将其分为协议软件、通信软件、管理软件、网络操作系统和网络应用软件五类。

1）协议软件。用以实现网络协议功能的软件就是协议软件。协议软件的种类非常多，不同体系结构的网络系统都有支持自身系统的协议软件，体系结构中的不同层次上也有不同的协议软件。对某一个协议软件来说，将其划分到网络体系结构中的哪一层是由协议软件的功能决定的。

2）通信软件。通信软件的功能是使用户在不必详细了解通信控制规程的情况下，能够控制自己的应用程序，同时又能与多个工作站进行网络通信，并对大量的通信数据进行加工和管理。目前，几乎所有的通信软件都能很方便地与主机连接，并具有完善的传真功能、文件传输功能和自动生成原稿功能等。

3）管理软件。网络系统是一个复杂的系统，对管理者而言，经常会遇到许多难以解决的问题。网络管理软件的作用就是帮助网络管理者便捷地解决一些棘手的技术难题，如避免服务器之间的任务冲突、跟踪网络中用户的工作状态、运行路由器诊断程序等。

4）网络操作系统。局域网的网络操作系统（network operating system，NOS）就是网络用户和计算机网络之间的接口，网络用户通过网络操作系统请求网络服务。网络操作系统具有处理器管理、存储管理、设备管理、文件管理以及网络管理等功能，目前较流行的有微软公司的 SQL Server 2012，Novell 公司的 NetWare 等。

5）网络应用软件。网络应用软件是在网络环境下直接面向用户的网络软件，是专门为某一个应用领域开发的软件，能为用户提供一些实际的应用服务。网络应用软件既可以用于管理和维护网络本身，也可以用于一个业务领域，如网络数据库管理系统、网络图书馆、远程网络教学、远程医疗、视频会议等。

第二节　网络传输介质概述

在计算机网络中，数据通信部分是一个非常重要的组成部分。而其中的传输介质又是传输数据的直接通路。传输介质是数据信号在异地之间传播的承载体（媒体），它的特性直接影响通信的质量指标，如信道容量、传输速率、误码率及线路费用等。

网络传输介质是信息在网络中传输的媒体，常用的传输介质分为有线传输介质和无线传输介质两大类。

一、有线传输介质

有线传输介质是指在两个通信设备之间实现的物理连接部分，它能将信号从一方传输到另一方，有线传输介质主要有双绞线、同轴电缆和光纤。

（一）双绞线

双绞线是把两根绝缘铜线拧成有规则的螺旋形。双绞线的抗干扰性较差，易受各种电信号的干扰，可靠性差。若把若干对双绞线集成一束，并用结实的保护外皮包住，就形成了典型的双绞线电缆（图6.7）。把多个线对扭在一块儿可以使各线对之间或其他电子噪声源的电磁干扰最小。

一般来说，双绞线电缆中的8根线是成对使用的，而且每一对都相互绞合在一起，绞合的目的是减少对相邻线的电磁干扰。

双绞线和同轴电缆（一般用于连接总线型的网络）传输电信号，光纤传输光信号。双绞线又分为屏蔽双绞线（STP）和非屏蔽双绞线（UTP），又可以根据双绞线的传输速率来分成各种不同的类型。

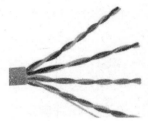

图6.7　双绞线

（1）一类线（CAT1）：线缆最高频率带宽是750 kHz，用于报警系统，或只适用于语音传输（一类标准主要用于20世纪80年代初之前的电话线缆），不用于数据传输。

（2）二类线（CAT2）：线缆最高频率带宽是1 MHz，用于语音传输和最高传输速率4 Mb/s的数据传输，常见于使用4 MBPS规范令牌传递协议的旧的令牌网。

（3）三类线（CAT3）：指在ANSI和EIA/TIA 568标准中指定的电缆，该电缆的传输频率为16 MHz，最高传输速率为10 Mb/s，主要应用于语音、10 Mb/s以太网（10Base-T）和4 Mb/s令牌环，最大网段长度为100 m，采用RJ形式的连接器，目前已淡出市场。

（4）四类线（CAT4）：该类电缆的传输频率为20 MHz，用于语音传输和最高传输速率16 Mb/s（指的是16 Mb/s令牌环）的数据传输，主要用于基于令牌的局域网和10Base-T/100Base-T。最大网段长为100 m，采用RJ形式的连接器，未被广泛采用。

（5）五类线（CAT5）：该类电缆增加了绕线密度，外套一种高质量的绝缘材料，线缆最高频率带宽为100 MHz，最高传输速率为100 Mb/s，用于语音传输和最高传输速率为100 Mb/s的数据传输，主要用于100Base-T和1 000Base-T网络，最大网段长为100 m，采用RJ形式的连接器。这是最常用的以太网电缆。在双绞线电缆内，不同线对具有不同的绞距长度。通常，4对双绞线绞距周期在38.1 mm长度内，按逆时针方向扭绞，一对线对的扭绞长度在12.7 mm以内。

（6）超五类线（CAT5e）：超五类线衰减小，串扰少，并且具有更高的衰减与串扰的比值（ACR）和信噪比（structural return loss）、更小的时延误差，性能得到很大提高。超五类线主要用于千兆位以太网（1 000 Mb/s）。

（7）六类线（CAT6）：该类电缆的传输频率为 1 ～ 250 MHz，六类布线系统在 200 MHz 时综合衰减串扰比（PS-ACR）应该有较大的余量，它提供 2 倍于超五类的带宽。六类布线的传输性能远远高于超五类标准，最适用于传输速率高于 1 Gb/s 的应用。六类与超五类的一个重要的不同点在于六类改善了在串扰以及回波损耗方面的性能，对于新一代全双工的高速网络应用而言，优良的回波损耗性能是极重要的。六类标准中取消了基本链路模型，布线标准采用星形拓扑结构，要求的布线距离为永久链路的长度不能超过 90 m，信道长度不能超过 100 m。

（8）超六类或 6A（CAT6A）：此类产品传输带宽为 500 MHz，介于六类和七类之间，目前和七类产品一样，国家还没有出台正式的检测标准，只是行业中有此类产品，各厂家宣布一个测试值。

（9）七类线（CAT7）：带宽为 600 MHz，可能用于今后的 10 吉比特以太网。

根据双绞线不同的接法，对其也有不同的称谓。

（1）EIA/TIA 568A：橙白、橙，绿白、蓝，蓝白、绿，棕白、棕。

（2）EIA/TIA 568B：绿白、绿，橙白、蓝，蓝白、橙，棕白、棕。

如果双绞线两端都是 EIA/TIA 568A，称为直通线，就是平时用的网线。

如果双绞线一端是 EIA/TIA 568A，另一端是 EIA/TIA 568B，就称为交叉线。

（二）同轴电缆

同轴电缆是由一根空心的外圆柱形的导体围绕着单根内导体构成的。内导体为实芯或多芯硬质铜线电缆，外导体为硬金属或金属网。内外导体之间由绝缘材料隔离，外导体外还有外皮套或屏蔽物，如图 6.8 所示。

同轴电缆可以用于长距离的电话网络，有线电视信号的传输通道以及计算机局域网络。502 的同轴电缆可用于数字信号发送，称为基带；750 的同轴电缆可用于频分多路转换的模拟信号发送，称为宽带。在抗干扰性方面，对于较高的频率，同轴电缆优于双绞线。

目前经常用于局域网的同轴电缆有两种：一种是专门用在符合 IEEE 802.3 标准以太网环境中阻抗为 502 的电缆，只用于数字信号发送，称为基带同轴电缆；另一种是用于频分多路复用 FDM 的模拟信号发送，阻抗为 750 的电缆，称为宽带同轴电缆。

（三）光纤

光纤是采用超纯的熔凝石英玻璃拉成的比人头发丝还细的芯线（图 6.9）。一般的做法是在给定的频率下以光的出现和消失分别代表两个二进制数字，就像在电路中以通电和不通电表示二进制数一样。光纤通信就是通过光导纤维传递光脉冲进行通信的。

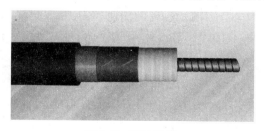

图 6.8　同轴电缆

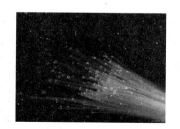

图 6.9　光纤

二、无线传输介质

无线传输介质指人们周围的自由空间，利用无线电波在自由空间的传播可以实现多种无线通信。在自由空间传输的电磁波根据频谱可分为无线电波、微波、红外线、激光等，信息被加载在电磁波上进行传输。

不同的传输介质，其特性也各不相同。不同的特性对网络中数据的通信质量和通信速率有较大影响。

由于这些设备工作在高频范围内（微波工作在 $10^9 \sim 10^{10}$ Hz，激光工作在 $10^{14} \sim 10^{15}$ Hz），因此有可能实现很高的数据传输速率。

在几千米范围内，无线传输有几 Mb/s 的数据传输速率。

红外线和激光都对环境干扰特别敏感，对环境干扰不敏感的是微波。微波的方向性要求不强，因此存在着窃听、插入和干扰等一系列不安全问题。

第三节 计算机网络应用

从整体上来说，计算机网络就是把分布在不同地理区域的计算机与专门的外部设备用通信线路互连成一个规模大、功能强的系统，从而使众多的计算机可以方便地互相传递信息，共享硬件、软件、数据信息等资源。简单来说，计算机网络就是由通信线路互相连接的许多自主工作的计算机构成的集合体。

一、使用浏览器浏览网页

（1）打开计算机中的浏览器，浏览器的种类很多，如图 6.10 所示。

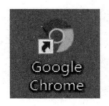

图 6.10　浏览器图标

（2）打开浏览器后，如果有具体的网站地址，可以在地址栏中输入这个地址，然后按 Enter 键就会打开该网站，如图 6.11 所示。

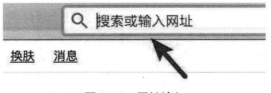

图 6.11　网址输入

（3）如果没有具体的网站地址，可以打开 hao123 网址导航，在其中按自己的喜好单击链接打开网站即可，如图 6.12 所示。

（4）输入想要搜索的内容，如搜索"计算机网络、安全及新一代信息技术应用"，然后单击链接打开需要搜索的内容即可，如图 6.13 所示。

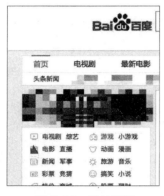

图 6.12　网址导航

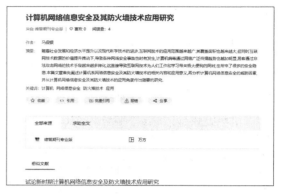

图 6.13　打开搜索的内容

如果需要搜索网站，可以在下边的引擎中输入相关网站，如图 6.14 所示。

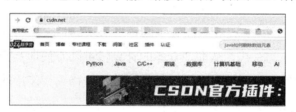

图 6.14　网站输入

（5）为了便于下次打开这个导航网站时不需要再次输入具体的网址，可以使用浏览器的收藏夹功能。可以单击菜单栏上的"书签"按钮，在打开的下拉菜单中选择"为此页添加书签"选项，有的浏览器称为收藏网页，都是同样的功能，如图 6.15 所示。

（6）下次打开浏览器后，就不需要再次输入这个网址，单击"书签"按钮，在弹出的下拉菜单中就会有这个网址，直接选择这个网址就能打开网站了，如图 6.16 所示。

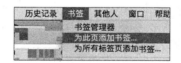

图 6.15　添加书签

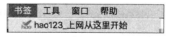

图 6.16　"书签"下拉菜单

（7）如果还想上网找一些东西，而又没有具体的网址，那么可以使用搜索网站，百度搜索就是这样的一个网站，在 hao123 上就有搜索入口。例如，要查找某首歌，就直接输入这首歌的名字，单击"百度一下"按钮，就可以搜索了。百度搜索是全球最大的中文搜索引擎、最大的中文网站，依靠百度强大的搜索平台，在满足用户浏览网页的基础上，它整合百度体系业务优势，带给用户更方便的浏览方式，更舒适的百度特色上网体验。通过百度的开放整合和精准识别，用户可以一键触及海量优质的服务和资源，以及音乐、阅读、视频、游戏等个性娱乐诉求，如图 6.17 和图 6.18 所示。

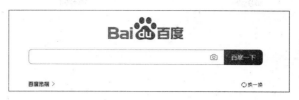

图 6.17　百度搜索

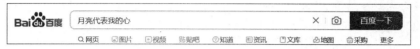

图 6.18　海量搜索

（8）搜索到结果后，就可以在这些结果中寻找自己需要的答案，如图 6.19 所示。

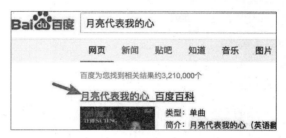

图 6.19　结果显示

二、使用搜索引擎搜集信息

（一）搜索引擎

互联网技术从 20 世纪 60 年代诞生以来，以其方便快捷、能够实现信息和资源共享、可交互操作等优点得以快速发展。特别是 20 世纪 90 年代以来互联网技术的爆炸式发展，以迅猛的速度广泛渗透到社会生活的各个领域，对社会发展产生了深刻的影响，改变了人们从图书、报刊、广播、电视、电影等传统媒体获取信息的方式。中国互联网信息中心（CNNIC）2022 年 8 月 31 日发布的第 50 次互联网普及信息显示，截至 2022 年 6 月，我国网民规模为 10.51 亿的互联网普及率达 74.4%。网站数量如此庞大，每个网站都有大量的数据，构成了互联网上的海量信息，当然也存在很多垃圾信息，我们要从互联网获取有效信息必须经过筛选、过滤，这样互联网搜索引擎就应运而生了。

图文
第 50 次《中国互联网络发展状况统计报告》发布

搜索引擎就是能自动从互联网搜集信息，经过整理后，提供给用户进行查询的系统。就像我们到一个陌生的城市，需要买张地图来指引一样，搜索引擎为我们绘制了一幅一目了然的信息地图。它利用被称为网络蜘蛛（spider）的自动搜索机器人程序连上每一个网页，再通过网页中的超链接连到其他网页，采用这种顺藤摸瓜的办法对互联网上的绝大部分网页进行遍历，将网页内容进行复制和保存，并按照一定的规则进行编排，收集到特定的数据库中，并实时进行更新。当用户向搜索引擎发出查询请求时，搜索引擎根据查询请求，从数据库中提取内容，以网页链接形式返回搜索结果，用户单击链接就可以浏览相应网页，非常方便、简捷。

搜索引擎对于搜索的关键字提供了多种语法，构造出特殊的关键字，Google Hacking 技术能够快速、全面地挖掘到有价值的信息，利用搜索引擎的收集目标主要有以下几种。

（1）敏感信息。

（2）具备已有的攻击结果。

（3）搜索已有的攻击结果。

（4）指定格式文件。

（5）其他与某个站点相关的信息。

例如，使用 Google Hacking 搜索 PDF 文件的语法为"google hacking file type：pdf"。

常用的 Google Hacking 语法如下。

（1）intext：把网页中的正文内容的某个字符作为搜索的条件（仅针对 Google 有效）。

（2）intitle：把网页标题中的某个字符作为搜索的条件。

（3）cache：搜索搜索引擎里关于某些内容的缓存，可能会在过期内容中发现有价值的信息。

（4）filetype：指定一个格式类型的文件作为搜索对象。

（5）inurl：搜索包含指定字符的 URL。

（6）site：在指定的站点搜索相关内容。

（二）使用搜索引擎的一般方法

1. 选用合适的搜索方式

人们日常信息需求大致可分为两种，一种是寻找参考资料，另一种是查询产品或服务。搜索引擎为人们提供了全文搜索和目录索引搜索两种搜索方式，全文搜索就是搜索引擎从网页中提取所有的文字信息，而目录索引方式搜索引擎只是将同类信息进行分类，以目录方式列出。对前一种需求来说，由于目标非常具体，全文搜索引擎自然成了人们的优先选择，匹配搜索条件的范围较大，能满足哪怕是最不着边际的信息需求，是全文搜索引擎的最大优势。相反，若要找的是某种产品或服务，只需要目录索引就可以了。因为在搜索引擎的目录索引中，对网站的业务范围进行精练概括，不会出现全文搜索引擎那些杂乱的信息，可以让人一目了然，有选择地打开相应网站进行浏览。

2. 确定关键词

众所周知，要在搜索引擎上搜索信息必须输入关键词。如何确定关键词呢？首先确定要找的到底是资料性文档还是产品或服务，然后分析信息的共性，以及区别于其他同类信息的特性，从中提炼出最具代表性的关键词。

确定关键词时需要掌握以下原则。

（1）表述准确。不能脑袋里想着一回事，在搜索框中输入的是另一回事，关键词中不能含有错别字。

（2）关键词与主题要关联，且关键词要简练。目前的搜索引擎还不能很好地处理自然语言，因此，在提交搜索请求时，把自己的想法提炼成简单的，与希望找到的信息内容主题关联的关键词，减少一些无关的限定词。例如，需要查找初中语文课本中范仲淹的《岳阳楼记》翻译成现代文的有关信息，从字面上就可以提炼出"初中""语文""范仲淹""岳阳楼记""现代文"等关键词，我们进一步分析，《岳阳楼记》是名人名篇，在很多的文学资料中都会出现，不是仅在初中语文课本中出现，因此"初中""语文"这两个关键词对我们的搜索限制较多，应去掉。我们在杂志和书籍中看到古文翻译成现代文，一般标注有"译文"两字，"现代文"是口头语，在资料中出现的次数不多。因此，将关键词"现代文"改为"译文"，而"范仲淹""岳阳楼记"这两个关键词是必需的。经过提炼后，形成"范仲淹""岳阳楼记""译文"，就能准确地搜索到我们需要的条目。

3. 打开搜索引擎网站，输入关键词，查看搜索结果

确定关键词后，就可以打开搜索引擎网站（如百度、Google 等），在搜索框中输入关键词，单击搜索按钮，就可以看到搜索结果以网页链接的方式显示出来了，单击相应的链接，就可以打开与关键词相关的网页。只要关键词选择得当，大多数时候不需要用到其他复杂的搜索技巧，就能迅速定位要搜索的内容。

（三）活用搜索引擎，成为一个搜索高手

在实际应用中，人们用普通方法进行搜索时，发现内容杂乱，没有达到预期的目标。为了使搜索结果更准确，就需要掌握一些高级的搜索方法。

1. 用好逻辑运算符

搜索引擎基本上都支持附加逻辑命令查询，常用的有"＋"和"－"，或与之相对应的逻辑命令 AND 和 NOT。"＋"（AND）用于在搜索中指定涵盖某项内容，而"－"（NOT）则用来从结果中排除某项内容，用好这些命令符号可以大幅提高搜索精度。

例如，使用关键词"电脑游戏 冒险"（在大部分的搜索引擎中，用半角空格来代替"＋"），这样在搜索结果中就会出现包含"电脑游戏"和"冒险"这两个关键词的条目。但如果使用"电脑游戏－冒险"这一关键词，那么搜索结果就是包含"电脑游戏"但不包含"冒险"的条目。

在中文搜索中，搜索引擎都支持中文词汇自动拆分，如输入关键词"电脑游戏冒险"，搜索引擎会把关键词拆分成"电脑游戏""冒险"两个关键词，效果等同于关键词"电脑游戏＋冒险"。

2. 掌握搜索引擎的一些特定语法

步骤1：用 intitle 把搜索范围限定在网页标题中，网页标题通常是对网页内容的归纳，把查询内容范围限定在网页标题中，有时能获得良好的效果，我们用"intitle："是把查询内容的关键部分连起来达到目的。例如，使用关键词"图片 intitle：大熊猫花花"，就可以搜索到网页标题中包含"大熊猫花花"，网页内容包含"图片"的网页。注意"intitle："和后面的关键词之间不能加空格。

步骤2：用 site 把搜索范围限定在特定网站中，如果知道某个站点中有自己需要找的内容，就可以把搜索范围限定在这个站点中，提高查询效率。使用方式是在查询内容的后面加上"site：站点域名"。例如，使用关键词"QQ site：skycn.com"进行搜索，就可以在 skycn.com 网站搜索到 QQ 软件，返回的结果要精确得多。注意，"site："后面跟的站点域名不要加"http：//"，"site："和站点域名之间不要加空格。

步骤3：用 inurl 把搜索范围限定在 URL 中，网页 URL 中常常含有某种有价值的信息。对搜索结果的 URL 做某种限定，必须包含关键词，可以获得良好的效果。语法为"inurl：关键词"。例如，在一般软件使用技巧网页的 URL 中通常含有"jiqiao"这一字串，如果要寻找关于 Excel 使用技巧的网页，就可以使用语法"excel inurl：jiqiao"，查询串中的"excel"可以出现在网页的任何位置，而"jiqiao"必须出现在 URL 中。

注意，"inurl："和后面所跟的关键词之间不能有空格。

步骤4：用 filetype 把搜索范围限定在规定的文件类型中，很多情况下信息量大的专业报告或者论文都是以特定的文件格式存在的。例如，我们需要了解中国互联网状况，就需要找一个全面的评估报告，而不是某记者的一篇文章，而这些重要文档在互联网上存在的方式往往不是网页格式，而是 Office 文档或 PDF 文档。寻找这类资源，除了构建合适的关键词之外，还必须限定文档格式。百度以"filetype："这个语法来对搜索对象做限制，冒号后是文档格式，如 PDF、DOC、XLS 等。例如，使用关键字"华为荣耀60 filetype：pdf"就可以搜索到华为荣耀60手机的说明书。

除上述命令外，还有其他一些特殊搜索命令，如"daterange："（限定搜索的时间范围）、"phonebook："（查询电话）等。

3. 用双引号和书名号进行精确匹配搜索

如果输入的中文关键词较长，搜索引擎在经过分析后，会将关键词拆分。例如，输入"上海科技大学"，搜索引擎会将"上海科技大学"拆分成"上海""科技""大学"等关键词后进行搜索，精确度比较低，只要将关键词加上双引号，搜索引擎就不会将关键词进行拆分了，返回的结果就比较精确了。

书名号是百度独有的一个特殊查询语法。在其他搜索引擎中，书名号会被忽略，而在百度中，中文书名号是可被查询的。加上书名号的查询词有两层特殊功能，一是书名号会出现在搜索结果中；二是被书名号括起来的内容不会被拆分。书名号在某些情况下特别有效，例如，输入关键词"手机"，搜索引擎给出的结果是通信工具——手机，而使用"《手机》"，返回结果就是名为《手机》的小说或电影。

4. 用相关搜索矫正关键词

有时由于选择的关键词不妥当，甚至不能确定关键词，使搜索效果不佳，返回的结果没有达到预期目标。这时就可以参考搜索结果页面下方列出的别人使用过的相关的关键词来获得一些启发，矫正搜索关键词。相关搜索一般排布在搜索结果页的下方，按搜索热门度排序。

5. 用拼音和错别字提示修正关键词

由于中文的词汇丰富，我们只知道某个词的发音，却不知道怎么写，或者嫌某个词输入麻烦，在搜索中只要输入关键词的汉语拼音，搜索引擎就可以将最符合要求的对应汉字提示出来，我们就可以选择其汉字进行搜索。例如，输入"zhuhai"，百度在搜索框的下方提示"您要找的是不是：珠海"，而 Google 则在搜索框中就出现有"珠海"的条目，选择相应的条目就可以修正关键词。

另外，由于汉字输入法的局限性，在搜索时经常会输入一些错别字，导致搜索结果不佳。例如，我们要搜索"糖醋排骨"，而在搜索框中输入的是"唐醋排骨"，百度会在搜索框的下方提示："您要找的是不是：糖醋排骨"。通过提示，修正关键词后再进行搜索，就可以搜索到需要的结果。

6. 使用多种搜索引擎进行交叉搜索

人们比较常用的搜索引擎有百度、Google 等，它们都收集了互联网绝大部分信息，由于数据库的容量和编排方式的差别，不可能每个搜索引擎都面面俱到，在某个搜索引擎中没有找到合适的结果，可以用其他搜索引擎试试，进行查漏补缺，取长补短，或许能得到满意的结果。

（四）用好搜索引擎的衍生功能

对普通用户而言，熟练掌握搜索的基本方法和几种技巧就已经可以了，同时搜索引擎也提供如词典、天气预报、列车时刻表等功能，用好这些衍生功能，会使工作更加得心应手。

1. 英汉互译词典

当在百度的搜索框里输入一个英语单词，或者输入一个汉字词语时，可以看到在搜索框上方多出来的词典提示。例如，搜索"apple"，单击结果页上的"词典"链接，就可以得到高质量的翻译结果。百度的线上词典不但能翻译普通的英语单词、词组、汉字词语，还能翻译常见的成语。也可以通过百度词典搜索界面（http：//dict.baidu.com/），直接使用英汉互译功能。

2. 计算器和度量衡转换

Windows 系统自带的计算器功能过于简陋，尤其是无法处理一个复杂计算式，很不方便。而百度和 Google 的网页搜索内嵌了计算器功能，能快速、高效地满足人们的计算需求。只需在搜索框内输入计算式，并按 Enter 键即可。例如，在搜索框中输入"log（（sin（5））^2）−3+pi"，然后按 Enter 键，就可以在搜索框的下方看到计算结果。如果要搜的是含有数学计算式的网页，而不是做数学计算，单击搜索结果上的表达式链接，就可以达到目的。

度量衡的转换也是搜索引擎为我们提供的一个特色功能，其格式为"换算数量 换算前单位＝？换算后单位"。例如，在搜索框中输入"−5 摄氏度＝？华氏度"，然后按 Enter 键，就可以在搜索框的下方看到结果。

3. 股票、列车时刻表和飞机航班查询

在百度搜索框中输入股票代码、列车车次或者飞机航班号，就能直接获得相关信息。例如，在百度或 Google 的搜索框中输入深发展的股票代码"000001"并按 Enter 键，在搜索框下方会显示深发展的股票实时行情；在百度的搜索框中输入"T2"并按 Enter 键，就可以在搜索框的下方看到 T2 次列车的信息，如起止站、起始站发车时间和终点站到达时间，可以单击旁边的"更多"链接了解更多信息。同时，也可以在百度常用搜索中进行上述查询。

（五）内容查询

1. 天气查询

在百度或 Google 的搜索框中输入要查询的城市名称加上"天气"这个词，就能获得该城市当天及未来两天的天气情况。例如，搜索"邵阳天气"，就可以在搜索结果中看到邵阳今天和未来两天的天气情况。

2. 百度知道

当工作、生活中遇到难解的问题时，就可以使用百度知道进行查询。输入的问题也许其他人已经查询过了，并且许多的网友给予了答复。例如，选择百度知道，在搜索框中输入"哪些食物不宜存放在冰箱中？"，再单击搜索答案，就可以看到已解决问题、待解决问题和投票中的问题，我们就可以参考网友给出的答复。如果同样的问题没有人问过，也可以进行提问，当然我们也可以答复别人提出的问题或补充别的答复，但需要在百度进行注册以后才能提问或进行答复。利用 intext 搜索 admin 的语法为"intitle admin"，如图 6.20 所示。

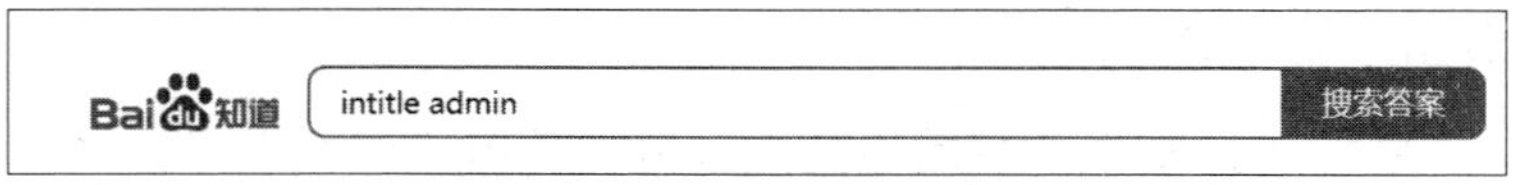

图 6.20　百度知道

（六）其他搜索

1. 搜索的常用网站

（1）百度：www.baidu.com。

（2）Google：www.google.cn。

（3）中搜：www.zhongsou.com。

（4）新浪门户网站：www.sina.com.cn。

（5）搜狐门户网站：www.sohu.com。

（6）网易门户网站：www.163.com。

2. 其他 Google Hacking 语法

（1）引号 ""：把关键字打上引号后把引号内部分作为整体来搜索。

（2）or：同时搜索两个或更多的关键字。

（3）link：搜索某个网站的链接。

（七）典型用法

（1）找管理后台地址：site：xxx.com intext：管理 | 后台 | 登录 | 用户名 | 密码 | 系统 | 账号：

site：xxx.com intext：login/admin/manage/admin_login/system。

site：xxx.com intext：管理 | 后台 | 登录。

（2）找上传类型漏洞地址：site：xxx.com inurl：file，site：xxx.com inurl：upload。

（3）找注入页面 site：xxx.com inurl：php?id=。

（4）找编辑器页面 site：xxx.com inurl：ewebeditor。

三、电子邮件的申请及利用

电子邮件是一种用电子手段交换信息的通信方式，是互联网应用最广的服务之一。通过网络的电子邮件系统，用户可以以非常低廉的价格（不管发送到哪里，都只需负担网费）、非常快速的方式（几秒钟之内可以发送到世界上任何指定的目的地），与世界上任何一个角落的网络用户联系。

电子邮件可以是文字、图像、声音等多种形式。同时，用户可以得到大量免费的新闻、专题邮件，并轻松实现信息搜索。电子邮件的存在极大地方便了人与人之间的沟通与交流，促进了社会的发展。

（一）注册电子邮箱

（1）打开浏览器，用搜索引擎搜索网易邮箱，进入登录界面，单击"立即注册"按钮，如图 6.21 所示。

（2）输入图示相关信息，如图 6.22 所示。

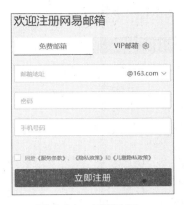

图 6.21　邮箱注册

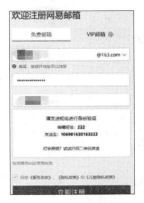

图 6.22　信息输入

（二）使用电子邮箱

电子邮箱的基本功能包括成文、传输、报告、显示、处理。日常生活中对电子邮件的利用以接收和发送邮件为主，此外电子邮件除了能发送文字以外还可以是文档、音频、视频等文件。

1. 发送邮件

首先需要登录，之后单击"写信"按钮，如图 6.23 所示。

在"收件人"一栏中输入对方的电子邮箱地址，此外"主题"和"正文"都不能为空，若想要添加文件，则单击"添加附件"链接，如图 6.24 所示。

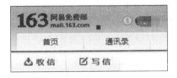

图 6.23　单击"写信"按钮

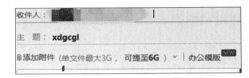

图 6.24　添加附件

编辑完成后单击"发送"按钮，如图 6.25 所示。

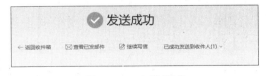

图 6.25　文件发送

电子邮件除了可以当作传统的邮件外，还能当作网盘来使用，可以将容量不大的文件作为附件，收件人一栏中填入自己的邮箱地址并把邮件发送给自己。这样文件就会保存在电子邮箱的收件箱中了。

2. 接收邮件

在收信页面即可查看收到的邮件，如图 6.26 所示。

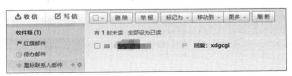

图 6.26　收到的邮件

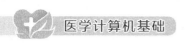

打开邮件就可以看见正文和随时可供下载和预览的附件，如图6.27所示。

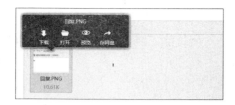

图6.27 下载文件

3. 其他邮件

常见的电子邮件协议有简单邮件传输协议（simple mail transfer protocol，SMTP）、邮局协议（post office protocol，POP）、Internet邮件访问协议（Internet message access protocol，IMAP）。这几种协议都是由TCP/IP协议族定义的。SMTP主要负责底层的邮件系统如何将邮件从一台机器传至另外一台机器。POP版本为POP3，POP3是把邮件从电子邮箱中传输到本地计算机的协议。IMAP版本为IMAP4，是POP3的一种替代协议，提供了邮件检索和邮件处理的新功能，这样用户完全不必下载邮件正文就可以看到邮件的标题摘要，从邮件客户端软件就可以对服务器上的邮件和文件夹目录等进行操作。IMAP协议增强了电子邮件的灵活性，同时也减少了垃圾邮件对本地系统的直接危害，同时相对节省了用户查看电子邮件的时间。除此之外，IMAP协议可以记忆用户在脱机状态下对邮件的操作（如移动邮件、删除邮件等），在下一次打开网络连接时会自动执行。在大多数流行的电子邮件客户端程序中都集成了对SSL连接的支持。除此之外，很多加密技术也应用到电子邮件的发送、接收和阅读过程中。它们可以提供128位到2 048位不等的加密强度。无论是单向加密还是对称密钥加密均得到了广泛支持。

四、文件上传与下载

文件上传和下载是非常常见的功能。文件上传主要是将文件通过I/O流传送到服务器的某一个特定的文件夹下，而文件下载则与文件上传相反，是将文件从服务器特定的文件夹下的文件通过I/O流下载到本地。对于文件上传，浏览器在上传的过程中是将文件以流的形式提交到服务器端的，由于直接使用Servlet获取上传文件的输入流，然后解析里面的请求参数比较麻烦，所以一般选择采用Apache的开源工具common-fileupload这个文件上传组件。

在很多系统或者软件中都经常使用文件的上传和下载。例如，QQ头像修改就使用了上传；邮箱中也有附件的上传和下载功能；办公自动化（office automation，OA）系统中的审批有附件材料的上传。

（一）文件上传概述

1. 实现文件上传功能

（1）在Web页面中添加上传输入项。

（2）在Servlet中读取上传文件的数据，并保存到服务器磁盘中。

2. 添加上传输入项

使用 <input type="file"> 标签在Web页面中添加文件上传输入项，设置文件上传输入项时需注意以下三点。

（1）必须设置 input 输入项的 name 属性，否则浏览器将不会发送上传文件的数据。

（2）必须把 form 的 enctype 属性值设置为 multipart/form-data。设置该值后，浏览器在上传文件时，将把文件数据附带在 HTTP 请求消息体中，并使用 MIME 协议对上传的文件进行描述，以方便接收方对上传数据进行解析和处理。

（3）表单的提交方式是 post。

3. 读取文件上传数据并保存

首先 Request 对象提供了一个 getInputStream 方法，通过这个方法可以读取到客户端提交过来的数据。但由于用户可能会同时上传多个文件，在 Servlet 端编程直接读取上传数据，并分别解析出相应的文件数据是一项非常麻烦的工作。

为方便用户处理文件上传数据，Apache 开源组织提供了一个用来处理表单文件上传的开源组件（commons-fileupload），该组件性能优异，并且其 API 使用极其简单，可以让开发人员轻松实现 Web 文件上传功能，因此在 Web 开发中实现文件上传功能，通常使用 commons-fileupload 组件来实现。

4. 使用 commons-fileupload 组件实现文件上传

导入该组件相应的支撑 jar 包：commons-fileupload 和 commons-io。commons-io 不属于文件上传组件的开发 jar 文件，但从 1.1 版本开始，commons-fileupload 组件工作时需要 commons-io 包的支持。

5. 实现文件上传的步骤

（1）创建 DiskFileItemFactory 对象，设置缓冲区大小和临时文件目录。

（2）使用 DiskFileItemFactory 对象创建 ServletFileUpload 对象，并设置上传文件的大小限制。

（3）调用 ServletFileUpload.parseRequest 方法解析 Request 对象，得到一个保存了所有上传内容的 List 对象。

（4）对 List 进行迭代，每迭代一个 FileItem 对象，调用其 isFormField 方法判断是否是上传文件：True 为普通表单字段，则调用 getFieldName、getString 方法得到字段名和字段值；False 为上传文件，则调用 getInputStream 方法得到数据输入流，从而读取上传数据。

（二）常见文件下载方式

（1）超链接直接指向下载资源：如果浏览器能够识别文件格式，将直接打开文件，显示在浏览器上，如果浏览器不能识别文件格式，将弹出下载窗口。

（2）对于浏览器识别格式的文件，通过另存为进行下载：客户端访问服务器静态资源文件时，静态资源文件是通过默认 Servlet 返回的，在 Tomcat 配置文件 conf/web.xml 中找到 org.apache.catalina.servlets.DefaultServlet 编写服务器程序，读取服务器端文件，完成下载必须设置两个头信息，若以附件形式打开，则不管文件浏览器是否识别格式。

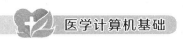

五、网络交流与即时通信

（一）网络协议

网络是用物理链路将各个孤立的工作站或主机相连在一起，组成数据链路，从而达到资源共享和通信的目的。通信是人与人之间通过某种媒体进行的信息交流与传递。网络通信是通过网络将各个孤立的设备进行连接，通过信息交换实现人与人、人与计算机、计算机与计算机之间的通信。

网络通信中最重要的就是网络通信协议。当今网络协议有很多，局域网中常用的有Microsoft 的 NetBEUI、Novell 的 IPX/SPX 和 TCP/IP 三个网络协议。应根据需要来选择合适的网络协议。

通俗地说，网络协议就是网络之间沟通、交流的桥梁，只有相同网络协议的计算机才能进行信息的沟通与交流。这就好比人与人之间交流所使用的各种语言一样，只有使用相同语言才能正常、顺利地进行交流。从专业角度定义，网络协议是计算机在网络中实现通信时必须遵守的约定，也就是通信协议，主要是对信息传输的速率、传输代码、代码结构、传输控制步骤、出错控制等做出规定并制定标准。

（二）协议选择

面对众多网络协议，我们可能无从选择。如果事先了解网络协议的主要用途，就可以有针对性地选择了。网络中不同的工作站、服务器之间能传输数据是由于协议的存在。随着网络的发展，不同的开发商开发了不同的通信方式。为了使通信成功可靠，网络中的所有主机都必须使用同一种语言，不能带有方言。因而必须开发严格的标准定义主机之间的每个包中每个字中的每一位。这些标准来自多个组织的努力，约定好通用的通信方式，即协议，这些都使通信更容易。已经开发了许多协议，但是只有少数被保留了下来。那些被淘汰的协议是因为多种原因，如设计不好、实现不好或缺乏支持。而那些保留下来的协议则经历了时间的考验成为有效的通信方法。以下是几种常用的网络协议。

1. NetBEUI

NetBEUI 是为 IBM 开发的非路由协议，用于携带 NetBIOS 通信。NetBEUI 缺乏路由和网络层寻址功能，这既是其最大的优点，也是其最大的缺点。因为它不需要附加的网络地址和网络层头尾，所以很快并很有效且适用于只有单个网络或整个环境都桥接起来的小工作组环境。因为不支持路由，所以 NetBEUI 永远不会成为企业网络的主要协议。NetBEUI 帧中的地址是数据链路层媒体访问控制（MAC）地址，该地址标识了网卡但没有标识网络。路由器靠网络地址将帧转发到最终目的地，而 NetBEUI 帧完全缺乏该信息。网桥负责按照数据链路层地址在网络之间转发通信，但是有很多缺点。因为所有的广播通信都必须转发到每个网络中，所以网桥的扩展性不好。NetBEUI 特别包括了广播通信的记数并依赖它解决命名冲突。一般而言，桥接 NetBEUI 网络很少超过 100 台主机，依赖于第二层交换器的网络变得更为普遍。完全的转换环境降低了网络的利用率，尽管广播仍然转发到网络中的每台主机。事实上，联合使用 100-BASE-T Ethernet，允许转换 NetBIOS 网络扩展到 350 台主机，才能避免广播通信成为严重的问题。

2. IPX/SPX

IPX 是 Novell 用于 NetWare 客户端 / 服务器的协议群组，避免了 NetBEUI 的弱点。但是，带来了新的不同弱点。IPX 具有完全的路由能力，可用于大型企业网。它包括 32 位网络地址，在单个环境中允许有许多路由网络。IPX 的可扩展性受到其高层广播通信和高开销的限制。服务广告协议（service advertising protocol，SAP）将路由网络中的主机数限制为几千。尽管 SAP 的局限性已经被智能路由器和服务器配置所克服，但是，大规模 IPX 网络的管理员工作起来仍是非常困难的。

3. TCP/IP

每种网络协议都有自己的优点，但是只有 TCP/IP 允许与 Internet 完全地连接。TCP/IP 是在 20 世纪 60 年代由麻省理工学院和一些商业组织为美国国防部开发的，即便遭到核攻击而破坏了大部分网络，TCP/IP 仍然能够维持有效的通信。ARPANET 就是基于此协议开发的，并发展成科学家和工程师交流媒体的 Internet。TCP/IP 同时具备了可扩展性和可靠性的优点，不幸的是牺牲了速度和效率（可是 TCP/IP 的开发受到了政府的资助）。Internet 公用化以后，人们开始发现全球网的强大功能。Internet 的普遍性是 TCP/IP 仍然使用的原因。常常在没有意识到的情况下，用户就在自己的 PC 上安装了 TCP/IP 栈，从而使该网络协议在全球广泛应用。TCP/IP 的 32 位寻址功能方案不足以支持即将加入 Internet 的主机和网络数，因而可能代替当前实现的标准是 IPv6。

4. RS-232-C

RS-232-C 是 OSI 参考模型物理层部分的规格，它决定了连接器形状等物理特性、以 0 和 1 表示的电气特性及表示信号意义的逻辑特性。RS-232-C 是 EIA 发表的，是 RS-232-B 的修改版，本来是为连接模拟通信线路中的调制解调器等 DCE 及电传打印机等 DTE 接口而标准化的。很多个人计算机也用 RS-232-C 作为输入输出接口，用 RS-232-C 作为接口的个人计算机也很普及。RS-232-C 的特点为采用直通方式，双向通信，基本频带，电流环方式，串行传输方式，RS-232-C 在 ITU 建议的 V.24 和 V.28 规定的 25 引脚连接器在功能上具有互换性。RS-232-C 所使用的连接器为 25 引脚插入式连接器，一般称为 25 引脚 D-SUB。DTE 端的电缆顶端接公插头，DCE 端接母插座。RS-232-C 所用电缆的形状并不固定，但大多使用带屏蔽的 24 芯电缆。电缆的最大长度为 15 m。使用 RS-232-C 在 200 Kb/s 以下的任何速率都能进行数据传输。

5. RS-449

RS-449 是 1977 年由 EIA 发表的标准，它规定了 DTE 和 DCE 之间的机械特性和电气特性。RS-449 是想取代 RS-232-C 而开发的标准，但是几乎所有的数据通信设备厂家仍然采用原来的标准，所以 RS-232-C 仍然是最受欢迎的接口而被广泛采用。RS-449 的连接器使用 ISO 规格的 37 引脚及 9 引脚，2 次通道（返回字通道）电路以外的所有相互连接的电路都使用 37 引脚的连接器，而 2 次通道电路则采用 9 引脚连接器。RS-449 的电特性对平衡电路来说由 RS-422-A 规定，大体与 V.11 具有相同规格，而 RS-423-A 大体与 V.10 具有相同规格。V.35 是通用终端接口的规定，其实 V.35 是对 60 ～ 108 kHz 群带宽线路进行 48 Kb/s 同步数据传输的调制解调器的规定，其中一部分内容记述了终端接口的规定。V.35 对机械特性即对连接器的形状并未规定。但由于 48 Kb/s ～ 64 Kb/s 的美国 Bell 规格调制解调器的普及，34 引脚的 ISO 2593 被广泛采用。模拟传输用的音频调制解调器的电气条件使用 V.28（不平衡电流环互连电路），而宽频带调制解调器则使用平衡电流环电路。X.21 是对公用数据网中的同步式终端（DTE）与线路终端（DCE）间接口的规定。主要对两个功能进行了规定：其一是与其他接口一样，对电气特性、连接器形状、相互连接电路的功能特性等的物理层进行了规定；其二是为控制网络交换功能的网控制步骤定义了网络层的功能。在专用线连接时只使用物理层功能，而在线路交换数据网中，则使用物理层和网络层的两个功能。X.21 接口用的连接器也只有 15 引脚电气特性，分别参照 V 系列接口电气条件的 V.10 和 V.11。

6. HDLC

高级数据链路控制（high-level data link control，HDLC）协议是一组用于在网络节点间传送数据的协议。在 HDLC 中，数据被组成一个个的单元（称为帧）通过网络发送，并由接收方确认收到。HDLC 协议也管理数据流和数据发送的间隔时间。HDLC 是在数据链路层中使用最广泛的协议之一。作为 ISO 的标准，HDLC 是基于 IBM 的 SDLC 协议的，SDLC 被广泛用于 IBM 的大型机环境之中。在 HDLC 中，属于 SDLC 的被称为通常响应模式（NRM）。在通常响应模式中，基站（通常是大型机）发送数据给本地或远程的二级站。不同类型的 HDLC 被用于使用 X.25 协议的网络和帧中继网络，这种协议可以在局域网或广域网中使用，无论此网是公共的还是私人的。

7. SDLC

SDLC（同步数据链路控制）是 IBM 公司制定的协议，并成为 SNA 的数据链路控制层协议。实际上也包含于 HDLC 中。FDDI（光纤分布式数据接口）的传输速度为 100 Mb/s，传输媒体为光纤，是令牌控制的 LAN。FDDI 的物理传输时钟速是 125 MHz，但实际速度只有 100 Mb/s。可实际连接的工作站数最多有 500 个，但推荐使用 100 个以下。FDDI 的连接形态基本上有两种：一种是用一次环路和二次环路的两个环构成的环形结构；另一种是以集线器为中心构成的树状结构。工作站间的距离用光纤为 2 km，用双绞线则为 100 m。但对单模光纤制定了节点间的距离可以延长到超过 2 km 的标准。FDDI 有三种接口：DAS（双配件站）、SAS（单配件站）和集线器（concentrater）。通常仅使用一次环路，二次环路作为预备用系统处于备用状态。

8. SNMP

TCP/IP 协议族中的网络管理协议已被普遍采用。使用 SNMP（简单网络管理协议）的管理模型，对 internet 进行管理的协议，是在 TCP/IP 的应用层进行工作的。其优点是，不依赖于网络物理层的属性即可规定协议，对全部网络和管理可以采用共同的协议，管理者和被管理者之间可采用客户/服务器的方式，可称为代理（工具）；如果管理者作为客户机工作，可称为管理器或管理站。代理的功能应该包括对操作系统和网络管理层的管理，取得有关对象的七层信息，并利用 SNMP 网络管理协议把该信息通知管理者。管理者本身应要求将有关对象的信息存储在代理中所含的 MIB

（管理信息库）的虚拟数据库中。对 SNMP 而言，要求能够取得或设置由管理到代理网管对象本身的对象等内容。代理应完成管理器要求回答的内容。同时，代理本身还应把因代理发生的事件通知管理器。

9. PPP

作为 RFC1171/1172 而制定的 PPP（point to point protocol），是在点对点线路上对包括 IP 在内的 LAN 协议进行中继的 Internet 标准协议。PPP 从一开始就对应于多协议，设计成具有不依存于网络层协议的数据链路。在用 PPP 对各个网络层协议进行中继时，每个网络层协议必须有某个对应于 PPP 的规格，这些规格有一些已经存在。PPP 的实际安装已经开始，特别是必须适应多协议的路由器厂家积极采用 PPP。PPP 是由两种协议构成的：一种是为了确保不依存于协议的数据链路而采用的 LCP（数据链路控制协议）；另一种是为了实现 PPP 环境中利用网络层协议控制功能的网络控制协议（NCP），NCP 从其目的出发需要在每个网络层协议做规定，NCP 的具体名称在对应的网络层协议中有所不同。更准确地说，PPP 所规定的协议只是 LCP，至于如何将 NCP 及网络层协议放入 PPP 帧中，要由开发各种网络层协议的厂家决定。PPP 帧具有传输 LCP、NCP 及网络层协议功能，对利用 LCP 的物理层规格没有特殊限制。可以利用 RS-232-C、RS-422/423、V.35 等通用的物理连接器，传输速度的应用领域也没有特别规定，可以利用物理层规格所容许的传输速度，但要采用全双向方式的通信线路。

10. HTTP1.1

超文本传输协议版本 1.1（hypertext transfer protocol version 1.1，HTTP1.1）是用来在 Internet 上传送超文本的传送协议。它是运行在 TCP/IP 协议族之上的 HTTP 应用协议，它可以使浏览器更加高效，使网络传输减少。任何服务器除了包括 HTML 文件以外，还有一个 HTTP 驻留程序，用于响应用户请求。用户的浏览器是 HTTP 客户，向服务器发送请求，当浏览器中输入了一个开始文件或单击了一个超级链接时，浏览器就向服务器发送了 HTTP 请求，此请求被送往由 IP 地址指定的 URL。驻留程序接收到请求，在进行必要的操作后回送所要求的文件。

11. HTTPS

超文本传输安全协议（secure hypertext transfer protocol，HTTPS）由 Netscape 开发并内置于其浏览器中，用于对数据进行压缩和解压操作，并返回网络上传送回的结果。HTTPS 实际上应用了 Netscape 的安全套接字层（SSL）作为 HTTP 应用层的子层（HTTPS 使用端口 443，而不是像 HTTP 那样使用端口 80 来和 TCP/IP 进行通信）。SSL 使用 40 位关键字作为 RC4 流加密算法，这对于商业信息的加密是合适的。HTTPS 和 SSL 支持使用 X.509 数字认证，如果需要，用户可以确认发送者是谁。

12. ICMP

互联网控制报文协议（Internet control message protocol，ICMP）是一个在主机和网关之间的消息控制和差错报告协议。ICMP 使用 IP 数据报，但消息由 TCP/IP 软件处理，对于应用程序使用者是不可见的。在被称为 Catenet 的系统中，IP 协议被用作主机到主机的数据报服务。网络连接设备称为网关。这些网关通过网关到网关协议（GGP）相互交换用于控制的信息。例如，为报告在数据报过程中的错误才使用了ICMP，它使用IP作为底层支持，好像它是一个高层协议，而实际上它是IP的一部分，必须由其他IP模块实现。ICMP消息在以下几种情况下发送：当数据报不能到达目的地时；当网关已经失去缓存功能时；当网关能够引导主机在更短路由上发送时。IP并非设计为绝对可靠，这个协议的目的是当网络出现问题时返回控制信息，而不是使IP协议变得绝对可靠，并不保证数据报或控制信息能够返回。一些数据报仍将在没有任何报告的情况下丢失。

第四节　医疗物联网

医疗物联网是指以智能的物联网和通信技术连接居民、患者、医护人员、药品以及各种医疗设备和设施，支持医疗数据的自动识别、定位、采集、跟踪、管理、共享，从而实现对人的智能化医疗和对物的智能化管理。医疗信息化最初在物联网解决的思路就是移动，需要移动计算，需要智能识别。2004年以后，医疗行业兴起了移动医疗的热潮。移动医疗的核心是管理观念的转变，从业务系统转向对象管理，这也是物联网的原动力。有学者在医疗物联网的应用研究中得出了非常重要的结论：所有的系统要基于对象。医疗行业中最重要的对象是患者，围绕患者的是医生、护士、药品、器械等。对所有与患者有关的系统，按照一定的标准和管理规范进行有序的管理，得到的基本的效果是所有对象都在控制下有序地进行运作，这样医院的基本医疗安全、质量就能得到保障，这是简约数字医疗战略的物联网。所以无论是应用物联网技术，还是应用对象管理技术，都要突出简约二字。简约有三个含义，首先是简单，其次是标准化，最后是可靠性。

一、医疗物联网现状

物联网技术在医疗领域中的应用几乎遍及各个环节，涉及医疗信息化、身份识别、医院急救、远程监护和家庭护理、药品与耗材领域、医疗设备和医疗垃圾的监控、血液管理、传染控制等多个方面。目前，国内大多数医院都采用医院信息系统（HIS），HIS的普及使用已使医院医疗实现了一定程度的信息化；但这种传统HIS也有很多不足的地方，如医疗信息需人工录入、信息点固定、组网方式固定、功能单一、各科室之间相对独立等，使其作用的发挥受到了制约。物联网技术以其终端可移动性、接入灵活方便等特点突破了这些局限性，使医院能够更有效地提高整体信息化水平和服务能力，在为医院信息化建设提供方便的同时，医疗领域物联网中的数据安全、隐私保护与网络安全等问题日益凸显。

二、医疗物联网的要素及体系结构

医疗物联网由对象、流程、互联三要素组成。对象是指医生、患者、器械等；流程是指基于标准的流程；互联是指联网的每一个物体均可寻址、通信、控制。

根据物联网对信息感知、传输、处理的过程可将其划分为感知层、传输层、应用层三层体系结构。

（1）感知层。利用 RFID、传感器、二维码及各种感知设备随时随地采集各种动态对象，全面感知世界。

（2）传输层。利用以太网、无线网、移动网将感知的信息进行实时可靠的传送。

（3）应用层。对物体进行智能化控制和管理，实现人与物的沟通。

三、医疗物联网的关键技术

国际电信联盟把 RFID 技术、传感器技术、纳米技术、智能嵌入技术视为物联网发展过程中的关键技术。其中，RFID 是物联网的构建基础和核心。

（1）RFID 技术。RFID 是一种非接触式自动识别技术，通过射频信号自动识别目标对象并获取相关数据。以简单 RFID 系统为基础，结合产品电子代码标准和已有的网络技术、数据库技术、中间件技术等，就构筑了一个由大量联网的阅读器和无数移动标签组成的物联网络。RFID 标签中存储着规范且具有互用性的信息，通过无线数据通信网络自动采集到中央信息系统，实现物品的识别，进而通过开放性的计算机网络实现信息交换和共享，实现对物品的"透明"管理。

（2）传感器技术。传感器是实现物联网中物与物、物与人和信息交互的必要组成部分，可感知热、力、光、电、声、位移等信号，为网络系统的处理、传输、分析和反馈提供最原始的信息。随着科学技术水平的不断发展，传感器正逐步微型化、智能化、网络化，进一步拓宽了物品信息的自动提取方式及范围，可全面提取物品的各类特征信息，从而形成智能传感器网络。

（3）纳米技术。纳米技术与传感器技术密不可分。人们可用纳米技术制造超微型的传感器，构建看不见的传感网络。纳米技术的优势意味着物联网中体积越来越小的物体能够进行交互连接。

（4）智能嵌入技术。智能嵌入技术通过在物体中植入智能系统，可使物体具备一定的智能性，能够主动或被动地实现与用户沟通，是物联网的关键技术之一。当前物联网的应用还处于起步阶段，RFID 标签仅使物体具备了有限的通信能力，要使物联网成为真正的"智慧"网络，还需要海量有源或无源的智能物件融入其中，创新开发各种应用。

四、医疗物联网的应用

（一）健康管理

1. 居民健康管理

居民健康管理包括健康指标（如血压、血糖、血氧、心电图等）监测、智能健康预警、居民健康档案、健康常识等。采用物联网技术，通过体检、评估、预防、咨询等方式，可以使处于亚健康状态的个体自未病到疾病的轨迹以数字化的形式呈现，并提出个性化健康干预方案，最大限度地实现健康促进和早期预防。医疗物联网能监测慢性病患者身体指标的变化。例如，使用手持心电监护仪，一分钟内即可自动完成心电数据采集。国外一家公司开发的坐便器在慢性病患者使用时可自动收集数据信息，传到医疗中心的个人健康档案中，进行实时健康管理。跟踪身体指标的设备越来越普及，这些指标可以显示糖尿病和心房颤动等的医疗状况。关键的医学参数，如血液化学、血压、大脑活动和疼痛水平都可以连续收集，有助于监测疾病发作或活动的早期迹象。一旦确定了疾病的倾向性或危险因素，就可以用正确的目标传感器密切跟踪因果指标。

必须指出的是，大多数面向消费者的设备还没有通过医疗监管机构的监管程序，因此还不能成为合格的医疗设备。跟踪身体参数的传感器在血压、血糖、出汗甚至泪液分析方面变得越来越先进。在类风湿关节炎等慢性病中，运动传感器可以帮助患者改善步态和体形。另一类医疗物联网装置应用是监测和响应患者的治疗依从性。具体而言，在慢性病护理中，通过物联网设备测量和监控可以避免不良结果和康复期的延长。

2. 远程医疗监护

远程医疗监护是利用物联网技术，构建以患者为中心，基于危急重症病患的远程会诊和持续监护服务体系。其利用远程设备和先进的 IT 技术，通过监测体温、心率等生命体征，为患者建立包括体重、胆固醇含量、脂肪含量、蛋白质含量等信息的记录，并将生理指标数据反馈到社区、护理或医疗单位，及时为患者提供医疗服务。医疗物联网的应用可跨越时间和空间的障碍，缓解发达地区看病难、住院难及不发达地区医疗资源稀缺等情况。

（二）医疗物资管理

（1）医疗设备管理。传统上医疗设备管理难度大，设备查找费时。为医疗设备贴上 RFID 标识，利用移动设备管理系统，在无线网络条件下直接进入系统实时完成设备标识、定位、管理、监控及清核，即可实现大型医疗设备的充分利用和高度共享，大幅度降低医疗成本。

（2）药品管理。正规药品生产后都配有唯一 RFID 标识码，购买者可判断药品真伪与相关生产信息，当药品出现质量问题，需下架召回或搜寻购买者时，厂家就可通过物联网后台跟踪迅速定位。另外，生物制剂中蛋白质的不稳定性易受环境温度变化影响发生变质，而物联网将温度变化记录在带温度传感器的 RFID 标签上，能实时采集药品所在环境的温度、湿度、时间等参数并上传至定位服务器，在定位服务器端设置参数值。当实际数值超标时，标签就会触发警告提示，管理人员可根据提示信息及时处理药品有效管理，避免不必要的浪费。

（3）医疗器材管理。使用唯一标签对医疗器械包的打包制作、消毒、存储、发放、使用以及回收过程进行标识和跟踪管理。利用这种方式，可及时提醒存储中是否有消毒过期问题，分发和使用过程中是否有误，回收后可逐个清点包内各种器械的数量，既增加了整个过程的监控和管理，也降低了发生医疗事故的可能性。

（4）医疗废弃物管理。在医疗垃圾车上安装定位标签，并对其运行的区域做特殊设置。当其违规越界时，定位系统就会实时报警（如标签蜂鸣、系统端弹出提示），记录违规历史轨迹，快速确认可能出现交叉感染的范围，并可发现在此过程中接触垃圾车的人员，以免医疗垃圾被他人交给不法商贩二次使用。

（三）医疗过程管理

（1）患者管理。RFID 腕带能实现无线移动护理及患者识别，对老年人，儿童，精神病患者、传染病患者、急诊患者的管理尤为重要。医生利用定位引擎，与门禁控制功能结合，可以确保经过许可的人员进入医院的关键区域。当患者出现紧急情况时，也可通过标签上的紧急按钮呼救，监控人员便可快速查找附近的医生或护士，展开救治。例如，对急诊患者，在伤员较多、无法与家属取得联系、患者病情危重等特殊情况下，借助 RFID 技术可靠、高效的信息存储和检索方法，能够确认患者的姓名、年龄、血型、紧急联系人电话、既病史、家属等身份信息，完成入院登记手续，为其争取宝贵的治疗时间。

（2）母婴管理。在产科出入口布置固定式读写器，当护士、产妇和婴儿通过时，先读取识别房卡或腕带，身份确认无误后房门才能打开，所有身份信息及出入时间记入数据库，防止婴儿被抱错。

（3）血液管理。将 RFID 技术应用到血液管理中，通过非接触式识别，能够有效避免条形码容量小的弊端，减少血液污染，实现多目标识别，提高数据采集效率。另外，献血后在血袋上贴上 RFID 标签，物联网就可以为过程监控提供从献血到供血的全程使用管理。

（4）医护管理。患者的家族史，既往史，各种检查、治疗记录，药物过敏史等能为医生制订治疗方案提供帮助；医生和护士可对患者的生命体征、治疗等信息进行实时监测；杜绝用错药、打错针的现象；自动提醒护士进行发药、巡查。同时，RFID 技术减少了手写数据和口头交接，既可大幅降低护理人员的文书作业时间，也可快速记录最精确的病历数据，有效提升整体医疗与护理质量。

五、医疗物联网展望

医疗物联网既能快速推动医疗模式转变，又能促进智能医疗体系的建立。通过物联网对医疗技术、服务模式及管理流程的改善和强化，促进医护人员能够全面提升医疗服务质量，维护患者的生命安全，加强医疗资源共享。因此，物联网在医疗卫生行业有着广阔的应用前景。

第五节　新一代信息技术应用

随着 5G、云计算、物联网、人工智能、大数据等新一代信息技术的蓬勃发展，智慧医疗、智慧零售、智慧交通等正从专家的预言变为现实，并越来越深刻地影响着人们的生产和生活。世界正进入以新一代信息产业为主导的新经济发展时期，信息产业核心技术已成为世界各国战略竞争的制高点。

图文
5G

一、新一代信息技术概述

（一）简介

新一代信息技术是国务院支持和扶持的新兴产业之一，也是七大战略性产业之一，它会让多个领域受益，如信息技术、新能源、新材料、生物、高端设备、环保等，因此，新一代信息技术是现在非常重要的一个领域，凡是和电子信息相关的行业都无法离开它。信息技术包括感测技术、通信技术、计算机技术和控制技术。感测技术是获取信息的技术，通信技术是传递信息的技术，计算机技术是处理信息的技术，而控制技术就是利用信息的技术。

（二）国家政策

《国务院关于加快培育和发展战略性新兴产业的决定》中列了七大国家战略性新兴产业体系，其中包括"新一代信息技术产业"。关于发展"新一代信息技术产业"的主要内容是，"加快建设宽带、泛在、融合、安全的信息网络基础设施，推动新一代移动通信、下一代互联网核心设备和智能终端的研发及产业化，加快推进三网融合，促进物联网、云计算的研发和示范应用。着力发展集成电路、新型显示、高端软件、高端服务器等核心基础产业。提升软件服务、网络增值服务等信息服务能力，加快重要基础设施智能化改造。大力发展数字虚拟等技术，促进文化创意产业发展。"

其中与通信业有关的是宽带网络、新一代移动通信、下一代互联网核心设备和智能终端、三网融合、物联网等。

（三）相关技术

1. 下一代通信网络

下一代通信网络（NGN）指一个建立在 IP 技术基础上的新型公共电信网络，它能够容纳各种形式的信息，在统一的管理平台下，实现音频、视频、数据信号的传输和管理，提供各种宽带应用和传统电信业务，是一个真正实现宽带窄带一体化、有线无线一体化、有源无源一体化、传输接入一体化的综合业务网络。

从国家层面的政策指引看，对于光通信方面，工信部指出电信企业要按照国家有关规定和技术规范开展光纤宽带网络建设，积极采取多种模式，以需求为导向，以光纤尽量靠近用户为原则，加快光纤宽带接入网络部署。

2. 物联网

物联网是市场关心的话题，物联网（图6.28）在人们的生产生活中取得了非常重要的战略地位。RFID 在物联网建设初期迎来爆发式增长。RFID 从技术上主要分为低频、高频、超高频和微波，而从应用上看，低频和超高频以上将会迎来巨量增长。低频主要应用在接触式或近距离识别上，而超高频以上主要用于远距离，是未来应用的主要部分。目前国内低频技术相对成熟，而超高频等仍处于研究发展阶段。

另外，物联网初期，典型应用拓展是产业的关键，从目前来看，比较成熟或者发展相对较快的应用包括智能交通、智能监控、手机支付和导航等。在智能交通领域，有效地结合了导航定位与视频监控。

3. 三网融合

三网融合主要指电信网、移动互联网以及广播电视网的融合（图6.29），此融合并非三网的物联融合，而是应用上的有机融合。从 2010 年初提出三网融合，到 7 月份首批试点城市的确定，三网融合进程几经曲折，但也从侧面反映了国家对于三网融合的重视程度。

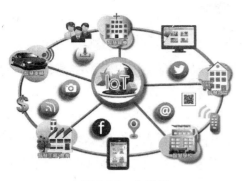

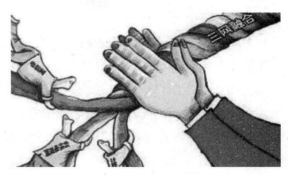

图 6.28　物联网　　　　　　　　　图 6.29　三网融合

4. 新型平板显示

曾经，在平板显示领域 TFT-LCD 以其绝对大的产业规模、市场份额和最大的应用领域范围占绝对主导地位。但随着人们对显示效果、便利性和经济性的要求越来越高，新型平板显示技术已经浮出水面，逐渐取代 TFT-LCD。我国相关企业的技术和世界一流水平的差距缩小，同时具有非常明显的成本优势，产品未来的替代空间巨大。

新型平板显示技术包含多个方面，不局限于显示技术本身，还包括与显示设备关系密切的其他技术。热点主要有 OLED、电子纸、LED 背光、高端触摸屏和平板显示上游材料等。OLED 的全称是有机发光半导体，该技术与 TFT-LCD 相比，具有显示效果好、轻薄省电、可柔性弯折等优势，被公认为是替代 TFT 的下一代显示技术。

电子纸也是新型显示技术的一大发展方向，是通过反射环境光线来进行显示的，由于其轻薄省电、可卷折以及更接近自然印刷品的观看体验，主要用于替代纸质媒体。

触摸屏和平板显示设备的关系密切，很多技术具有高度通用性，目前电容式触摸屏是发展的主流方向，具有高精度、耐用和多点触摸等优点。平板显示上游材料一直以来基本依靠进口，随着国内企业研发实力的增强，已有企业能够生产上游材料，产品品质达到国际水平。

5. 高性能集成电路

集成电路（IC）产业属于传统电子制造业，市场规模非常大。除了成熟行业的周期性特点，集成电路又具有高新技术产业的特性，即技术不断进步，新产品推出取代老产品等。中国作为集成电路技术的新兴国家，市场规模的复合增长率显著高于全球平均水平。

目前中国 IC 产品还较为低端，高端集成电路产业仍然处于成长期，随着对专用高集成度 IC 的需求越来越大、大功率型 IC 在节能减排中的应用越来越广泛，高性能集成电路产业具有很好的发展前景。

6. 云计算

云计算是指将计算任务分布在由大规模的数据中心或大量的计算机集群构成的资源池上，使各种应用系统能够根据需要获取计算能力、存储空间和各种软件服务，并通过互联网将计算资源免费或按需租用方式提供给使用者。由于云计算的"云"中的资源在使用者看来是可以被无限扩展的，并且可以随时获取，按需使用，随时扩展，按使用付费，这种特性经常被称为像水电一样使用 IT 基础设施。

（四）发展方向

1. 从我国国情和科技、产业基础出发

现阶段选择节能环保、新一代信息技术、生物、新能源汽车高端装备制造、新能源、新材料和新能源汽车七个产业，在重点领域集中力量，加快推进。

2. 强化科技创新，提升产业核心竞争力

加强产业关键核心技术和前沿技术研究，强化企业技术创新能力建设，加强高技能人才队伍建设和知识产权的创造、运用、保护、管理，建设产业创新支撑体系，推进重大科技成果产业化和产业集聚发展。

3. 积极培育市场，营造良好市场环境

组织实施重大应用示范工程，支持市场拓展和商业模式创新，建立行业标准和重要产品技术标准体系，完善市场准入制度。

4. 深化国际合作

多层次、多渠道、多方式推进国际科技合作与交流。引导外资投向战略性新兴产业，支持有条件的企业开展境外投资，提高国际投融资合作的质量和水平。积极支持战略性新兴产业领域的重点产品、技术和服务，开拓国际市场。

5. 加大财税金融等政策扶持力度

引导和鼓励社会资金投入，设立战略性新兴产业发展专项资金，建立稳定的财政投入增长机制，制定完善促进战略性新兴产业发展的税收支持政策，鼓励金融机构加大信贷支持，发挥多层次资本市场的融资功能，大力发展创业投资和股权投资基金。

（五）发展新趋势

新一代信息技术发展乃是大势所趋。新一代信息技术，不仅指信息领域的一些分支技术，如集成电路、计算机、无线通信等的纵向升级，更主要的是指信息技术的整体平台和产业的代际变迁。概括地说，新一代信息技术，"新"在网络互联的移动化和泛在化、信息处理的集中化和大数据化、信息服务的智能化和个性化。新一代信息技术发展的热点不是信息领域各个分支技术的纵向升级，而是信息技术横向渗透融合到制造、金融等其他行业，信息技术研究的主要方向将从产品技术转向服务技术。以信息化和工业化深度融合为主要目标的"互联网＋"是新一代信息技术的集中体现。

二、云计算及其在医疗中的应用

目前，医院的信息化建设已经成为医院医疗活动中不可缺少的重要内容，在当今社会中，人们已经很难想象在医院没有计算机和网络的情况下该如何处理医院的相关业务。根据云计算的几大特点，可以建立医疗云，它必将对医疗信息化建设起到极大的推动作用。

（一）云计算概述

云计算（图6.30）是由分布计算、并行处理和网格计算发展来的，是一种新兴的商业计算模型。目前，对于云计算的认识在不断地发展变化，云计算仍没有普遍一致的定义。通俗的理解是，

云计算的"云"就是存在于互联网上的服务器集群上的资源，它包括硬件资源和软件资源，本地计算机只需要通过互联网发送一个需求信息，远端就会有成千上万的计算机为用户提供需求的资源并将结果返回到本地计算机，这样，本地计算机几乎不需要做什么，所有的处理都由云计算提供商提供的计算机群来完成。

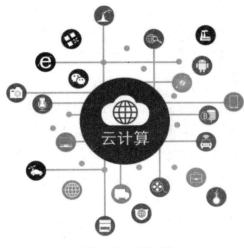

图 6.30　云计算

（二）云计算的特征

云计算是一种新兴模式，还处于不断完善和进化的过程，各方对其还没有一个比较统一的定义，但它最少应该具备以下几个特征。

1. 一切皆资源

一切皆资源是指所有的信息系统所需的服务器处理能力、数据存储、网络带宽等硬件，软件平台、Web 服务、应用程序等软件，都是一种可以通过网络以服务的形式提供给用户的资源。在以前，医疗机构需要建设自己的机房中心，购买服务器等硬件，培养日常维护的技术人员，将很多精力花费在非主营业务上。而有了云计算，就可以由专业的公司提供各种软硬件服务，医疗机构无须投入过多的资金和人力来处理这些非主营业务。

2. 动态扩展

云计算的好处还在于它是可以动态扩展、伸缩的。由于医疗机构的行业特征，一般工作日的业务量明显大于节假日，上午的门诊量大于下午的门诊量，晚上除住院和少量急诊外业务很少；相应的信息系统的负荷也随着业务量的变化不断变化，这就造成大量的信息系统资源浪费。另一方面，由于医疗机构信息化水平及计算机专业技术有限，在建设信息系统之初对各种资源的准确评估较难，对建多大的机房，要达到什么等级，需要多少台服务器，服务器的主要配置和性能要求如何，未来数据存储的增长趋势，每天的峰值需要的计算能力等技术问题很难深入研究，所以一次性投入多少资金购买什么样的设备成为信息主管领导的头痛之事。而云计算由于其资源是以服务的形式从网络获取，用户需要多少获取多少，获取多少就购买多少，以适当的投入满足合适的需求，随着业务的不断变化还可以动态调整。

3.分布式共享方式

云计算提供的资源，其物理上是以分布的方式提供的。例如，在医院这种特殊的场合，对噪声污染、电磁辐射等要求非常严格，传统的数据中心基本建于院内，不利于医院的主体业务开展。而云计算为某一个医疗机构信息系统提供服务的这些计算机可以是在本城市的远郊，或者水电发达的长江三峡区域，甚至遥远的国外，可以避免相应的噪声污染和电磁辐射，用户并不需要关注是哪一个数据中心的哪一台服务器在为他服务。另一方面，在医疗机构集中的大城市，电力资源、地理空间资源成本相对较高，通过云计算可以进一步节约成本。

（三）云计算在医疗行业的应用

从上述云计算特征中可以看出，云计算非常切合医疗行业的未来发展需要，那么具体有哪一些应用呢？以下将从目前国内医疗行业的发展趋势进行介绍。

1.提供统一的医疗卫生信息基础设施

在传统的医疗信息系统中，服务器、网络和存储等都是由不同的医疗机构单独维护和使用的，医疗信息系统提供的服务也是千差万别，这些分散的系统无法为患者提供有效的就医指导和信息共享，无法为行政人员提供方便的统计信息。云计算可以将不同的医疗机构的信息系统整合，形成统一标准的医疗卫生信息基础设施，在这个基础设施之上提供整合的业务服务，将大大提升医疗行业的整体服务水平。

2.提供健康记录服务

通过云计算，建立新型医疗平台及服务模式，可以集中管理所有患者的健康档案，汇聚医疗行业各方面的专家看诊记录。一方面，云计算从海量数据中挖掘分析，提取每一个病程的最佳就诊流程，可以形成规范进而服务更多患者；另一方面，云计算也为每一个患者集中管理其终生的健康记录，患者可以随时随地通过网络查阅，在特殊情况时可以为医生提供该患者的准确信息。

3.合理使用医疗资源

由于经济发展的不平衡，大城市的医疗资源相对集中，而小城市及偏远农村的医疗资源匮乏，患者的一些就诊需求得不到满足。通过云计算可以将医疗行业形成一个大的服务网，使专家可以通过信息共享及在线协助等方式实现远程医疗，使医疗服务资源也和硬件软件资源一样，通过网络快速提供给需要的用户。

4.医疗教育系统

云计算技术可以运用在医疗教育系统中。在以云计算技术为基础的医疗健康信息平台上，以现实统计数据为依据，结合对各地疑难急重症患者进行远程、异地、实时、动态直播会诊以及进行大型国际会议全程转播，组织国内外专题讲座、学术交流和手术观摩等，可极大地促进我国医疗事业的发展。

（四）结论

通过以上介绍，可以清楚地发现云计算作为一种新的模式非常适合医疗行业发展的要求，它可以为医疗行业带来诸多便利和提升，具有广扩的发展空间，未来还将为医疗行业提供更多的技术支撑。

三、区块链基础

（一）区块链的概念

区块链（blockchain）是分布式数据存储、点对点传输、共识机制、加密算法等计算机技术在互联网时代的创新应用模式。区块链是比特币的一个重要概念，它本质上是一个去中心化的数据库，同时作为比特币的底层技术，是一串与使用密码学方法相关联而产生的数据块，每一个数据块中包含了一批次比特币网络交易的信息，用于验证其信息的有效性（防伪）和生成下一个区块。

（二）区块链的来源

区块链是一种点对点的电子现金系统，是为了启用比特币而创建的。它基于密码学原理而不基于信用，任何达成一致的双方能够直接进行支付，使得比特币的交易不需要通过银行等第三方中介的参与。

（三）区块链的技术原理

（1）区块链是一种按照时间顺序将数据区块以顺序相连的方式组合成的一种链式数据结构，并以密码学方式保证的不可篡改和不可伪造的分布式账本。

（2）区块链是交易的历史记录，非常像数据库。链中的块相当于一本书中的一个页面，书中的每个页面都包含文字、故事，每个页面都有自己的信息，如书名、章节标题、页码等，如图6.31所示。

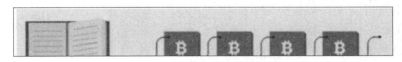

图6.31　区块链与书本的类比

（3）在区块链中，每个区块都包含关于该块的数据的标题（如技术信息），对前一个块的引用，以及包含在该块中的数据的数字指纹（又名散列）等。这个散列对于排序和块验证非常重要。

（四）区块链的特点

为了实现上述交易，区块链需要满足去中心化、可回溯性等特点。

（1）去中心化。用户之间用点对点（P2P）的方式交易（图6.32），地址由参与者本人管理，余额由全局共享的分布式账本进行管理，安全依赖于所有参加者，由大家共同判断某个成员是否值得信任。

（2）透明性。数据库中的记录是永久的、按时间顺序排序的，并且对于网络上的所有其他节点都是可以访问的。每个用户都可以看到交易的情况。

（3）记录的不可逆性。由于记录彼此关联，一旦在数据库中输入事务并更新了账户，则不能更改记录。

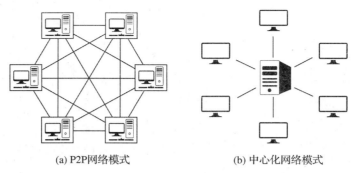

(a) P2P网络模式　　　　　　　(b) 中心化网络模式

图 6.32　网络模式

（五）区块链的缺点

（1）不可撤销。在区块链中，如果误操作或者丢失密码，损失将无法挽回。

（2）私密性。由于区块链是分布式的，交易账本必须公开透明，没有隐私可言。

（3）存储空间。由于区块链需要掌握所有历史记录，交易数量大时，性能易受影响。

（4）延迟性。分布式的特点需要大家认证，因此存在交易延迟。

（六）区块链的应用

区块链有很多应用，主要包括以下几点

（1）金融领域。区块链在国际汇兑、信用证、股权登记和证券交易所等金融领域有着潜在的巨大应用价值。将区块链技术应用在金融行业，能够省去第三方中介环节，实现点对点的直接对接，从而在大大降低成本的同时快速完成交易支付。

例如，Visa 推出基于区块链技术的 Visa B2B Connect，它能为机构提供一种费用更低、更快速和更安全的跨境支付方式来处理全球范围的企业对企业的交易。要知道传统的跨境支付需要等 3 ～ 5 天，并为此支付 1% ～ 3% 的交易费用。Visa 还联合 Coinbase 推出了首张比特币借记卡，花旗银行则在区块链上测试运行加密货币"花旗币"。

（2）物联网和物流领域。区块链在物联网和物流领域也可以天然结合。通过区块链可以降低物流成本，追溯物品的生产和运送过程，并提高供应链管理的效率。该领域被认为是区块链一个很有前景的应用方向。

区块链通过节点连接的散状网络分层结构，能够在整个网络中实现信息的全面传递，并能够检验信息的准确程度。这种特性在一定程度上提高了物联网交易的便利性和智能化。区块链 + 大数据的解决方案就利用了大数据的自动筛选过滤模式，在区块链中建立信用资源，可双重提高交易的安全性，并提高物联网交易便利程度，为智能物流模式应用节约时间成本。区块链节点具有十分自由的进出能力，可独立地参与或离开区块链体系，对整个区块链体系没有任何干扰。区块链 + 大数据解决方案就利用了大数据的整合能力，促使物联网基础用户的拓展更具方向性，便于在智能物流的分散用户之间实现用户拓展。

（3）公共服务领域。区块链在公共管理、能源、交通等领域都与民众的生产生活息息相关，但是这些领域的中心化特质也带来了一些问题，可以用区块链来改造。区块链提供的去中心化的完全分布式 DNS 服务通过网络中各个节点之间的点对点数据传输服务就能实现域名的查询和解析，可用于确保某个重要的基础设施的操作系统和固件不被篡改，可以监控软件的状态和完整性，发现不良的篡改，并确保使用了物联网技术的系统所传输的数据没有经过篡改。

（4）服务版权领域。通过区块链技术，可以对作品进行鉴权，证明文字、视频、音频等作品的存在，保证权属的真实性和唯一性。作品在区块链上被确权后，后续交易都会进行实时记录，实现数字版权全生命周期管理，也可作为司法取证中的技术性保障。例如，美国纽约一家创业公司Mine Labs 开发了一个基于区块链的元数据协议，这个名为 Media Chain 的系统利用 IPFS 文件系统，实现了数字作品版权保护，主要面向数字图片的版权保护应用。

（5）保险领域。在保险理赔方面，保险机构负责资金归集、投资、理赔，管理和运营成本往往较高。通过智能合约的应用，既无须投保人申请，也无须保险公司批准，只要触发理赔条件，就能实现保单自动理赔。一个典型的应用案例是 LenderBot，它是 2016 年由区块链企业 Stratumn、德勤与支付服务商 Lemonway 合作推出的，它允许人们通过 Facebook Messenger 的聊天功能来注册定制化的微保险产品，为个人之间交换的高价值物品进行投保，而区块贷款合同中代替了第三方角色。

（6）公益领域。区块链上存储的数据高可靠且不可篡改，天然适用在社会公益场景。公益流程中的相关信息，如捐赠项目、募集明细、资金流向、受助人反馈等，均可以存放于区块链上，并且有条件地进行透明公开公示，方便社会监督。

（七）面临的挑战

从实践进展来看，区块链技术在商业银行领域的应用大部分仍在构想和测试之中，距离在生活、生产中的运用还有很长的路，而要获得监管部门和市场的认可也面临不少困难，主要有以下几点。

（1）受到现行观念、制度、法律制约。区块链去中心化、自我管理、集体维护的特性颠覆了传统的生产生活方式，淡化了国家、监管概念，冲击了现行法律制度。对于这些突破，整个世界完全缺少相应准备和理论探讨。即使是区块链应用最成熟的比特币，不同国家持有态度也不相同，不可避免地阻碍了区块链技术的应用与发展。解决这类问题，区块链技术显然还有很长的路要走。

（2）在技术层面，区块链尚需突破性进展。区块链应用尚在实验室初创开发阶段，没有直观可用的成熟产品。比之互联网技术，人们可以用浏览器、App 等具体应用程序实现信息的浏览、传递、交换和应用，但区块链明显缺乏这类突破性的应用程序，面临高技术门槛障碍。再比如，区块容量问题，由于区块链需要承载复制之前产生的全部信息，下一个区块信息量要大于之前的区块信息量，这样传递下去，区块写入信息会无限增大，带来的信息存储、验证、容量问题有待解决。

（3）竞争性技术挑战。虽然有很多人看好区块链技术，但也要看到推动人类发展的技术有很多种，哪种技术更方便、高效，人们就会应用哪种技术。例如，如果在通信领域应用区块链技术，通过发信息的方式是每次发给全网的所有人，但是只有那个有私钥的人才能解密打开信件，这样信息传递的安全性会大大增加。同样，量子技术也可以做到，量子通信（利用量子纠缠效应进行信息传递）同样具有高效安全的特点，近年来更是取得了不小的进展，这对于区块链技术来说，就具有很强的竞争优势。

四、智能医疗影像诊断

（一）智能医疗影像诊断简述

智能医疗影像诊断是指运用人工智能技术识别及分析医疗影像（图 6.33），帮助医生定位病症、分析病情，辅助做出诊断。目前，超过九成医疗数据来自医疗影像。这些数据大多需要进行人工分析，如果能够运用算法自动分析影像，再将影像与其他病历记录进行对比，就能极大降低医疗误诊率，帮助医护人员做出准确诊断。

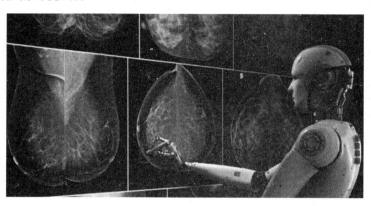

图 6.33　识别医疗影像

医学影像检查手段主要有 X 线、计算机断层扫描（CT）和磁共振成像（MRI）等。医生需要人工操作对影像进行分析，为疾病诊断给出依据。随着图像处理的发展应用，计算机辅助诊断出现并得到应用。当前，由于人工智能技术的发展，特别是深度学习的应用（图 6.34），人们正试图将其应用于医学影像分析，以实现智能诊断，从而提高诊断的速度和准确性，使患者迅速获得正确的治疗。此外，还能弥补医生数量的不足。

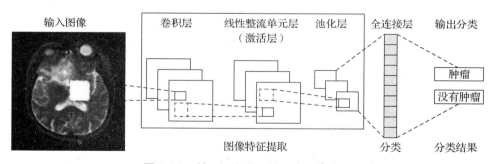

图 6.34　基于深度学习的医疗影像诊断

（二）智能医疗影像诊断案例

智能影像诊断是"人工智能＋医疗"较快落地的应用领域。目前已经形成成型产品，在各应用场景实现小范围推广。具备高附加值的"AI＋医疗"应用包括两个：基于医学影像的智能识别和基于电子病历的辅助诊断。后者的典型案例是 IBM Watson。目前已经落地 Watson for Oncology 的肿瘤辅助诊断治疗的 AI 产品已在世界上各医院小范围内推广。而基于医学影像的智能识别，全球该领域的创业公司达 1 000 多家，是适合 AI 技术发挥其所长的医学应用领域。

自 2012 年深度学习技术被引入图像识别数据集之后，其识别率近年来屡创新高，2015 年，百度在 ImageNet 的比赛中识别错误率仅为 4.58%，高于人工水平。在各类医学图像识别比赛或活动中，学校和商业研究团队分别在不同病种上取得了不错的成果，如表 6.2 所示。

表 6.2 "人工智能＋医疗影像"科研与商业团队针对不同病种开发的 AI 产品识别准确率

团 队	时 间	内 容	AI准确率	人工准确率
斯坦福研究团队	2017 年 1 月 25 日	皮肤癌诊断	至少 90%	至少 90%
谷歌	2016 年 12 月	糖尿病视网膜病变诊断	与眼科医生一致	
上海交通大学、浙江大学联合科研团队	2017 年 8 月	核磁共振影像的直肠癌识别准确率和速度	23 s 完成 300 张影像的病灶勾画，准确率达 95.22%	5 min 完成 149 张影像图勾画，准确率为 93%
香港中文大学工程学院研究团队	2017 年 9 月 6 日	肺癌、乳腺癌影像识别、诊断	肺癌识别准确率达 91%，乳腺癌识别准确率达 99%	
科大讯飞	2017 年 8 月 17 日	肺结节智能诊断	召回率达到 94.1%	
卫宁健康	2017 年 8 月 24 日	骨龄检测	掌指骨、腕骨、尺骨和桡骨定位准确率达 98%，骨龄平均绝对误差仅 0.4 岁	
北京大学第一医院	2017 年 5 月	前列腺癌诊断	超过 90%	

这里以糖尿病视网膜病变为例。很多糖尿病患者因视网膜病变而失明，全世界大约有 4.15 亿的糖尿病患者正面临这一威胁。如果能有效捕捉到视网膜病变的征兆，那么患者是可以通过早期治疗而避免失明的。但倘若未能做出及时诊断，错过治疗的最佳时机，糖尿病引起的失明将是无法医治的。

但可惜的是，能够诊断出这一病变的专业医生的数量非常有限，并不是每位糖尿病患者都能得到专家的及时治疗。为此，谷歌公司认为通过机器学习方法能够帮助医生为患者做出更准确的诊断，尤其是那些没有条件接受专业医治的糖尿病患者群体。

为此，谷歌研究人员提出了一种基于深度学习的算法，该算法能够在视网膜造影中对糖尿病视网膜病变的迹象做出解释，帮助医生克服资源短缺的困难，为更多的患者做出更专业的诊断。

通常，糖尿病患者的眼部检查过程是由医院专家分析患者的眼底造影图像，并对患病与否以及严重程度做出评估。其中，患病严重程度的评估是通过检查眼底病变（图 6.38）的形式进行的。例如，微动脉瘤、眼底出血、硬性渗出等，主要参考出血、液体渗出等病况。要对影像中的信息做出解释，就需要临床医生有深厚的专业功底和丰富的临床经验。如果要为世界各地每位有失明危险的糖尿病患者做出诊断，这样的医生数量是远远不够的。

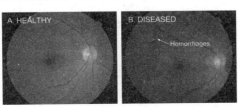

图 6.38　健康视网膜和病变视网膜（均采自糖尿病患者）

通过与美国及印度医生的密切接触，谷歌研究人员建立了一个由 12.8 万幅图片组成的数据集，每张图片记录了 3 ~ 7 名眼科医师的评估结果。与该团队合作的眼科医师一共有 54 名。这一数据集被用来训练深度神经网络，从而检测可参考的糖尿病视网膜病变图片。

为检验算法的性能，该团队使用两个独立的临床验证数据集，共包括 1.2 万幅图片进行测试。每幅测试图片都进行标记审核。评审专家组由 7 ~ 8 名通过职业资格考核的美国眼科专家组成，通过多数投票通过的方式进行判决。同时，保证结果与训练集所参考的 54 名眼科医师团开出的诊断结果一致。算法生成的检测结果与眼科专家诊断结果如图 6.39 所示，共对比了 9 963 幅临床有效集合内的图片。黑色曲线表示算法性能，圆点表示 8 位眼科专家对糖尿病视网膜病变（轻度或重度糖尿病视网膜病变，或由糖尿病引起的视网膜黄斑水肿）的临床诊断结果。实验数据为 9 963 幅有效图集。图 6.39 中的黑色菱形为外科手术操作点，其对应算法在高敏感性和高特异性下的操作点。

结果表明，谷歌算法诊断的性能可以与眼科专家的诊断结果相媲美。例如，上图描述的有效集合，算法获得 0.95 的 F 分数（结合敏感性和特异性指标，取 max=1），相比于 8 位眼科专家的中位数 0.91 分，该算法略胜一筹。

在某些情况下，医生使用的 3D 图像技术，即光学相干断层扫描（OCT）能够更为详细地对不同切片上的眼部细节进行检查。谷歌 DeepMind 的研究人员已经开始将机器学习应用于这些 3D 图像模式。在不久的将来，这两种互补理论可能会共同协助医生分析眼部疾病的宽频谱。

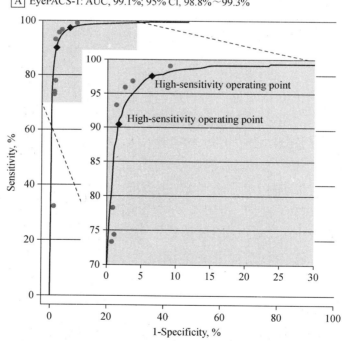

图 6.39　算法生成的检测结果与眼科专家的诊断结果

针对糖尿病视网膜病变的自适应高精度理论还有着很大潜力，其不仅能够帮助医生评估更多的患者，还能为需要专家诊断的人群提供快速诊断通道。

未来，谷歌将联手医生和科学家将该方法的整个过程推广至全球。为保证利益最大化，谷歌将完善该研究理论并应用于临床工作流系统。目前,谷歌正与美国食品药品监督管理局(FDA)及其他监管部门合作,进一步为临床研究进行评估。由于近期深度学习进展迅猛,谷歌也期待能够研究出更加令人振奋的成果。这也进一步证明了机器学习在医疗图像处理方面的表现非常出色。

(三)智能医疗影像诊断系统的作用

(1)智能医疗影像诊断系统主要利用医疗影像检测、识别、筛查和分析技术,为医疗器械厂商和基层医疗提供影像识别服务。对新录入数据库的病例,它可以进行算法匹配,寻找出与影像数据相似的案例;专注医疗影像分析应用,进行医疗影像定量分析(图6.35),用数据模型和人工智能技术提高诊断的准确性。

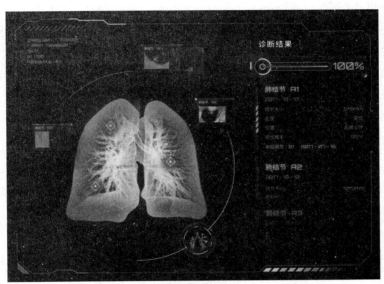

图6.35 智能医疗影像诊断分析

(2)智能医疗影像诊断系统适用于搭建医疗大数据平台,包含医疗影像数据的分析处理。它会对接治疗过程中各个环节产生的数据,包括医疗影像的处理、分割和配准等,以此优化治疗。

(四)智能医疗影像诊断系统的现状

据统计,美国医疗影像数据的年增长率为63%,而放射科医生数量的年增长率仅为2%,这种情况在中国更甚。根据相关数据显示,国内医疗影像数据和放射科医师的增长数据分别为30%和4%。对此,如果能借助人工智能解读影像以辅助诊断,就可以有效弥补其中的缺口。

影像需求与医生数量的错位会导致医生负荷过重,影响诊断效果,这时就有了人工智能发挥的空间。美国哈佛医学院参与进行的人工智能诊断临床试验显示,人工智能辅助医生进行乳腺癌诊断可以降低误诊率。基于不断增长的需求与技术的进步,人们基本可以解释医疗影像领域人工智能类公司崛起的原因。

(五)智能医疗影像诊断系统的发展趋势

人工智能应用普及的三大推力是以深度学习为代表的新技术、计算力和海量数据,前两者各行业通用,所以对医疗领域的人工智能公司来说,其面临的主要问题可能是数据。例如,现在的医疗影像绝大部分不会对病灶进行标注,而这种系统性的数据整理过程又十分专业,需要专业医生的配合。

由于医疗数据尚未实现互连互通，国内医疗影像数据应用还处于起步阶段。这一点在国外也一样，美国医疗行业数据共享困难，数据格式也难以统一。但随着信息化的加强，未来会有越来越多的人工智能类公司出现，就像信息化系统发展为影像的云平台一样。

五、人工智能在医学影像中的应用

目前，大量研究已经证实，人工智能能够提高医生的工作效率和准确程度，尤其是对放射科和病理科医师来说，它可能是一个有价值的助手。以下是人工智能在医学影像中的应用。

（一）识别心血管异常

心血管系统是人体最重要的系统之一，其任何改变都可能危及患者的生命，通过测量心脏的各种影像指标可以揭示个体患心血管疾病的风险，同时发现需要手术或用药治疗的疾病。

人工智能可以自动检测常见的成像测试。例如，对胸部 X 线片的异常可以快速做出决策，同时获得较高的准确率。当患者因呼吸短促而进入急诊室时，通常"胸片"是第一个可用的影像学研究检测手段，它可以作为检查心脏是否扩大的快速初始筛查工具。使用人工智能识别胸部 X 线片左心房扩大可以排除其他心脏或肺部问题，并帮助医生针对患者的情况予以适当的治疗。

类似的 AI 工具可用于自动化其他测量任务。例如，主动脉瓣分析、隆突角和肺动脉直径测量。将 AI 应用于成像数据还可以帮助识别某些肌肉结构（如左心室壁）的增厚或监测通过心脏和相关动脉的血流的变化。

此外，自动肺动脉血流量化避免了手动测量的误差，提供了结构化定量数据以节省医生解读结果的时间，这些数据可用于后期研究或风险分层方案，算法还可以自动填充报告，为临床医生节省时间，并确定异常的测量值。

（二）检测骨折和其他肌肉骨骼损伤

骨折和其他肌肉骨骼损伤会导致长期的慢性疼痛，尤其是老年患者的髋部骨折等损伤会导致其行动能力下降，而且住院治疗的总体愈后并不尽如人意。很多时候，创伤后骨折通常被认为是次要的，至少与内出血或器官损伤相比，有时甚至会被忽略。人工智能能够识别医生不易发现的骨折、脱臼或软组织损伤，帮助临床医生选择更为完善的治疗方案。

在一个示例中，通过使用 AI 放射学工具，临床医生可以评估患有头颈部创伤的患者的齿状突骨折（颈椎骨折的一种类型）。

在标准图像上，临床医生通常难以检测到骨折的类型，而使用 AI 工具可能更容易看到图像中的细微变化，提示患者需要手术治疗。允许无偏见的算法来审查创伤患者的图像，有助于确保所有的损伤得到解决并获得所需的护理。

AI 还可以在进行常规髋关节手术（如髋关节置换术）的常规随访时提供有用的安全网。据 ACR DSI 调查，每年大约有 400 000 例全髋关节置换术（THA），每位患者都有一年一次的随访检查。如果关节置换装置松动或装置周围的组织反应不佳，则患者可能需要昂贵的侵入性修复。不幸的是，识别网站周围的问题可能具有挑战性。

在 X 线检查中，结果并不明显，需要与多项先前的检查进行比较才能发现异常的变化，而延误诊断可能会延误治疗。AI 技术有助于降低放射科医师检查中的假阴性率、患者风险和医疗法律风险；可以对高风险患者的血清钴水平升高进行筛查，并将其送至 MRI 进行进一步评估。

（三）协助诊断神经系统疾病

很多神经系统疾病，如退行性神经系统疾病肌萎缩侧索硬化（ALS）等对患者来说可能是一种毁灭性的诊断。虽然目前尚无治愈 ALS 和许多类似神经系统疾病的方法，但准确的诊断可以帮助个人了解其可能的结果并计划长期护理或临终意愿。

肌萎缩侧索硬化的诊断以及其与原发性侧索硬化（PLS）的鉴别诊断都依赖于医学图像，放射科医师必须确定病变是否相关或仅仅是其中一种疾病的结构，并且排除相对常见的假阳性情况。

近年来，关于提高诊断速度和准确性的研究集中于鉴定新的生物标志物。目前，对运动皮质的手动分割和定量磁敏度测绘（QSM）评估很有必要，但其耗时耗力，而利用机器学习自动化这一过程将有助于研究并协助开发有前景的成像生物标志物。算法可以通过标记指示可疑结果的图像并提供图像包含 ALS 或 PLS 证据的风险比来简化该过程。算法还可以自动填充报告，减少临床医生的工作负担。

（四）识别标记胸部疾病／并发症

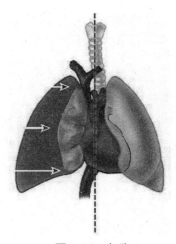

肺炎和气胸（图 6.36）是需要快速处理的两种常见胸部疾病，也可能是人工智能算法的主要目标。无论是社区获得性肺炎，还是医院获得性肺炎，如果不进行治疗都可能危及患者的生命。放射图像通常用于诊断肺炎并将病症与其他肺部疾病（如支气管炎）区分开来。

然而，放射科医生并不能随时解读图像，即使放射科医生在场，如果患者已经存在其他肺部疾病，如恶性肿瘤或囊性纤维化，造成可能难以识别肺炎。此外，细微的肺炎，如那些突出于前胸片上膈膜下方的肺炎，很容易被忽视，导致不必要的 CT 扫描。对此，AI可以帮助减少这些误差。AI 算法可以评估 X 线片和其他图像，以获得表明肺炎时图像的不透明度的证据，然后警告临床医生有潜在的诊断，以尽早让患者接受治疗。

图 6.36 气胸

当有疑似气胸的情况时，AI 同样可以帮助识别高危患者，特别是当放射科医生不在场时。气胸是指气体进入胸膜腔，造成积气状态，可能是创伤或侵入性干预的结果。气胸为肺科急症之一，及时处理可治愈，但如果不能及时发现，严重者甚至可危及生命。

在没有放射科医师的临床环境中，检测气胸对非放射科医师有重要意义。人工智能有助于确定气胸的类型和严重程度的优先顺序，为患者的优先治疗提供依据。

（五）常见癌症的筛查

医学成像通常用于癌症，如乳腺癌和大肠癌的常规预防性筛查。在乳腺癌中，通常难以根据组织中的微钙化确定其恶性或良性，假阳性可能导致不必要的侵入性检测或治疗，而被错过的恶性肿瘤可能导致诊断延迟造成恶化。放射科医师在诊断成像时对微钙化的解释存在差异，而人工智能可以帮助提高诊断的准确性，可使用定量成像功能更准确地根据对导管原位癌（DCIS）的怀疑程度对微钙化进行分类，从而可降低不必要的良性活检率。

同样，如果在常规检查中发现息肉，那么接受大肠癌筛查的患者可能会与临床医生进行更有成效的对话。

CT 结肠成像（CTC，图 6.37）提供结肠和直肠的微创结构检查，以检测临床上显示的息肉，然而经验不足的放射科医师可能会错过息肉，并且花费过多的时间来完成检查。AI 可以帮助提高 CTC 息肉检测的准确性和效率，减少误报，降低放射科医师的医疗法律风险。

对确诊癌症的患者，AI 可以支持检测已经扩散的恶性肿瘤。癌症的结外延伸与预后不良有关，并且通常仅在手术时被发现。一个高性能的算法可能会识别出通常不会进行手术的诊断的 ECE，从而可能在这一人群中实现更好的治疗分层。自动 ECE 分类和鉴定还可以改善淋巴结治疗对淋巴结的影响，以及术后影像检测到淋巴结病的治疗优化。

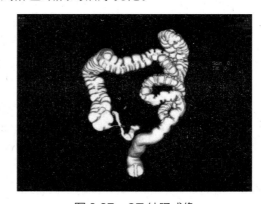

图 6.37　CT 结肠成像

AI 可用于头颈癌、前列腺癌、大肠癌和宫颈癌的筛查。虽然没有得到证实，但这种算法或半自动化方法可以改善癌症结果并降低发病率。

第六节　网络安全技术

随着计算机网络不断壮大，当今网络安全问题形势颇为严峻，特别是计算机通信网络安全问题，各种病毒入侵、黑客攻击等问题时有发生。网络安全技术作为一种用于防范网络遭受攻击及网络资源保密等网络技术，其中的网络安全系统起到了很大作用，如防火墙、网络入侵检测系统、入侵防御系统等，这使得网络安全性得到了一定程度的保证。

一、计算机信息安全问题

网络信息技术高速发展给人类社会发展带来便利的同时，也带来了很多负面影响，是把"双刃剑"。如今病毒入侵、网络欺诈、盗取网络账号等问题更是给人们带来困扰和危害。目前，影响计算机网络信息安全的因素有很多，其所面临的威胁也来自多个方面，主要威胁有以下几种。

（一）信息截取

通过信道进行信息的截取，获取机密信息，或通过信息的流量分析，通信频度、K 度分析，推出有用信息，这种方式不破坏信息的内容，不易被发现。这种方式是在过去军事对抗、政治对抗和当今经济对抗中最常用的，也是最有效的方式。

（二）网络窃密

内部或本系统的人员通过网络窃取机密、泄露或更改信息以及破坏信息系统。美国联邦调查局的一项调查显示，70% 的攻击是从内部发动的，只有 30% 是从外部攻进来的。

（三）黑客攻击

黑客攻击已经成为网络安全的最大隐患。例如，2017 年 2 月国外一个名为 CloudPets 的制造商制作了一个儿童智能互联网玩具，它将庞大的用户信息放在网络上并不受保护，其中账号信息包括邮件还有一些简单的密码。黑客利用这些漏洞，通过这些玩具可以访问孩子与父母之间留下的语音消息，这些访问设备中还发现有远程监视工具。由于认识能力和技术发展的局限性，在硬件和软件设计过程中会留下技术缺陷，由此可造成黑客对网络的攻击。

（四）技术缺陷

由于认识能力和技术发展的局限性，在硬件和软件设计过程中难免留下技术缺陷，由此可造成网络的安全隐患。其次，网络硬件、软件产品多数依靠进口，如全球 90% 的微型计算机都安装微软的 Windows 操作系统，许多网络黑客就是通过微软操作系统的漏洞和后门而进入网络的。

（五）病毒

计算机病毒感染方式已从单机的被动传播变成了利用网络的主动传播，不仅带来网络的破坏，而且造成网上信息的泄露。病毒感染已成为网络安全的严重威胁。

二、计算机安全防范

（一）防火墙技术

计算机安全应对措施最成熟的应该是互联网防火墙技术。即使当今互联网防火墙技术并非十分健全，但应对互联网外界攻击仍基本有效。一般的防火墙都可以达到限制他人进入内部网络、过滤掉不安全服务和非法用户、防止入侵者接近防御设施、限定用户访问特殊站点、为监视 Internet 安全提供方便等目的。此外，计算机安全防护提供商仍致力于提供针对不同领域病毒均发挥功效的高性能防火墙，如包过滤防火墙、代理防火墙、复合型防火墙等，多种防火墙共同使用可以互相弥补缺陷，达到事半功倍的计算机网络安全防护效果。但是防火墙也有诸多不足之处，如不能消灭攻击源、不能抵抗最新的未设置策略的攻击漏洞、不能解决内部网络攻击问题等。

（二）加密技术

加密技术就是将互联网中传输的信息进行重新编码，从而生成密码，使无关人员无从得知真实信息的一种信息安全防护手段。加密技术不但包括将信息重新排列的算法密钥，还包含了数字签名与安全证书等手段。

（三）NIDS

网络入侵检测系统（network intrusion detection system，NIDS）是继防火墙、信息加密等安全保护方法后的新一代安全保障技术。它通过对计算机网络或计算机系统中的若干个关键点收集信息并对其进行分析，从中发现网络或系统中是否有违反安全策略的行为和被攻击的迹象。NIDS一般位于内部网的入口处，安装在防火墙的后面，用于检测入侵和内部用户的非法活动，提供对内部攻击、外部攻击和误操作的实时保护，在网络系统受到危害之前进行拦截和入侵处理。它可在不影响网络性能的情况下对网络进行监听，从而实现对网络的保护。NIDS只需要收集相关的数据集合，可显著减少系统负担，但其稳定性相对较弱。

（四）NIPS

网络入侵防御系统（network intrusion prevention system，NIPS）是一种主动的、智能的入侵检测、防范、阻止系统，它不但能检测入侵的发生，而且能通过一定的响应方式实时地终止入侵行为的发生和发展，实时地保护信息系统不受实质性攻击。其实现实时检查和阻止入侵的原理是通过数目众多的过滤器，防止各种攻击。针对不同的攻击行为，NIPS设计了不同的过滤器。每一种过滤器设置有相应的过滤规则，从而确保其准确性。当有新的攻击手段被发现时，NIPS就会创建一个新的过滤器，同时设置其相应的过滤规则。NIPS具有完善的安全策略、高质量的入侵特征库、高效处理数据包的能力和强大的响应功能，但NIPS的技术还不是很成熟，单点故障、性能瓶颈、误报和漏报等问题有待解决。

随着计算机网络的发展，上述列出的技术将不断完善，也将会诞生更多用于计算机安全防护的产品。

三、计算机病毒

（一）计算机病毒的概念

计算机病毒（computer virus）在《中华人民共和国计算机信息系统安全保护条例》中被明确定义，指"编制者在计算机程序中插入的破坏计算机功能或者破坏数据，影响计算机使用并且能够自我复制的一组计算机指令或者程序代码"。

计算机病毒不是天然存在的，是某些人利用计算机软件和硬件所固有的脆弱性编制的一组指令集或程序代码。它能通过某种途径潜伏在计算机的存储介质（或程序）中，当达到某种条件时即被激活，通过修改其他程序的方法将自己精

图文
《中华人民共和国
计算机信息系统安
全保护条例》

确复制或者以能演化的形式放入其他程序中，从而感染其他程序，对计算机资源进行破坏。

（二）计算机病毒的特征

1. 繁殖性

计算机病毒可以像生物病毒一样进行繁殖，当正常程序运行时，它也进行自身复制，是否具有繁殖、感染的特征是判断某段程序是否为计算机病毒的首要条件。

2. 破坏性

计算机中毒后，可能会导致正常的程序无法运行，计算机内的文件被删除或受到不同程度的损坏，通常表现为增加、删除、修改或移动相关的文件或者数据信息。

3. 传染性

传染性是病毒的基本特征。计算机病毒不但本身具有破坏性，更有害的是具有传染性，一旦病毒被复制或产生变种，其速度之快令人难以预防。在生物界，病毒通过传染从一个生物体扩散到另一个

生物体。在适当的条件下，它可得到大量繁殖，并使被感染的生物体表现出病症甚至死亡。同样地，计算机病毒也会通过各种渠道从已被感染的计算机扩散到未被感染的计算机，在某些情况下造成被感染的计算机工作失常甚至瘫痪。与生物病毒不同的是，计算机病毒是一段人为编制的计算机程序代码，这段程序代码一旦进入计算机并得以执行，它就会搜寻其他符合其传染条件的程序或存储介质，确定目标后再将自身代码插入其中，达到自我繁殖的目的。只要一台计算机被病毒侵袭，如不及时处理，那么病毒会在这台计算机上迅速扩散，计算机病毒可通过各种可能的渠道，如硬盘、移动硬盘、U 盘、计算机网络去侵袭其他计算机。是否具有传染性是判别一个程序是否为计算机病毒的最重要条件。

4. 潜伏性

有些病毒像定时炸弹一样，它什么时间发作是预先设计好的。例如，黑色星期五病毒不到预定时间一点都觉察不出来，等到条件具备时一下子就爆发开来，对系统进行破坏。一个编制精巧的计算机病毒程序进入系统之后一般不会马上发作，因此病毒可以静静地躲在磁盘或磁带里待上几天，甚至几年，一旦时机成熟，得到运行机会，就会四处繁殖、扩散，造成持续危害。潜伏性的第二种表现是指计算机病毒的内部往往有一种触发机制，不满足触发条件时，计算机病毒除了传染外不做什么破坏。触发条件一旦得到满足，有的在屏幕上显示信息、图形或特殊标识，有的则执行破坏系统的操作，如格式化磁盘、删除磁盘文件、对数据文件做加密、封锁键盘以及使系统死锁等。

5. 隐蔽性

计算机病毒具有很强的隐蔽性，有的可以通过杀毒软件检查出来，有的根本就查不出来，有的时隐时现、变化无常，这类病毒处理起来通常很困难。

6. 可触发性

病毒因某个事件或数值的出现，诱使病毒实施感染或进行攻击的特性称为可触发性。为了隐蔽自己，病毒必须潜伏，少做动作。如果完全不动一直潜伏，病毒既不能感染也不能进行破坏，便失去了杀伤力。病毒既要隐蔽又要维持杀伤力，就必须具有可触发性。病毒的触发机制就是用来控制感染和破坏动作的频率的。病毒具有预定的触发条件，这些条件可能是时间、日期、文件类型或某些特定数据等。病毒运行时，触发机制检查预定条件是否满足，如果满足，启动感染或破坏动作，使病毒进行感染或攻击；如果不满足，病毒继续潜伏。

四、杀毒软件

杀毒软件也称反病毒软件或防毒软件，是用于消除计算机病毒、特洛伊木马和恶意软件等计算机威胁的一类软件。杀毒软件通常具有监控识别、病毒扫描和清除、自动升级、主动防御等功能，有的杀毒软件还带有数据恢复、防范黑客入侵、网络流量控制等功能，是计算机防御系统（包含杀毒软件、防火墙、特洛伊木马和恶意软件的查杀程序、入侵预防系统等）的重要组成部分。

（一）杀毒软件原理

杀毒软件的任务是实时监控和扫描磁盘。部分杀毒软件通过在系统添加驱动程序的方式，进驻系统，并随操作系统启动。大部分的杀毒软件还具有防火墙功能，杀毒软件的实时监控方式因软件而异。有的杀毒软件是通过在内存里划分一部分空间，将计算机中流过内存的数据与杀毒软件自身所带的病毒库（包含病毒定义）的特征码相比较，以判断其是否为病毒。另一些杀毒软件则在所划分到的内存空间中，虚拟执行系统或用户提交的程序，根据其行为或结果做出判断。

（二）杀毒软件技术实现

1. 脱壳技术

脱壳技术十分常用，是可以对压缩文件、加壳文件、加花文件、封装类文件进行分析的技术。

2. 自我保护技术

自我保护技术可以防止病毒结束杀毒软件进程或篡改杀毒软件文件。进程的自我保护有两种：单进程自我保护和多进程自我保护。

3. 修复技术

修复技术是通过技术手段对被病毒损坏的文件进行修复，如病毒破坏了系统文件，杀毒软件可以修复或下载对应文件进行修复。没有这种技术的杀毒软件往往删除被感染的系统文件后导致计算机崩溃，无法启动。

4. 实时升级技术

实时升级技术最早由金山毒霸提出，每一次连接互联网，杀毒软件都自动连接升级服务器查询升级信息，如需要则进行升级。但是有更先进的云查杀技术，实时访问云数据中心进行判断，用户无须频繁升级病毒库即可防御最新病毒。

5. 主动防御技术

主动防御技术是通过动态仿真反病毒专家系统对各种程序动作的自动监视，自动分析程序动作之间的逻辑关系，综合应用病毒识别规则知识，实现病毒的自动判定，达到主动防御的目的。

6. 反病毒技术

常规所使用的杀毒方法是出现新病毒后由杀毒软件公司的反病毒专家从病毒样本中提取病毒特征，通过定期升级的形式下发到各用户计算机中达到查杀效果的，但是这种方法费时费力。于是有了启发技术，在原有的特征值识别技术基础上，根据反病毒样本分析专家总结的分析可疑程序样本经验（移植入反病毒程序），在没有符合特征值比对时，根据反编译后程序代码所调用的 win32API 函数情况（特征组合、出现频率等）判断程序的具体目的是否为病毒或恶意软件，符合判断条件即报警提示用户发现可疑程序，达到防御未知病毒和恶意软件的目的。解决了单一通过特征值比对存在的缺陷。

7. 智能升级

智能升级采用人工智能算法，具备"自学习、自进化"能力，无需频繁升级特征库，就能免疫大部分的变种病毒，查杀效果优良，而且在一定程度上解决了"不升级病毒库就杀不了新病毒"的技术难题。

五、网络道德

（一）网络道德的定义

所谓网络道德，是指以善恶为标准，通过社会舆论、内心信念和传统习惯来评价人们的上网行为，调节网络时空中人与人之间以及个人与社会之间关系的行为规范。网络道德是时代的产物，与信息网络相适应，人类面临新的道德要求和选择，于是网络道德应运而生。网络道德是人与人、人与人群关系的行为法则，它是一定社会背景下人们的行为规范，赋予人们在动机或行为上的是非善恶判断标准。网络道德作为一种实践精神，是人们对网络持有的意识态度、网上行为规范、评价选择等构成的价值体系，是一种用来正确处理、调节网络社会关系和秩序的准则。网络道德的目的是按照善的法则创造性地完善社会关系和自身，其社会需要除了规范人们的网络行为之外，还有提升和发展自己内在精神的需要。

（二）网络道德的原则

网络道德的基本原则是诚信、安全、公开、公平、公正、互助。同时网络道德遵循的三个基本原则是全民原则、兼容原则和互惠原则。

1. 全民原则

网络道德的全民原则内容包含一切网络行为必须服从于网络社会的整体利益。个体利益服从整体利益；不得损害整个网络社会的整体利益，它还要求网络社会决策和网络运行方式必须以服务于社会一切成员为最终目的，不得以经济、文化、政治和意识形态等方面的差异为借口把网络仅仅建设成只满足社会一部分人需要的工具，并使这部分人成为网络社会新的统治者和社会资源占有者。网络应该为一切愿意参与网络社会交往的成员提供平等交往的机会，它应该排除现实社会成员间存在的政治、经济和文化差异，坚持平等原则、公正原则并为所有成员所拥有，且服务于社会全体成员。

2. 兼容原则

网络道德的兼容原则指网络主体间的行为方式应符合某种一致的、相互认同的规范和标准，个人的网络行为应该被他人及整个网络社会所接受，最终实现人们网际交往的行为规范化、语言可理解化和信息交流的无障碍化。其中，核心的内容就是要求消除网络社会由于各种原因造成的网络行为主体间的交往障碍。兼容原则要求网络共同规范适用于一切网络功能和一切网络主体，它总的要求和目的是达到网络社会人们交往的无障碍化和信息交流的畅通性。因此，兼容不仅仅是技术问题，也是道德问题。

3. 互惠原则

网络道德的互惠原则是指任何一个网络用户必须认识到，他（她）既是网络信息和网络服务的使用者和享受者，也是网络信息的生产者和提供者，网民们拥有网络社会交往的权利的同时，也应承担网络社会对其成员所要求的责任。信息交流和网络服务是双向的，网络主体间的关系是交互式的，用户如果从网络和其他网络用户得到什么利益和便利，也应同时给予网络和对方什么利益和便利。互惠原则集中体现了网络行为主体道德权利和义务的统一。

（三）网络道德的特点

1. 特殊性

网络"社会生活"是一种特殊的社会生活，正是它的特殊性决定了网络"社会生活"中的道德具有不同于现实社会生活中的道德的新的特点与发展趋势。但是网络道德与现实社会道德并不冲突，只是道德在新环境下以一种特殊的方式体现。

2. 自主性

与现实社会的道德相比，网络社会的道德呈现出一种依赖性更少、自主性更多的特点与趋势。因特网本来是人们基于一定的利益与需要（资源共享、互惠合作等）自觉自愿地互连而形成的，在这里，每一个人都既是参与者，又是组织者；或者说既是演员，又是观众。也正因为网络是人们自主自愿建立起来的，人们必须自己确定自己干什么、怎么干，自发地"自己对自己负责""自己为自己作主""自己管理自己",自觉地做网络道德的维护者。

3.开放性

与现实社会的道德相比,"网络社会"的道德呈现出不同的道德意识、道德观念和道德行为之间经常性冲突、碰撞和融合的特点与趋势。因特网摆脱了人们交流交往的时空障碍,人与人之间便可以不受时空限制地交往,人与人之间不同的道德意识、道德观念和道德行为的冲突、碰撞和融合也就变得可能了,也就变得更加开放。

4.多元性

与传统社会的道德相比,网络社会的道德呈现出一种多元化、多层次化的特点与趋势。在现实社会中,虽然道德因生产关系的多层次性而有不同的存在形式,但每一个特定社会却只能有一种道德居于主导地位,其他道德则只能处于从属的、被支配的地位,因此现实社会的道德是单一的、一元的。而网络社会中,既存在关涉社会每一个成员的切身利益和"网络社会"的正常秩序、属于网络社会共同性的主导道德规范,也存在各网络成员自身所特具的多元化道德规范。

📖 学习小结

　　本章详细讲述了计算机网络、安全以及新一代信息技术在人们的工作、学习和生活中的应用。讲述了计算机网络在浏览器浏览网页、搜索引擎信息收集和电子邮件的申请及利用等方面的应用;简要介绍医用物联网的现状、要素及体系结构,发展的关键技术,应用及展望,体现出计算机网络技术对医疗行业的深远影响。

　　当前,随着5G、云计算、物联网、人工智能、大数据等新一代信息技术的蓬勃发展,世界正进入以新一代信息产业为主导的新经济发展时期,信息产业核心技术已成为世界各国战略竞争的制高点。本章首先简要介绍了新一代信息技术的发展概况及发展方向,其次介绍了计算机网络技术在医疗系统中的应用实例,最后详细介绍了当今人们面临网络安全的严峻技术问题。

📚 课后练习

一、选择题

1.计算机网络广泛使用的交换技术是(　　　)。

A.信源交换　　　　　　B.报文交换　　　　C.分组交换　　　　D.线路交换

2.传输速率单位 b/s 代表(　　　)。

A. bytes per second　　　　　　　　　　B. bits per second

C. baud per second　　　　　　　　　　D. billion per second

3.用集线器连接的工作站集合(　　　)。

A.同属一个冲突域,也同属一个广播域　　　B.不属一个冲突域,但同属一个广播域

C.不属一个冲突域,也不属一个广播域　　　D.同属一个冲突域,但不属一个广播域

4.网桥属于(　　　)的设备。

A.物理层　　　　　　　B.数据链路层　　　　C.网络层　　　　D.应用层

5. 下列关于 IP 协议的描述，不正确的是（　　　）。

A. IP 协议是一个无连接的协议

B. IP 协议是一个尽最大努力传递数据的协议

C. IP 协议是一个路由协议

D. IP 协议是 TCP/IP 协议族网络层的核心协议

6. 以太网最小传送的帧长度为（　　　）B。

A. 1 500　　　　　　　　B. 32　　　　　　　　C. 64　　　　　　　　D. 256

7. ARP 协议实现的功能是（　　　）。

A. 域名地址到 IP 地址的解析　　　　　　　　B. IP 地址到域名地址的解析

C. IP 地址到物理地址的解析　　　　　　　　D. 物理地址到 IP 地址的解析

8. IPv6 地址的位数是（　　　）。

A. 32　　　　　　　　B. 128　　　　　　　　C. 64　　　　　　　　D. 256

9. 数据通信系统中为了实现差错控制，采用的反馈重发机制是（　　　）。

A. ARP　　　　　　　　B. UDP　　　　　　　　C. ARQ　　　　　　　　D. RPC

10. 在 TCP/IP 协议族中，UDP 协议工作在（　　　）。

A. 运输层　　　　　　　　B. 网络接口层　　　　　　　　C. 应用层　　　　　　　　D. 网络互联层

二、简答题

1. 简述计算机网络的发展。

2. 简述传输介质的概念。

3. 如何申请一个网易电子邮箱？

4. 简述云计算在医学影像中的应用。

5. 网络安全技术有哪些？

三、操作题

1. 如何查看本机的 IP 地址？

2. 如何设置 TCP/IP（IP 地址、子网掩码、默认网关、DNS）？

3. 在局域网中，在 IP 地址为 192.168.1.2 的主机上，如何测试与 IP 地址为 192.168.1.1 主机的连通性？

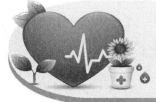

第七章 数据处理及常用统计软件 SPSS

知识目标：掌握 SPSS 的安装，了解 SPSS 的基础知识，掌握 SPSS 的基本操作。

技能目标：掌握使用 SPSS 进行数据分析，学会用 SPSS 制作表格进行数据分析，学会使用 SPSS 解决实际案例。

思想切入点：科学探索精神，认真、严谨的工作作风，价值拓展。

🔎 思想延伸

大数据是当下全球热议的话题之一，它已被用于承载所有类型的概念，包括海量数据、下一代数据管理能力、实时数据、社交媒体分析等。而作为数据统计软件，SPSS 的统计分析与数据准备功能十分强大，基本满足用户的需求。SPSS 软件易于操作、易于入门，结果易于阅读，对统计软件的学习不会冲淡统计的主题，这样研究人员就可以将精力集中在社会研究方法、市场研究方法、营销的业务问题上，而不是忙于编程和统计。SPSS 在大数据时代得到了广泛应用。

一、案例

如何摆放超市的商品引导消费者购物从而提高销量，这对大型连锁超市来说是一个现实的营销问题。关联规则模型自它诞生之时就为此类问题提供了一种科学的解决方法。SPSS 作为一种可视化的数据挖掘和建模工具，支持 Apriori、Carma 和序列节点关联规则挖掘模型。对于超市市场分析员分析顾客购买习惯的案例，现在设定一个实际的场景，市场分析员利用超市海量的购物清单，从中分析出顾客购买啤酒时会同时购买哪些商品，以此来合理安排商品的摆放，进而提高啤酒的销量。对于此案例，我们使用 SPSS 安装目录下 Demos 文件夹中的 BASKETS1n 数据。我们希望分析出哪些商品会和啤酒一起购买，以此来合理安排商品的摆放，进而提高啤酒的销量。

二、拓展学习

（1）首批国产数据挖掘软件面世。2015 Tempo V1.0 发布。中关村大数据日 Tempo 大数据分析平台 V1.0 正式发布。

（2）Smart Mining 作为国产数据挖掘软件，与国外的数据分析软件 SPSS、SAS 作用一致，该界面设计简洁，只要了解界面，就能独立完成数据挖掘工作。简单地说，Smart Mining 就是将一些常用的算法封装成一个个节点的形式，类似于公司数据转换工具 Epoint-DI，通过拖拉节点的形式来使用算法，以实现数据挖掘分析工作。

来源：（1）美林数据《产品研发历程》。

（2）知乎《国产数据挖掘工具介绍》。

思考问题

（1）为什么大量国产数据挖掘软件不断涌现？

（2）大量数据处理软件的出现对我们有什么启示？

第一节　SPSS 软件的运行环境、安装与启动

SPSS 的主要功能分为两个方面：一个是对数据文件的建立和管理；另一个是提供了各种统计分析方法。对数据文件的建立和管理主要通过 Data 菜单和 Transform 菜单来实现，可以对数据进行修改编辑、查找、排序、合并、分割、抽样、加权、重新编码、编秩、设定种子数及计算或转换新的变量等多种操作。

一、SPSS 的运行环境

SPSS 软件对计算机硬件系统的要求较低；对运行的软件环境要求宽松，有多种版本可运行在 Windows XP、Windows 7 系统环境下。

为了保证 SPSS 软件能够比较流畅地运行，必须在硬件和软件性能上满足软件的最低配置要求。

（一）处理器

1 GHz 或更快的 x86 或 x64 位处理器（采用 SSE2 指令集）。

内存（RAM）：1 GB RAM（32 位），2 GB RAM（64 位）。

硬盘：650 MB 可用空间。

（二）显示器

图形硬件加速需要 DirectX 10 显卡和 1 024×576 的分辨率。

（三）.NET 版本

3.5、4.0 或 4.5。

（四）I/O 设备

联机 / 脱机。

二、SPSS 的安装

下面以 SPSS22 为例讲述安装步骤。

第一步：获取 SPSS22 安装文件。图 7.1 所示是从百度网盘下载。

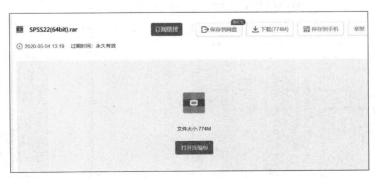

图 7.1　SPSS22 的下载

第二步：右击下载到本地的 SPSS22（64bit）压缩包并选择解压到 SPSS22（64bit）文件夹。

第三步：打开解压后的文件夹，右击 SPSS_Statistics_22_TR_win64_，并选择"以管理员身份运

行"选项。

第四步：在弹出的窗口中选择"我接受许可协议中的全部条款"单选按钮，单击"下一步"按钮，如图 7.2 所示。

第五步：单击"下一步"按钮，直到出现图 7.3 所示的界面。

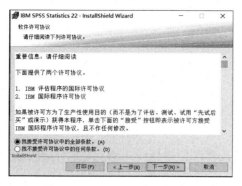 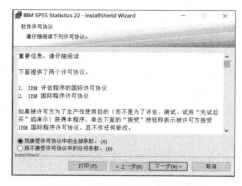

图 7.2　SPSS22 的安装（1）　　　　　　图 7.3　SPSS22 的安装（2）

第六步：选择"我接受许可协议中的全部条款"单选按钮，单击"下一步"按钮。

第七步：输入"用户姓名"和"单位"，单击"下一步"按钮，如图 7.4 所示。

第八步：单击"更改"按钮，可更改安装位置，单击"下一步"按钮，如图 7.5 所示。

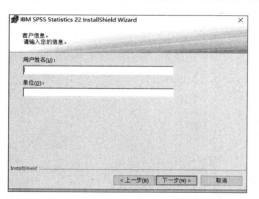 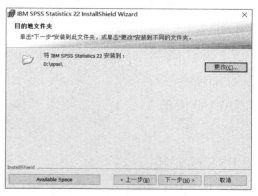

图 7.4　SPSS22 的安装（3）　　　　　　图 7.5　SPSS22 的安装（4）

第九步：单击"安装"按钮开始软件安装，如图 7.6 所示。

第十步：在"开始"菜单中选择"SPSS22"选项启动软件，如图 7.7 所示。

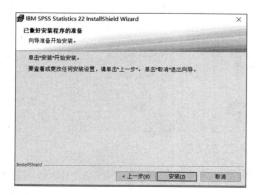 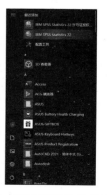

图 7.6　SPSS22 的安装（5）　　　　　　图 7.7　SPSS22 软件的启动

三、SPSS 的启动

不同版本的 SPSS 启动后的界面不相同，图 7.8 所示为 SPSS22 启动后的界面。

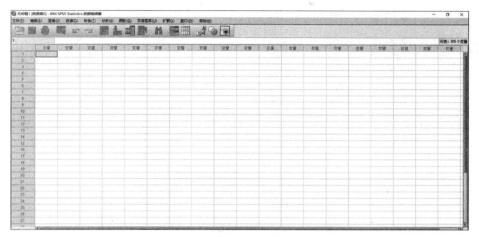

图 7.8　SPSS22 启动后的界面

第二节　SPSS 数据预处理

一、数据的排序

SPSS 的数据排序是将数据编辑窗口中的数据按照某个或多个指定变量的变量值升序或降序重新排列。这里的变量也称为排序变量。排序变量只有一个时，排序称为单值排序。排序变量有多个时，排序称为多重排序。在多重排序中，第一个指定的排序变量称为主排序变量，其他依次指定的变量分别称为第二排序变量、第三排序变量等。

排列只有一列时，操作如图 7.9 所示，右击变量，在弹出的快捷菜单中选择降序排列或升序排列。按升序排列结果如图 7.10 所示。

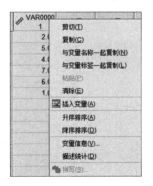

图 7.9　降序排列或升序排列　　　　　　图 7.10　升序排列结果

排序列有多个，如图 7.11 所示。选择菜单栏的数据，并选择个案排序，得到图 7.12 所示的结果，若以 0003 变量为主排序变量，0001 变量为第二排序变量，0002 变量为第三排序变量，进行升序排列，得到的结果如图 7.13 所示。

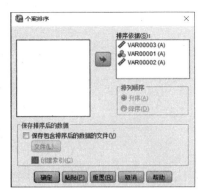

VAR0000 1	VAR0000 2	VAR0000 3
7.00	36.00	876.00
6.00	34.00	853.00
5.00	13.00	895.00
4.00	21.00	831.00
2.00	45.00	845.00
1.00	31.00	823.00

图 7.11　多个排序列实例

图 7.12　个案排序设置

VAR0000 1	VAR0000 2	VAR0000 3
1.00	31.00	823.00
4.00	21.00	831.00
2.00	45.00	845.00
6.00	34.00	853.00
7.00	36.00	876.00
5.00	13.00	895.00

图 7.13　多个排序列排序结果

二、变量的计算

SPSS 的计算变量功能可通过为现有变量创建数字表达式来获得新的计算变量，从而挖掘到更深层次的洞察内容。例如，通过构建单价与数量的数字表达式，获得一个新的总价计算变量。在指定计算变量时，不仅可构建内置函数的复杂表达式，还可以通过限定个案的范围，获取更加精准的洞察内容。

以图 7.14 为例计算总分的情况。

在菜单栏中执行"转换"→"计算变量"命令，如图 7.15 所示。弹出"计算变量"对话框，在其中将各科成绩添加进右侧选框，各科成绩名称之间用"+"连接，如图 7.16 所示，在"目标变量"文本框中输入总分，数学表达式则表示为"语文 + 数学"。

学号	语文	数学	总分
1	77	100	
2	67	78	
3	80	88	
4	80	87	
5	90	79	
6	96	100	
7	92	66	
8	97	76	

图 7.14　SPSS 计算变量功能

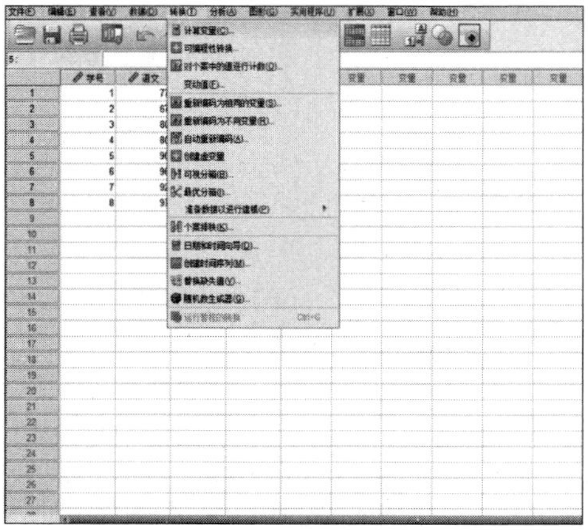

图 7.15　SPSS 计算变量功能设置

单击"确定"按钮，返回主界面中可以看到已经在"总分"列增加了新的数据，这列数据便是之前通过计算得到的，如图 7.17 所示。

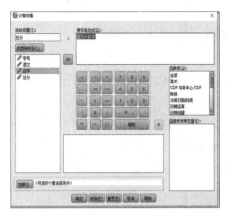

图 7.16　SPSS 计算变量功能的数字表达式设置　　　　图 7.17　SPSS 计算变量功能操作结果

三、数据的选取

数据选取就是根据分析的需要，从已收集到的大批量数据（总体）中按照一定的规则抽取部分数据（样本）参与分析的过程，通常也称其为样本抽样。SPSS 可根据指定的抽样方法从数据编辑窗口中选出部分样本以实现数据选取，这样后面的分析操作就只针对选出的数据，直到用户取消这种选取为止。

数据选取的具体操作步骤如下。

第一步：执行"数据"→"选择个案"命令。

第二步：根据分析需求选择数据选取方式，如图 7.18 所示。

第三步：指定对未选中个案的处理方式，过滤掉未选定的个案或删除未选中的个案。

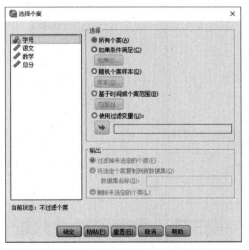

图 7.18　"选择个案"设置

四、计数

SPSS 的计数是计算若干个变量中有几个变量的值落在指定的区间内，并将计数结果存入一个新变量中的过程。例如，对大学毕业班学生的成绩进行综合测评时，可以依次计算每个学生的若干门课程中有几门课程得了优，有几门课程得了良，有几门课程不及格。

计算的具体操作方法如下。

第一步：执行"转换"→"对个案中的值进行计数"命令，如图 7.19 所示。

第二步：将参与计数的变量添加到"数字变量"文本框中，在"目标变量"文本框中输入存放计数结果的变量名，并在"目标标签"文本框中输入相应的变量名标签，如图 7.20 所示。

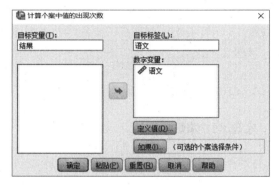

图 7.19　执行"转换"→"对个案中的值进行计数"命令　　　　图 7.20　变量选择设置

第三步：单击"定义值"按钮，在弹出的对话框中设置区间与区间内的输出结果，如图 7.21 所示。

输出结果如图 7.22 所示，该例表示语文 60 分以上为及格并输出"1"，60 分以下为不及格并输出"0"。

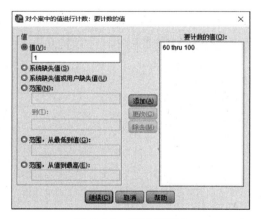

图 7.21　区间值设置

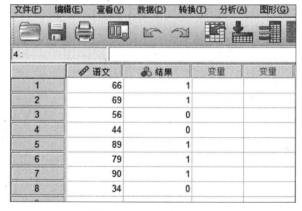

图 7.22　操作结果展示

第三节　数据描述性分析

在进行数据分析时，如果研究者得到的数据量很小，那么可以通过直接观察原始数据来获得所有的信息；如果得到的数据量很大，那么必须借助各种描述指标来完成对数据的描述工作。用少量的描述指标来概括大量的原始数据，对数据展开描述的统计分析方法称为描述性统计分析。通过描述性分析可以得到统计量的最大值、最小值、方差、标准差、中位数等数值。

以图 7.23 为例，图中表示某大学某年级抽取 20 名男生的身高统计表。

编号	身高
1	176
2	174
3	178
4	180
5	172
6	170
7	167
8	172
9	180
10	183
11	169
12	165
13	179
14	183
15	175
16	174
17	176
18	177
19	180
20	178

图 7.23　数据输入设置

描述性分析的具体操作步骤如下。

（1）执行"分析"→"描述统计"→"描述"命令，如图 7.24 所示，弹出图 7.25 所示的对话框。

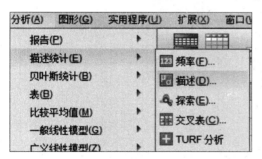

图 7.24　执行"分析"→"描述统计"→"描述"命令

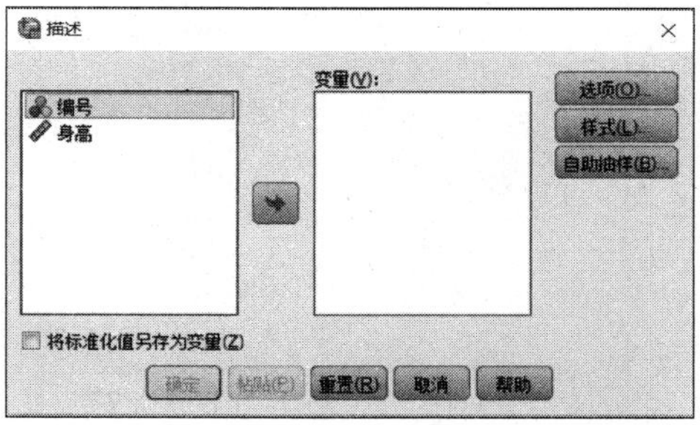

图 7.25　变量设置

（2）添加变量到"变量"文本框中，并单击"选项"按钮，在弹出的对话框中设置需要的统计量，如图 7.26 所示。

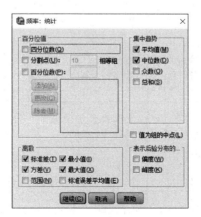

图 7.26　选项设置

（3）单击"继续"按钮并输出结果，如图 7.27 所示。

描述统计												
	N	范围	最小值	最大值	均值		标准 偏差	方差	偏度		峰度	
	统计	统计	统计	统计	统计	标准 错误	统计	统计	统计	标准 错误	统计	标准 错误
身高	20	18	165	183	175.40	1.130	5.051	25.516	-.438	.512	-.459	.992
有效个案数（成列）	20											

图 7.27　输出结果展示

由图 7.27 可知，个案数为 20，范围为 18，最小值为 165，最大值为 183，平均值为 175.40，标准错误平均值为 1.130，标准偏差为 5.051，方差为 25.516，偏度系数为 −0.438，峰度系数为 −0.459。

第四节　医学数据处理过程

一、数据的录入及变量设置

（一）录入数据

首先打开 SPSS，执行"文件"→"导入数据"命令，在弹出的级联菜单中选择需要导入的数据类型，如图 7.28 所示。

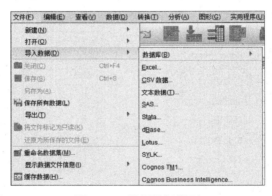

图 7.28　选择数据类型

（二）变量设置

选择变量视图，选择需要的数据类型，如修改名称、修改变量类型、精确小数点位数，操作界面如图 7.29 所示。

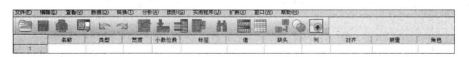

图 7.29　选择数据类型操作界面

二、数据处理

这里收集了一份 10 名志愿者的两个生理指标（身体质量指数、收缩压）和两个生活指标（每日步数、每日户外活动时长）的数据，现在研究四个变量间的相关关系，若直接进行两两分析，则会较烦琐且不够直观。采用典型相关性分析，以进行更加简明清晰的研究。数据如图 7.30 所示。

根据实际需求进行频率分析、描述性分析和探索分析，如图7.31所示。

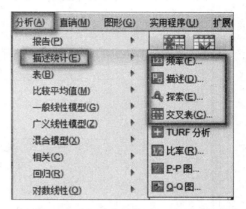

身体质量指数	收缩压	每日步数	活动时长
20.8	124	2939	2.1
24.8	140	3590	.8
26.1	107	8297	2.9
23.5	138	6974	1.5
28.3	94	6996	.7
22.1	97	6009	1.8
23.5	122	8573	1.6
23.9	93	7509	1.5
24.7	119	9267	1.3
23.8	108	7317	1.9

图7.30　数据输入　　　　　　　　　图7.31　"描述统计"类型选择设置

在实际数据分析中往往会用到相关性的分析，即分析两组变量 $X=(X_1, X_2, \cdots, X_n)$ 和 $Y=(Y_1, Y_2, \cdots, Y_m)$ 之间的相关关系，其研究思想类似于主成分分析，通过在两组变量中找出变量相关性最大的线性组合，然后在每组变量中找出第二对相关性最大的线性组合，但其与第一对线性组合不相关，如此进行下去，直至两组变量间的相关性被提取完毕。具体操作如下。

（1）执行"分析"→"相关"→"双变量"命令，如图7.32所示。

（2）打开"双变量相关性"对话框，将需要的变量添加进两个文本框中，如图7.33所示。

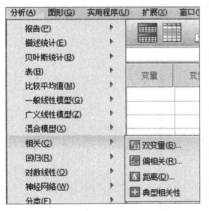

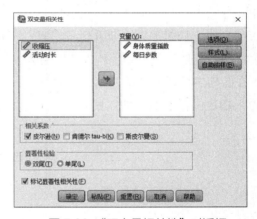

图7.32　"相关"功能选择　　　　　　图7.33　"双变量相关性"对话框

（3）单击"选项"按钮，在弹出的对话框中选择"平均值和标准差""叉积偏差和协方差"复选框，单击"继续"按钮，如图7.34所示。

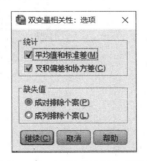

图7.34　设置"统计"类型

（4）单击"确定"按钮，可得到相关性的结果，如图 7.35 所示。

描述统计

	平均值	标准 偏差	个案数
身体质量指数	24.150	2.0603	10
每日步数	6747.10	2058.004	10

相关性

		身体质量指数	每日步数
身体质量指数	皮尔逊相关性	1	.418
	Sig.（双尾）		.230
	平方和与叉积	38.205	15935.050
	协方差	4.245	1770.561
	个案数	10	10
每日步数	皮尔逊相关性	.418	1
	Sig.（双尾）	.230	
	平方和与叉积	15935.050	38118406.90
	协方差	1770.561	4235378.544
	个案数	10	10

图 7.35 "描述统计"和"相关性"结果展示

三、制图及分析

利用统计图表进行数据分析，将数据变成图片，能更清晰地对比数据的变化以及更快地读取原始数据，能够让人们更加直观地看到所需要的数据库被建立，使用 SPSS 制图的步骤如下。

（1）执行"图形"→"图表构建器"命令，如图 7.36 所示。

（2）在图库中选择需要的表格，将表格拉入空白处。选择两个变量作为表格的横轴和纵轴，并将变量拉入指定位置，如图 7.37 所示。

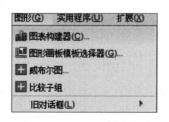

图 7.36 SPSS 制图启动

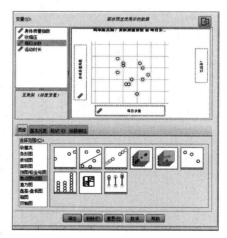

图 7.37 选择需要的表格

（3）单击"确定"按钮，输出结果如图 7.38 所示。

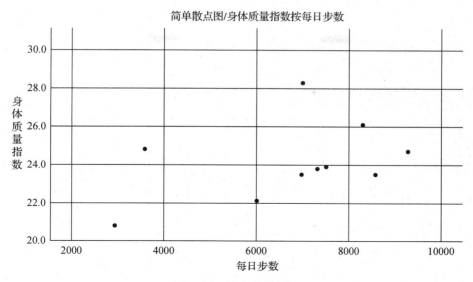

图 7.38　输出结果展示

第五节　SPSS 数据文件的创建

SPSS 是一个专业的数据统计软件，在各个领域都非常常用，使用 SPSS 软件进行统计分析之前需要先录入源数据，数据结构是对 SPSS 各种变量的描述，主要记录数据变量的名称、类型、变量宽度、小数位数、变量名标签、变量值标签、缺失值、显示宽度、对齐方式和计量尺度等必要信息。下面介绍 SPSS 数据文件的创建。

（1）执行"文件"→"新建"→"数据"命令，创建一个空白数据文件，如图 7.39 所示。

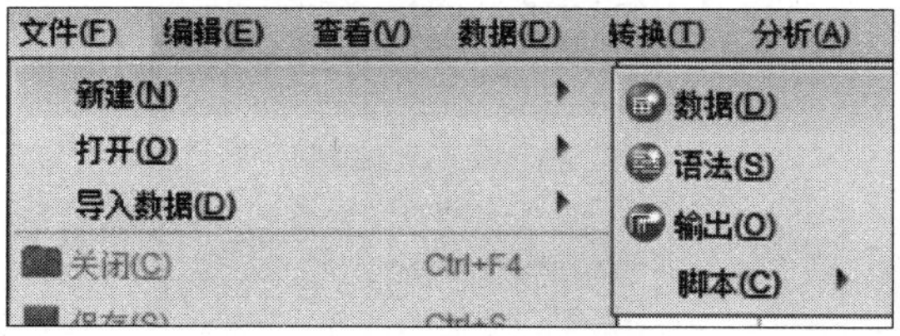

文件(F)	编辑(E)	查看(V)	数据(D)	转换(T)	分析(A)
新建(N)				▶	📊 数据(D)
打开(O)				▶	📄 语法(S)
导入数据(D)				▶	📄 输出(O)
📄 关闭(C)			Ctrl+F4		脚本(C) ▶
📄 保存(S)			Ctrl+S		

图 7.39　新建数据文件

新建文件后，会出现一个空白界面，在这里的每一行称为一个数据集，每一列称为一个变量，所有 SPSS 数据分析都是基于数据集（行）和变量（列）展开的。

（2）单击"变量视图"按钮，对每一个变量设置更加详细的参数，如图 7.40 所示。

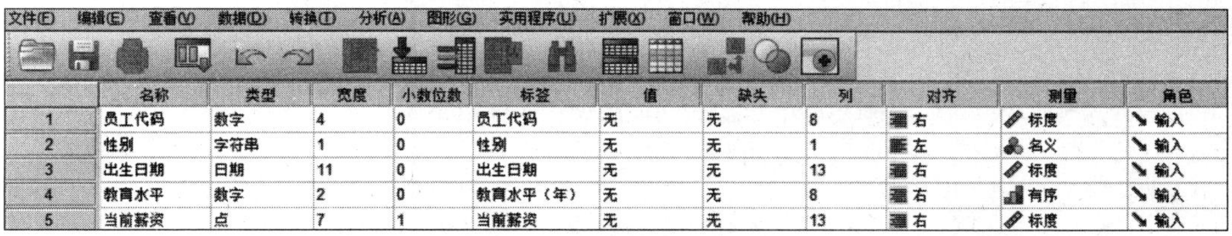

	名称	类型	宽度	小数位数	标签	值	缺失	列	对齐	测量	角色
1	员工代码	数字	4	0	员工代码	无	无	8	疆 右	✏ 标度	↘ 输入
2	性别	字符串	1	0	性别	无	无	1	疆 左	🔊 名义	↘ 输入
3	出生日期	日期	11	0	出生日期	无	无	13	疆 右	✏ 标度	↘ 输入
4	教育水平	数字	2	0	教育水平（年）	无	无	8	疆 右	📊 有序	↘ 输入
5	当前薪资	点	7	1	当前薪资	无	无	13	疆 右	✏ 标度	↘ 输入

图 7.40　变量参数设置

在图 7.40 中，对第一行进行编辑，名称为"员工代码"，类型为"数字"，宽度为"4"，小数位数为"0"。当定义好一系列具体的参数指标后，切换到数据视图，可见第一列的变量名已经变为"员工代码"，如图 7.41 所示。

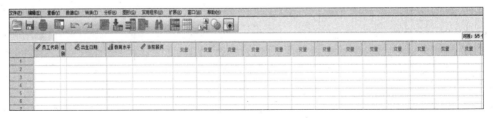

图 7.41　设定结果展示

（3）录入所需要的数据，这是 SPSS 数据分析的基础，如图 7.42 所示。

员工代码	性别	出生日期	教育水平	当前薪资
202001	1	20.12.1962	9	18.550,0
202002	2	21.02.1985	9	13.400,0
202003	1	11.03.1994	12	12.500,0
202004	1	05.05.1984	16	12.500,0
202005	2	05.09.1991	16	13.450,0

图 7.42　录入数据

（4）在编辑好需要录入的数据后需要对数据进行保存，执行"文件"→"保存"命令，在弹出的对话框中选择保存路径和保存类型，单击"保存"按钮即可，如图 7.43 和图 7.44 所示。

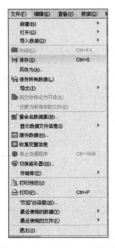

图 7.43　执行"文件"→"保存"命令

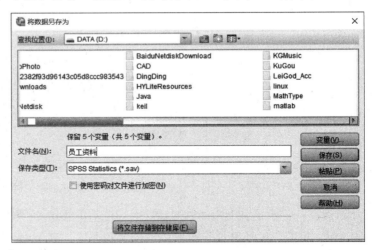

图 7.44　选择保存路径和保存类型

通过查看器窗口查看结果，如图 7.45 所示，最后显示的 COMPRESSED 表示保存成功。

➡ SAVE OUTFILE='D:\员工资料.sav'
　/COMPRESSED.

图 7.45　查看器窗口显示结果

第六节　求总费用并比较不同性别患者药品费用

SPSS 作为世界著名的统计分析软件之一，在对数据进行处理分析上发挥了不可替代的作用，受到广大数据分析者的热爱，在医学统计方面的应用更为突出，其强大的功能往往使医学中复杂的数据变得清晰明了。以图 7.46 为例，用 SPSS 计算总费用并比较不同性别患者药品费用。

患者姓名	性别	药品费用	住院费用	总费用
张伟	男	1056.1	2030.1	
刘芳	女	513.4	1040.2	
张敏	女	1003.4	1902.3	
王磊	男	1020.6	1982.2	
王晶	男	904.7	1594.7	
李艳	女	619.5	1402.5	
刘洋	男	816.7	1876.5	
李英	女	707.3	1678.6	
黄静	女	791.1	1566.7	
刘勇	男	803.5	1995.5	

图 7.46　数据输入

首先计算 10 名随机患者的费用总和，操作步骤如下。

（1）执行"转换"→"计算变量"命令。

（2）选择目标变量为"总费用"，将变量添加进"数字表达式"文本框中，"总费用"="药品费用"+"住院费用"，如图 7.47 所示。

（3）单击"确定"按钮，输出结果如图 7.48 所示。

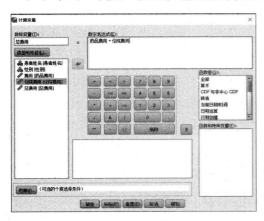

图 7.47　"计算变量"对话框

患者姓名	性别	药品费用	住院费用	总费用
张伟	男	1056.1	2030.1	3086.2
刘芳	女	513.4	1040.2	1553.6
张敏	女	1003.4	1902.3	2905.7
王磊	男	1020.6	1982.2	3002.8
王晶	男	904.7	1594.7	2499.4
李艳	女	619.5	1402.5	2022.0
刘洋	男	816.7	1876.5	2693.2
李英	女	707.3	1678.6	2385.9
黄静	女	791.1	1566.7	2357.8
刘勇	男	803.5	1995.5	2799.0

图 7.48　输出结果展示

下面比较不同性别患者医药费用，通过 SPSS 数据统计得到男女在药品费用上的差异，具体操作步骤如下。

（1）执行"分析"→"描述统计"→"交叉表"命令。

（2）弹出"交叉表"对话框，在"行"和"列"文本框中分别加入需要的数据，如图 7.49 所示。

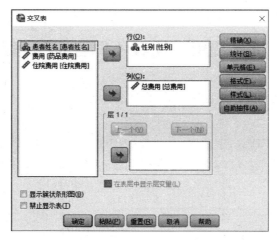

图 7.49 "交叉表"对话框

（3）单击"统计"按钮，在弹出的对话框中选择"卡方检验"复选框，单击"确定"按钮，输出结果如图 7.50 所示。

性别 * 费用 交叉表

计数

		费用										总计
		513.4	619.5	707.3	791.1	803.5	816.7	904.7	1003.4	1020.6	1056.1	
性别	男	0	0	0	0	1	1	1	0	1	1	5
	女	1	1	1	1	0	0	0	1	0	0	5
总计		1	1	1	1	1	1	1	1	1	1	10

卡方检验

	值	自由度	渐进显著性（双侧）
皮尔逊卡方	10.000[a]	9	.350
似然比	13.863	9	.127
有效个案数	10		

a. 20 个单元格 (100.0%) 的期望计数小于 5。最小期望计数为 .50。

图 7.50 "卡方检验"结果展示

通过分析可以看出，皮尔逊卡方的渐进显著性水平为 0.350，远远大于 0.05，这说明不同性别药品费用是没有显著性差异的。如果显著性水平 <0.05，则说明不同性别药品费用有显著性差异，且差异具有统计学意义。

第七节　卡方检验、T 检验和方差分析

一、卡方检验

卡方检验是指在一定的置信水平和自由度下，通过比较卡方统计量和卡方分布函数概率值，判断实际概率与期望概率是否吻合，通过比较理论概率和实际概率的吻合程度，可检验两个分类变量的相关性。在数据分析中，卡方检验常常用来分析差异性或相关性，如果检验中显著性数值 >0.05，则代表变量之间没有显著性差异；如果显著性数值 <0.05，则表示变量之间有显著性差异。

以调查某地某种疾病发病率与性别是否相关为例。

（1）按图7.51输入数据，其中第1列中的1代表男，2代表女，第2列中的1代表发病，2代表不发病，第3列为各项的人数，如图7.52所示。

	发病人数	未发病人数	总数
男	315	716	1031
女	203	754	957

图7.51 输入数据

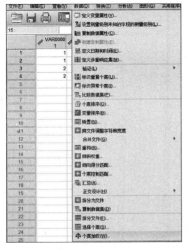

图7.52 数据分类

（2）执行"数据"→"个案加权"命令，如图7.53所示。

（3）在弹出的对话框中选择"个案加权系数"单选按钮，并将"VAR00003"变量放入"频率变量"中，如图7.54所示。

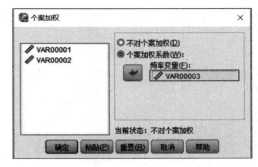

图7.53 执行"数据"→"个案加权"命令　　　图7.54 "个案加权"对话框

（4）加权完毕后，执行"分析"→"描述统计"→"交叉表"命令，在弹出的对话框中，将第一列数据指定为行，将第二列数据指定为列，然后单击"统计"按钮，在弹出的对话框中选择"卡方"复选框，最后依次单击"继续"和"确定"按钮，软件将进行卡方检验，如图7.55所示，输出结果如图7.56所示。

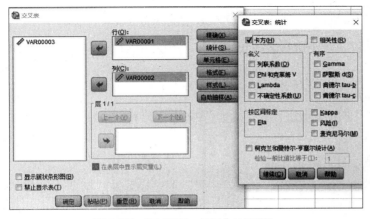

图7.55 "交叉表：统计"对话框

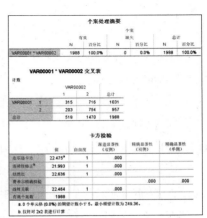

图7.56 输出结果展示

在本例中，行列变量各二组，自由度为（2-1）×（2-1）=1，P 值为 22.475，显著性数值为 0.000，小于 0.05，有显著性差异，不能接受无关假设，即疾病发病与性别明显相关。卡方检验可以有效地分析变量相关关系，但也存在一定的前提条件，即需要在样本数量足够大的情况下进行，在样本数量较小时，会存在一定误差。

二、T 检验

独立样本 T 检验是研究中使用最为广泛的数据分析方法。独立样本 T 检验用于分析两组不同群组直接定量数据的差异情况，是差异性检验的一种方法。使用 T 检验也有一定的适用范围：各个观察值相互独立，不能相互影响，即满足独立性。这一般根据专业背景考察，如遗传性疾病、传染性疾病的数据就可能存在非独立性问题，也就是不同数据会相互影响，而不同学生身高可认为相互独立，彼此不影响。

下面通过一个例子来了解如何进行 T 检验。例如，收集到两个班级的学习成绩，如图 7.57 和图 7.58 所示。

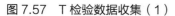

班级	成绩
1	88
1	76
1	98
1	77
1	76
1	85
1	88
1	83
1	76
1	73
1	92
1	78
1	74
1	89
1	92
1	79
1	76
1	95
1	85
1	83
1	88
1	73
1	78
1	87
1	74
1	90

图 7.57　T 检验数据收集（1）

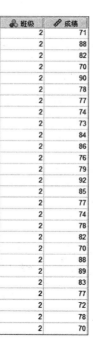

班级	成绩
2	71
2	88
2	82
2	70
2	90
2	78
2	77
2	74
2	73
2	84
2	86
2	76
2	79
2	92
2	85
2	77
2	74
2	78
2	82
2	70
2	88
2	89
2	83
2	77
2	72
2	78
2	70

图 7.58　T 检验数据收集（2）

其中，"1"代表 1 班，"2"代表 2 班，两个班级各收集了 30 名学生的成绩，在导入完数据后，开始 T 检验分析。

（1）执行"分析"→"比较均值"→"独立样本 T 检验"命令。

（2）在弹出的对话框中将"班级"变量添加进"分组变量"文本框，将"成绩"变量添加进"检验变量"文本框，如图 7.59 所示。

（3）单击"确定"按钮，输出结果如图 7.60 所示。

独立样本 T 检验结果展示了两组数据是否存在统计学差异，可以通过显著性数据判断是否存在差异性。若显著性 <0.01，则两个群体在 0.01 显著性水平下呈现差异；若 0.01< 显著性 <0.05，则

两个群体在 0.05 显著性水平下呈现差异；若显著性 >0.05，则两个群体在 0.05 显著性水平下不呈现差异。图 7.60 中显著性为 0.412，大于 0.05，因此两个班级不呈现差异。

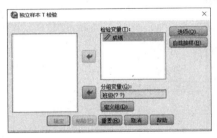
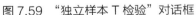

图 7.59　"独立样本 T 检验"对话框

组统计

班组		个案数	平均值	标准偏差	标准误差平均值
成绩	1	30	82.17	8.188	1.495
	2	30	80.37	7.563	1.381

独立样本检验

		莱文方差等同性检验		平均值等同性t检验					差值95%置信区间	
		F	显著性	t	自由度	Sig.（双尾）	平均值差值	标准误差差值	下限	上限
成绩	假定等方差	.682	.412	.884	58	.380	1.800	2.035	-2.274	5.874
	不假定等方差			.884	57.639	.380	1.800	2.035	-2.274	5.874

图 7.60　"独立样本 T 检验"结果展示

三、方差分析

方差分析是将总变异分解为由研究因素所产生的变异与抽样误差两部分，通过比较来自不同部分的变异，借助统计分析做出推断。通常采用方差齐性检验来判断方差齐性，如果样本含量相等或相近，即使方差不齐，方差分析仍然稳健且检验效能较好。SPSS 中提供了 Levene 检验来判断其是否具有方差齐性。

下面通过一个调查来说明方差分析。某研究人员为了解甲、乙两地男童身体发育情况，在两地分别随机调查了 20 名 8 岁男童的身高（cm）和体重（kg），以此来研究两地儿童发育是否相同，如图 7.61 和图 7.62 所示。

地区	身高	体重
1	145.7	37.6
1	147.9	36.6
1	138.7	25.7
1	136.9	24.8
1	141.1	34.6
1	147.9	45.0
1	128.6	20.2
1	135.7	34.5
1	147.6	37.5
1	150.5	40.0
1	150.6	39.0
1	144.3	35.4
1	136.7	32.6
1	145.8	37.5
1	135.1	26.8
1	143.7	36.4
1	145.5	33.7
1	136.6	36.5
1	137.8	29.1
1	144.5	35.6

图 7.61　方差分析数据收集（1）

地区	身高	体重
2	139.7	25.6
2	137.6	29.5
2	133.4	32.6
2	135.8	24.5
2	129.5	23.1
2	128.6	25.7
2	127.5	29.1
2	133.6	30.1
2	137.8	33.8
2	140.5	36.7
2	142.6	35.6
2	137.6	26.5
2	136.6	29.1
2	140.5	37.7
2	126.7	22.2
2	142.6	30.5
2	136.4	29.0
2	127.8	28.6
2	130.4	30.5
2	140.2	35.6

图 7.62　方差分析数据收集（2）

其中，"1"代表甲地区，"2"代表乙地区，待分析的因变量为身高、体重，且均为连续型变量；自变量为地区，分类变量。在输入完数据后开始方差分析。

（1）执行"分析"→"一般线性模型"→"多变量"命令。

（2）在弹出的对话框中，将待分析的变量选入"因变量"，在该例中选择"身高"和"体重"

为"因变量",将地区选入"固定因子"。

（3）执行"模型"→"构建项"命令，在弹出的对话框的"类型"下拉列表框中选择"主效应"选项，并将"地区"选入模型，如图 7.63 所示。

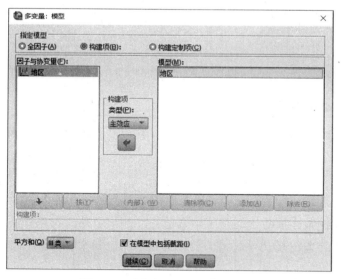

图 7.63 "多变量：模型"对话框

（4）单击"继续"按钮，在弹出的对话框中选择"描述统计"和"齐性检验"复选框，如图 7.64 所示。

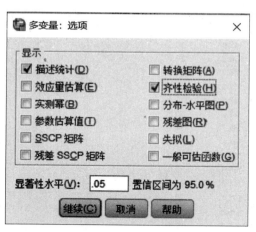

图 7.64 选择"描述统计"和"齐性检验"复选框

（5）单击"继续"按钮，选择"事后多重比较"，将"地区"选入"下列各项的事后检验"，并在下方选择"塔姆黑尼"和"邓尼特"复选框，如图 7.65 所示。输出结果如图 7.66 和图 7.67 所示。

在主体间效应检验中，身高（F=14.533，P<0.001），体重（F=6.268，P>0.05），可认为两地的儿童在身高上存在统计学差异，但在体重上不存在统计学差异。

在多变量检验中，一般选用"比莱轨迹"，此法相对比较稳定。由结果可知，P<0.01，说明两地儿童存在着差异。

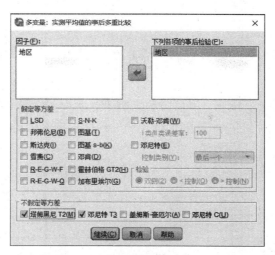

图 7.65 "不假定等方差"设置

主体间效应检验

源	因变量	III 类平方和	自由度	均方	F	显著性
修正模型	身高	461.041[a]	1	461.041	14.533	.000
	体重	172.640[b]	1	172.640	6.268	.017
截距	身高	769119.289	1	769119.289	24244.928	.000
	体重	40647.000	1	40647.000	1475.772	.000
地区	身高	461.041	1	461.041	14.533	.000
	体重	172.640	1	172.640	6.268	.017
误差	身高	1205.470	38	31.723		
	体重	1046.630	38	27.543		
总计	身高	770785.800	40			
	体重	41866.270	40			
修正后总计	身高	1666.511	39			
	体重	1219.270	39			

a. R 方 = .277（调整后 R 方 = .258）

b. R 方 = .142（调整后 R 方 = .119）

图 7.66 "主体间效应检验"结果展示

多变量检验[a]

效应		值	F	假设自由度	误差自由度	显著性
截距	比莱轨迹	.999	17668.777[b]	2.000	37.000	.000
	威尔克 Lambda	.001	17668.777[b]	2.000	37.000	.000
	霍特林轨迹	955.069	17668.777[b]	2.000	37.000	.000
	罗伊最大根	955.069	17668.777[b]	2.000	37.000	.000
地区	比莱轨迹	.279	7.155[b]	2.000	37.000	.002
	威尔克 Lambda	.721	7.155[b]	2.000	37.000	.002
	霍特林轨迹	.387	7.155[b]	2.000	37.000	.002
	罗伊最大根	.387	7.155[b]	2.000	37.000	.002

a. 设计：截距 + 地区

b. 精确统计

图 7.67 "多变量检验"结果展示

第八节 制 作 表 格

SPSS 具有完整的数据输入、编辑、统计分析、报表、图形制作等功能，提供完整的数据分析流程及制作表格是 SPSS 经常用到的一个功能，图表的出现使数据分析更加直观。下面介绍 SPSS 图表的制作过程。

（1）打开需要的数据，执行"分析"→"表"→"定制表"命令。

（2）在左边"变量"列表框中选择所需变量，并用鼠标将其依次拖曳至右边"常规"栏中所对应的"行"或"列"中，如图 7.68 所示。

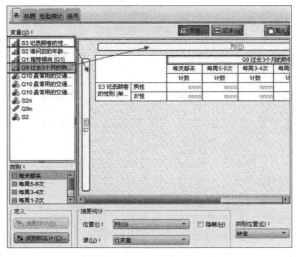

图 7.68 "变量"设置

（3）单击"类别和总计"按钮，打开"分类和总计"对话框，选择"总计"复选框，如图 7.69 所示。

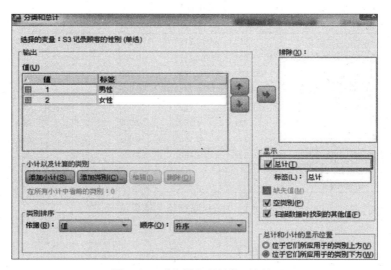

图 7.69 "分类和总计"对话框

（4）单击"确定"按钮输出结果。

学习小结

本章主要介绍了SPSS软件，内容包括SPSS的运行环境以及SPSS的安装操作过程、SPSS数据文件的创建、SPSS数据的预处理过程、SPSS分析数据的功能（包括卡方检验、T检验、方差分析等）。

重点掌握利用SPSS制作图表，学会使用SPSS分析实际案例，学会解决SPSS的常见问题。

课后练习

一、选择题

1. SPSS数据文件的扩展名是（   ）。

A. HTM B. XLS

C. DAT D. SAV

2. SPSS中可用的数据类型有（   ）。

A. 数值型 B. 字符型

C. 日期型 D. 以上都是

3. 在SPSS算术表达式中，字符型（   ）应该用引号引起来。

A. 常数 B. 变量

C. 算术运算符 D. 函数

4. 通过选取的方法，（   ）是按符合条件的数据进行选取。

A. 按指定条件选取 B. 随机选取

C. 选取某一区域内样本 D. 过滤变量选取

5. 通过（   ）可以将数据编辑窗口中的技术数据还原为原始数据。

A. 数据转置 B. 加权处理

C. 数据拆分 D. 以上都是

二、简答题

1. 简述SPSS的特点。

2. 简述SPSS与Excel相比有什么区别和优点。

3. SPSS数据处理有哪些？

4. 简述使用SPSS建立一个数据文件的方法。

三、操作题

1. 用SPSS进行简单的数据预处理。

2. 用SPSS输入班级的成绩后，用SPSS计算班级的成绩总和。

3. 用 SPSS 分析班级成绩的差异性。

4. 用 SPSS 制作一个表格，如公司不同年龄员工薪资情况。

5. 分别利用卡方检验分析员工薪资状况和学历是否有显著相关性。

6. 利用 SPSS 方差分析对不同地区吸烟率进行分析。

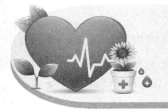

第八章　计算机医学影像

知识目标：了解医学影像数字化的意义，了解如今医学影像数字化面临的挑战，掌握提高图像采集质量的方法。

技能目标：了解医学影像的存储和管理，掌握医学图像传输原理，掌握如何进行图像数字化过程。

思想切入点：敬佑生命，救死扶伤，甘于奉献。

🔍 思想延伸

　　医务人员在抗击疫情的过程中总是冲在第一线，采集医学影像的过程中不可避免地要接触潜在患者。在传统的成像过程中，医务人员需要帮助患者调整和定位身体，协助患者摆好合适的姿势，在密切接触过程中暴露在病毒下的风险很高；相比之下，非接触式自动成像工作流程可以将医患间的接触和交叉感染风险降到最低。目前，很多 X 线和 CT 设备都配备了用于监护患者的摄像头，它们为非接触式医学影像采集提供了设备基础。工作人员可以利用摄像头观察和指导患者采取合适的姿势。但仅凭摄像头的 2D 视角，研究人员无法有效判断需要测量的范围和扫描参数。这时基于 AI 的方法可以识别出患者的姿势和躯体外轮廓，而在算法的帮助下，RGB相机 TOF 传感器等就能提供患者的姿态信息，以帮助医生确定最佳扫描参数。例如，从图像中检测患者的身体关键点，包括颈部、肩膀、肘部、脚踝、手腕和膝盖等。

一、案例

　　截至 2022 年 7 月，全球报告的 COVID-19 感染者已经超过 5 亿人，而有效的大规模检测是防控疫情的关键所在。疫情期间，我国广泛使用的是逆转录聚合酶链反应（RT-PCR，核酸检测）。生物工程的强大能力成为我国在抗击疫情中的有力武器，但世界上很多国家面临 RT-PCR 检测试剂不足、检测能力不济的困扰，同时受试剂质量问题的影响。不仅如此，还有研究表明，实验中存在较高的假阴性率。好在医务人员在临床试验中利用包括 X 线和 CT 检查医疗影像设备为肺炎的诊断提供了有效帮助。中国的经验表明，如果在 CT 中观察到了肺部的相应病理特征，很多病例将会被认定为疑似病例。这时，基于医学影像的手段在防控病毒传播的过程中就发挥了重要作用。以胸部 CT 为例，基于医学影像的 COVID-19 诊断流程通常包括三个阶段，即扫描前准备、医学影像获取和分析诊断。人工智能作为医学影像领域的新兴技术，与高度依赖人工的传统成像工作流程相比，可提供更安全、准确、高效的成像解决方案。

第一节　医学影像的数字化和采集

在社会生活中，信息的数字化和网络化在大数据的背景下已经成为人类生活和发展的重要组成部分，数字图像信息也被广泛应用在许多领域，如银行、公共安全等。其中，影像数字化信息在医学领域的影响和意义更为深远和重大。

影像数字化是指模拟的遥感图像经检测并采样和灰度级转换变成离散的数字化图像的过程，具体包括存储、传输、加工、分析、应用等环节。在进行影像数字化时，要注意采样间隔的设计，采样间隔过大会损失影像分辨率，过小则会造成存储压力。

一、医学影像数字化的意义

（1）在医学上，CT的好坏，尤其是分辨率的高低严重影响医生对患者诊断的准确性。因此，影像人员需要熟练掌握数字图像的选择和调整，为临床诊断提供精确的依据。数字图像能够进行多种后期处理，具有较强的可操作性。数字图像是由像素矩阵所构成，单位面积内数字图像的像素数越高，那么其所包含的生物信息也就越丰富。图像处理软件能够帮助影像工作人员将一定尺寸的图像进行像素重定，即利用一些算法增加像素以提高图像的生物信息量，因此通过数字图像处理影像具有重要的意义。

（2）医学影像数字化是医院数字化建设的重要组成部分。影像数字化可以提供一个全新的阅片方式，提高了医生看片、诊病的效率；影像数字化改变了传统的档案管理，使档案管理变得整洁有序；影像数字化改变了医学相片数据的保存方式，能更加完好地保存医学相片数据，对未来不管是提高急诊水平还是科研教学都有很大的帮助；数字影像为图文控制、传输归档、信息交流以及科室管理等奠定了基础，它为临床参考影像提供了最佳的便捷模式，解决了很多疑难问题和边缘问题。

二、医学影像数字化面临的挑战

（1）经过近百年的发展，传统的放射科室的医护人员已经形成了固有的思维模式，诊断思维主要以形态学改变为依据。随着数字化的发展，过去的真实影像转变为真实加虚拟影像，这些变化要求临床医生的诊断思维也必须随之改变,兼顾宏观与微观、静态与动态、结构与功能等。这必然会受到习惯思维模式的阻碍,而且我国计算机的普及程度比发达国家低,一部分医务工作人员对计算机操作不是很熟悉,尤其是老一辈的医生,一般习惯于传统的阅片方式,而这种方式与新的阅片方式截然不同。这种阅片方式的改变因之形成对传统方式的一种挑战,医疗机构在这方面还需着力增强医务人员的网络意识以及促进新观念树立。

(2)要改变传统的阅片方式,随之而来的就是数据的保存问题。虽说医院秉承"以患者为中心"的思想,但也不能排除治疗数据被盗或被篡改的可能性。因此,医院应当加强网络空间安全,减少意外发生对患者和医院造成损失。

三、医学影像的采集方法

(一)利用扫描仪完成影像数字化

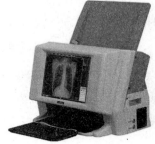

图 8.1 现代医学扫描仪

利用扫描仪将文件、表格及图片转换为数字影像,以便于在个人计算机上存储与编辑。扫描仪的主要任务是将纸张或物品等实体资料,处理而成数字资料,以供后续应用。因此,其内部架构涉及光学机构、电子电路、驱动装置及软件技术等。其中,光学是影像再生的源头,电子是影像处理的核心,软件则是扫描的人机接口。图 8.1 所示为现代医学扫描仪。

(二)利用数码相机完成影像数字化

数码相机获取的图像的分辨率虽不及扫描仪,但其优点在于获取图像的速度快,且能满足一定尺寸范围内胶片分辨率的要求;可以便捷地拍摄到在 CT、核磁共振等医疗影像设备屏幕上看到的影像,实现更原始的图像重现。在运用数码相机完成影像数字化时,要注意合理设置其分辨率与精度,明确不同情况对应不同的分辨率,准确调试感光度,以保证所获医学影像符合诊断要求及具有保存价值。

(三)利用医疗成像设备获取数字图像

影像存储与传输系统(PACS)是应用于医院影像科室的系统,其主要任务是把日常产生的各种医学影像(包括核磁、CT、超声、各种 X 线机、各种红外仪、显微仪等设备产生的图像)通过接口以数字化的方式保存起来,当需要时在一定的授权下能够很快地调回使用,同时增加一些辅助诊断管理功能,它对在各种影像设备间传输数据和组织存储数据具有重要作用。

四、采集过程中提高医学影像质量的方法

在现代数字化高速发展的时代,扫描仪、数码相机等影像数字化生成设备逐渐成为数字化时代的重点,人们可以很容易地将影像采集到计算机中,数字化影像在信息时代所扮演的角色日趋重要。

在采集过程中提高医学影像的质量是极其重要的,但是,在现实操作中往往会出现一系列问题,即使在使用高精度的设备时,也不能获得高质量的医学影像。正确掌握扫描仪、数码相机等设备的使用方法是获取影像的基本保证,没有任何质量的采集是毫无意义的,下面介绍在采集过程中可以提高医学影像质量的方法。

(一)合理设置扫描分辨率

在扫描图像时,扫描分辨率设得越高,生成的图像就越清晰,生成的文件也就越大,但如果超

过原稿图像和设备的分辨率，再清晰的图像也是没有意义的，还要占用大量的磁盘空间。因此，设置适合的扫描分辨率至关重要。在实际工作中，我们需要充分利用现有设备，通过实践对照找到适合材料的最佳分辨率。选对了分辨率，既可以保证图像的清晰度，又可以节省内存空间。

（二）进行预扫

通常情况下，为了节约扫描时间，我们常常忽略预扫步骤。而事实上，在正式扫描前进行预扫是非常有必要的。预扫有两方面的好处：一方面，通过预扫后的图像可以直接选定自己需要扫描的图像区域，简化扫描后的图像处理工作；另一方面，通过预扫可以大致了解图像的色彩、效果等，对不满意的地方进行修改，从而提高扫描质量。

（三）将被扫描图像摆放端正

如果被扫描图像被随意地摆放，虽然可以进行后期调整，但是后期旋转的角度大小会影响图像的质量。旋转的角度越大，图像质量下降得越多。因此，在扫描时摆正被扫描图像可以得到更高质量的数字化图像。

第二节　图像的存储和管理

一、图像存储与传输系统概述

PACS 是专门为医学图像管理而设计的包括图像存储、检索、传输、显示、处理、打印的硬件和软件系统。其目标是有效管理和利用医学图像资源。PACS 的建立对医学图像的管理和疾病诊断具有重要意义：解决了医学影像的存储、传送、检索等问题，采用大存储技术，克服了胶片占用存储空间大的问题；可以实现数据高速检索，避免了胶片丢失；提高了图像诊断能力。此外，电子通信网络支持多用户同时处理，利用计算机对图像进行处理提高了诊断能力，并可接入远程医疗系统实现远程会诊；分布式医学图像数据库便于实现医学数据共享，从而提高医院的工作效率和诊断水平。图 8.2 为 PACS 的结构示意图。

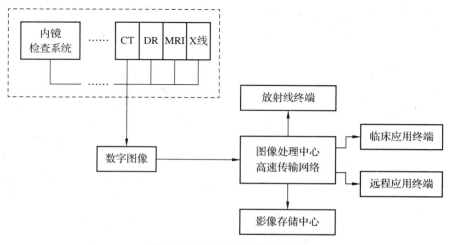

图 8.2　PACS 的结构示意图

二、图像存储与传输系统的产生和发展

PACS 的概念提出于 20 世纪 80 年代初。1982 年 1 月，国际光学工程学会（SPIE）在美国主办的第一届国际 PACS 研讨会上正式提出了 PACS 这一术语。建立 PACS 的想法主要是由两个因素引起的：一是数字化影像设备，如 CT 设备等的产生使得医学影像能够直接从检查设备中获取；二是计算机技术的发展使得大容量数字信息的存储、通信和显示都能够实现。在 20 世纪 80 年代初期，欧洲、美国等发达国家和地区基于大型计算机的医院管理信息系统已经基本完成了研究阶段而转向实施，研究工作在 20 世纪 80 年代中期就逐步转向为医疗服务的系统，如临床信息系统、PACS 等方面。欧洲、日本、美国等国家和地区相继建立研究 PACS 的实验室与实验系统。随着技术的发展，到 20 世纪 90 年代初期已有一些实用的 PACS 陆续建立。

近年来，随着网络技术和信息技术的飞速发展，先进医疗设备输出的数字、图像等检验或检查结果在医生临床诊断中占据越来越重要的位置，传统的面对面、一对一的医疗模式逐步扩展为异地远程医疗模式。作为目前医院信息系统中操作数据量最大、数据精度要求最高的系统，PACS 系统利用新兴技术带动了整个医疗事业的发展。

随着传感器的发展，高精度仪器的更新换代，图像存储系统所输出的图像也越来越清晰。一张普通的 CT 图像占用存储空间为 150 MB 左右，一所三甲医院 PACS 系统一天所产生的相关数据量为 50 ~ 100 GB，同时考虑到医疗信息存储时效为 30 年，PACS 系统清晰度的提高带来了数据量的激增。如何兼顾存储容量和高效的数据处理技术，完成图像快速无失真的压缩，是能否提升 PACS 系统处理图像性能的关键。近年来，随着 3D 打印技术的快速发展，PACS 系统逐步从辅助诊疗手段发展过渡到临床诊疗手段，因此，在提升医疗行业技术水平的同时进一步促进 PACS 系统的性能提升有重要意义。

三、图像存储与传输系统所面临的挑战

（1）近年来，医院的医疗 PACS 影像数据生产量快速增长，对医疗影像存储的快速扩容能力和高速调阅能力提出了挑战。目前，医院采用的集中式阵列存储普遍存在影像调阅性能瓶颈，三级存储架构复杂，扩容和运维困难，数据无法全部在线，难以支持大数据、人工智能等科研需求。

（2）在患者进行复查时，医生需要调阅半年前或一年前的检查影像，这些影像位于近线存储中，需要将其先迁移到在线存储中再调阅，操作烦琐；三级架构积累了大量 PACS 数据，难以用于 AI 辅助治疗以及影像数据分析，使大量数据没有发挥其应有的价值。

（3）存储设备的购置费用高，且后期设备扩充容量的成本更是难以估量。设备的运营维护费用更是加大了医院的成本。

四、提高医学图像存储质量的方法

目前，在数字化医学影像存储方面，人们的重视程度不够，造成的结果就是医学影像利用率不高，归根结底就是其存储质量和存储空间的关系。在如今扩充设备容量费用高昂的情况下，提高存储质量是提高医学影像利用率的关键。

（一）选择合适的文件格式

选择不同的存储格式，文件压缩后的大小也不尽相同，各个格式都有其特点。例如，BMP 格

式的文件所含影像信息丰富，但是几乎不进行压缩，这就导致其占用存储空间过大；GIF 格式的文件只支持 256 色等。图像质量总是与存储空间矛盾，保证高质量图像时所占用的存储空间必然会比较大，在存储图像时，要根据实际需要选择文件格式，这是做到高质量存储的根本所在。

（二）选择合适的色彩模式

影像色彩能否逼真地还原直接影响医学影像的真实性和影像的质量。目前，大多数图像处理软件所支持的图像（按色彩模式划分）有黑白模式、灰度模式、索引色彩模式、RGB 色彩模式、CMYK 色彩模式、LAB 色彩模式等。每种模式都有其特殊的应用背景和场合，所表达的影像信息也有所不同，并且部分色彩模式之间是可以相互转换的。只有选择合适的色彩模式，人们才能在实际应用中合理把握医学图像的质量。

五、集中管理

集中管理模式由一个功能强大的中央管理系统（服务器）及中央影像存储系统服务于所有 PACS 设备和影像，其特点是可以提供集中的系统运行和管理服务，即集中控制、集中处理。它能将患者的影像数据存储在主服务器上，当 PACS 系统的其他客户端要进行显示或查询时，可以通过服务器的数据库管理系统调用数据到本地用户端。从它的基本工作流程可以看出，该系统易实现管理和维护，但是由于图像数据量非常大、传输时间较长，且所有图像数据都放置在一个服务器上，因此可靠性差。该模式对网络带宽、传输速率、管理系统设备软件和硬件性能及稳定性要求较高。

第三节 数字化医学图像高速传输

一、医学图像传输网络

数字通信网络设计要考虑以下五个因素：通信速度、通信标准、容错性、安全性以及网络建设和维护费用。影响传输速度的因素主要有终端与接口的数量、物理性连接方式及传输方式等。医院内部的网络环境一般分为低速以太网（10 MB）、快速以太网（100 MB）、千兆以太网或异步传输网络 ATM（1 000 MB 或以上）。

二、ATM 对医学图像传输的支持

（一）ATM 传输原理

ATM 采用面向连接的传输方式，将数据分割成固定长度的信元，通过虚连接进行交换。ATM 集交换、复用、传输为一体，在复用上采用的是异步时分复用的方式，通过信息的首部或标头来区分不同的信道。ATM 面向连接，它需要在通信双方间建立连接，通信结束后再由信令拆除连接。但它摒弃了电路交换中采用的同步时分复用，改用异步时分复用，使得收发双方的时钟可以不同，可以更有效地利用带宽。ATM 的传送单元是固定长度 53 B 的信元（CELL），其中，5 B 为信元头，用来承载该信元的控制信息；48 B 为信元体，用来承载用户要分发的信息。信元头部分包含了选择路由用的 VPI（虚通道标识符）/VCI（虚通路标示符）信息，因而它具有分组交换的特点。它是一种高速分组交换，在协议上它将 OSI 第二层的纠错、流控功能转移到智能终端上完成，降低了网时延，提高了交换速度。

（二）ATM 网络的优点

ATM 网络的主要优点是具有高带宽，具有保证服务质量和可拓展的拓扑结构。ATM 集线器能够提供集线器上任意两端口的连接，而与所连接的设备类型无关。这些设备的地址都被预变换。例如，很容易从一个节点到另一个节点发送一个报文，而不必考虑节点所连接的网络类型。ATM 管理软件使用户和他们的物理工作站移动位置非常方便。

三、IP 网络技术对医学图像传输的支持

（一）TCP/IP 协议与 IP 网的传输

早在 TCP/IP 协议出现之前，国际标准化组织（ISO）就提出了开放系统互连（OSI）网络模型，为网络的设计、开发、编程、维护提供了便利的分而治之的思想，其先进性、科学性、实用性是不言而喻的。

TCP/IP 不是单纯的两个协议，而是一组不同层次上的多个协议的组合，常称为 TCP/IP 协议族或者互联网协议族。TCP/IP 也是互联网事实上的标准，为实现整个网络的互连提供指导。TCP/IP 层次组合很难用 OSI 的七层模型来套用，它是 OSI 参考模型的浓缩，将原来的七层模型合并为四层协议的体系结构，自顶向下分别是应用层、传输层、网络层和网络接口层，没有 OSI 参考模型的会话层和表示层，一般认为 TCP/IP 的会话和表示功能是在传输层或应用层上完成的。

（二）支持宽带 IP 网的高速传输技术

IP over ATM 是把 ATM 的速度快、容量大、多业务支持能力的优点与 IP 的简单、灵活、易扩充和统一性的特点结合在一起的一种技术。IP over ATM 有两种模型：重叠模型和集成模型。重叠模型的主要思想是 IP 的路由器能仍由 IP 路由器来实现。集成模型的主要思想是将 ATM 层看成 IP 层的对等层。

四、DICOM 标准关于网络通信的规定

（一）数字医学图像传输协议 DICOM

CT、MRI 等医学图像设备在帮助人们获得巨大便利的同时会引出一些问题，特别是各个生产商各自为政，生产出来的产品不容易互连，甚至不可能互连。针对这种情况，美国放射学会（ACR）和美国电子厂商联合会（NEMA）于 1983 年组成了一个联合会，目的是开发医学图像的通信标准，并于 1985 年和 1988 年先后推出了 ACR-NEMA 1.0 和 ACR-NEMA 2.0 两个版本，但都因标准本身的不足而没能得到广泛的响应。随后，经过 5 年的努力，联合会于 1993 年推出了第三个版本，并改名为 DICOM，中文译为数字医学图像传输协议，业界称为 DICOM 3.0。

图文
DICOM

（二）DICOM 网络通信模型

DICOM 采用了 OSI 协议和 TCP/IP 作为对 DICOM 网络通信协议的支持。DICOM 网络通信协议是一种应用性协议，它处于 OSI 七层协议的上三层，即应用层、表示层和会话层，而下层主要使用 TCP/IP 所提供的服务。因此，可以说 DICOM 协议是一种基于 TCP/IP 的上层协议。

DICOM 协议包括三个主要部分：DICOM 服务类、DICOM 消息服务元素以及 DICOM 上层协议。其中，前两部分对应 OSI 模型的应用层，主要负责消息交换；而 DICOM 上层协议对应 OSI 模型的表示层和会话层，用来为消息交换提供服务支持。DICOM 协议通过 TCP/IP 进行底层数据的传输。图 8.3 为 DICOM 网络通信模型。

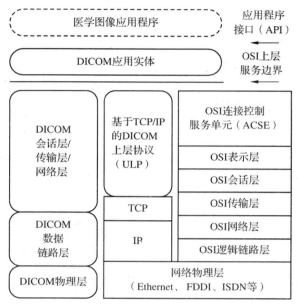

图 8.3　DICOM 网络通信模型

第四节　图像的数字化处理和重现

数字图像处理技术以当前数字化发展为基础，逐渐衍生出许多网络数字处理技术。数字图像处理技术可实现对画面更加真实的展示。在医学中，随着数字图像处理技术的渗透，数字图像可将相关的病症呈现出来，而医生可通过处理技术对画面上的相关数据进行处理。这种医疗手段可大幅提升相关疾病的治愈率，实现更加精准的治疗。在医学中，医学影像广泛应用于 CT（计算机 X 线断层扫描）、PET（正电子发射断层成像）、MRI（核磁共振影像）以及 UI（超声波影像）等方面。在技术发展的基础上，数字图像处理技术的应用范围将会逐渐得到扩展，应用成效将会得到进一步提升。

一、数字图像处理的优点

数字图像处理与模拟图像处理最大的不同在于数字图像处理的再现性好，数字图像处理不会因为一些存储和复制导致图像质量降低。只要在数字化时准确地表示了原图像，数字处理过程中就始终能保持图像的再现。

图像的光学处理从原理上讲只能进行线性运算，这极大地限制了光学图像处理能实现的目标。而数字图像处理不仅能完成线性运算，还能实现非线性处理，即凡可以用数学公式或逻辑关系来表达的一切运算均可用数字图像处理实现。

二、数字图像处理在医学上的应用

（一）辅助治疗

当前医学图像包括计算机 X 线断层扫描、正电子发射断层成像、核磁共振影像以及超声波影像。在临床治疗中，医生可根据相关数据的组建实现几何模式的呈现，还原机体组织中，对细小部位可实现放大观察和定量认识，更加细致地观察病变处，为接下来的治疗提供依据。例如，在核磁共振影像治疗中，首先设定一定的磁场，通过无线电射频脉冲激发的方式对机体中的氢原子核进行刺激，在运行过程中产生共振，促进机体的吸收能力，帮助查找病症所在。

（二）提升放射治疗的疗效

在医疗中，运用数字图像处理技术既可实现对患病处的观察，也可实现对病患处的治疗，这种治疗方式常见于对肿瘤的放射性治疗。在进行治疗前，首先要定位患处，在准确定位后，借助数字图像处理技术，全方位地制定治疗方案，并在此基础上采取治疗措施。例如，利用数字图像排查肿瘤等病变以外的机体状况，降低手术风险。

（三）加深对脑组织及其功能的认识

脑组织是人体功能运转的核心，其中存在众多复杂的结构。因此，想要实现对脑组织及其功能的认识，就必须对脑组织进行全方位的观测，深层探析其组织结构。近年来，随着医疗技术水平的提升，数字图像处理技术被运用到医学之中，数字图像处理技术可实现透过大脑皮质对脑组织进行全方位的观测，最后立体地呈现出脑组织中各结构的运作情况。例如，功能性磁共振成像（FMRI）可对机体大脑皮质的活动情况进行检测，还可实时跟踪信号的改变，其高清水平的时间分辨率为当代医疗提供了大量帮助。

三、图像的数字化处理过程

（一）采样

一幅图像需要经过离散化成为数字图像后才能被计算机处理。图像空间坐标的离散化称为空间采样，灰度的离散化称为灰度量化。采样分为均匀采样和非均匀采样。

（二）量化

采样后的图像虽然在空间分布上是离散的，但各个像素的取值还是连续的，故需要将这些连续变化的量转化为有限的离散值。量化就是把采样区域内表示亮暗信息的连续点离散化后再用数值来表示，一般的量化值都为整数。经过采样和量化后的图像可以用整数阵列的形式来表示。图像的量化等级反映了图像的采样质量，量级越大，图像的质量就越高，需要用到的存储空间就越大。但由于计算机的处理硬件是有限的，因此图像的量化不能无限制增加。

（三）编码

数字化后得到的图像数据量是十分庞大的，必须采用相应的技术来压缩其信息量。压缩编码技术是实现图像传输存储的关键。比较常见的成熟的编码算法有预测编码、变换编码、分形编码、小波变换编码。

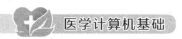
四、数字图像处理系统

数字图像处理系统因其处理的任务和对象不同而会有较大的差异，但其基本组成结构、图像处理方法具有共性。例如，数字图像处理系统包括常用的图像采集设备和图像数字化设备常见参数以及常用的数字图像处理软件等。图 8.4 为常见的数字图像处理系统，包括输入图像设备和输出图像设备。

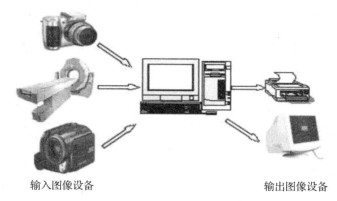

输入图像设备　　　　　　　　　　　　　　　输出图像设备

图 8.4　常见的数字图像处理系统

第五节　图像信息与其他信息集成

一、医院信息系统

（一）HIS 的概念和组成

HIS 是运用计算机和通信设备，对医院及其各个部门的人流、物流等进行管理，并对各阶段产生的数据进行采集、存储、处理、提取、传输、汇总、加工形成各种信息，从而为医院运行提供全面化服务的集成信息系统。

HIS 主要由硬件系统和软件系统两大系统组成，在硬件方面，包括计算机和服务器、存储装置、遍布医院的服务器终端和通信线路等；在软件方面，需要具有面向多用户和多种功能的计算机软件系统以及各种医院数据库和数据库管理系统。

（二）HIS 开发的基础

1. 数据集成

数据集成是指把不同来源、格式、特点的数据在逻辑或物理上有机地集中，基于中间件模型和数据仓库等方法来构造集成的系统，在不同的着重点和应用上实现数据共享和为企业提供决策支持。数据集成软件需要足够的智能，知道要在什么时候与主计算机保持同步以使数据不断更新。

2. 功能集成

功能集成是根据用户现实和发展的应用需求，从功能的角度考察产品与技术并合理地调配各项功能，充分发挥各自的优势，使智能系统达到整体功能最优。这一层次的集成不是强调采用了多少先进的技术和设备，而是强调在整体上具备什么样的功能及系统的灵活性。这要求从全局的观点出发，在保证达到功能要求的同时追求低造价和高性能价格比。

（三）HIS 所面临的问题

目前，医院信息系统所面临的问题就是集成，表现为患者病历与检查报告的集成整合度不够，所获得的信息不够完整。这可能会间接影响医生的诊断。而另外一个问题是设备的性能，体现为外接设备过多，导致系统响应比较慢，易用性不高，无法快速获得需要的资料。

二、放射科信息系统

（一）RIS 的概念

放射科信息系统（RIS）是医院重要的医学影像学信息系统之一，它与 PACS 共同构成医学影像学的信息化环境。RIS 是基于医院工作流程中影像科室的任务执行过程管理的计算机信息系统，主要实现医学影像学检验工作流程的计算机网络化控制、管理和医学图文信息的共享，并在此基础上实现远程医疗。

（二）RIS 与 PACS 的集成

1. 集成的必要性

RIS 与 PACS 共同构成医学影像信息系统，两者不可避免地存在数据和信息的交互，如从检查到诊断的过程，都是 RIS 和 PACS 共同工作的结果。因此，在 RIS 与 PACS 间建立数据整合的通路和方式便成为影像学科信息化管理的必然需求。因此，实现 RIS 系统与属于 PACS 范畴的医学影像设备之间的数据通信和集成，成为建立整合的信息学过程中非常重要的环节。

2. 集成方式和发展

在医院不同信息系统的发展过程中，对于数据通信和集成方式的考虑，通过标准接口被广泛接受和认可。这一方面国内起步较晚，医院的信息化进程近年才开始启动，医院各个信息系统间执行标准化集成无论在观念上还是在实践上均处于初级阶段，因此存在大力推广和提倡的空间。

HL7 标准对数据的定义以及应用过程的规范存在较多限制，这在一定程度上不可避免地限制了其在医院信息化过程中的应用范围和扩展的程度，尤其是在 PACS 集成领域。而 DICOM 标准以其面向对象的结构设计和对数据执行过程完善的定义能力成为 RIS 系统与 PACS 系统间集成的主要接口规范。从 20 世纪 90 年代末以来逐步发展，DICOM 标准已成为 RIS 系统与影像设备执行过程集成与数据通信的主流接口标准规范。

> ### 💟 学习小结
>
> 本章主要介绍了计算机医学影像的基础，内容包括医学影像的数字化和采集、图像的存储和管理、数字化医学图像高速传输、图像的数字化处理和重现、图像信息与其他信息集成。
>
> 学习本章后需重点掌握医学影像数字化的意义、今后的发展趋势以及图像数字化的过程，掌握医学图像的传输原理。

课后练习

一、选择题

1. PACS 中的 C 指的是（　　）。

A.控制　　　　　　　B.传输　　　　　　　C.编码　　　　　　　D.连接

2.下列属于医院信息系统的是（　　）。

A. HIS　　　　　　　B. RIS　　　　　　　C. LIS　　　　　　　D. PAS

3.放射科信息系统的英语简称是（　　）。

A. HIS　　　　　　　B. LIS　　　　　　　C. PACS　　　　　　　D. RIS

4.关于 PACS 的组成及架构不正确的是（　　）。

A.基本组成部分不包括医学图像管理　　　　B.系统的软件架构主要有 C/S 和 B/S 模式

C. C/S 模式常用在局域网中　　　　　　　D. B/S 模式信息安全性强

5.下列关于数字化医院的工作流程叙述错误的是（　　）。

A.病人首先办理就诊卡或住院登记

B.临床医学开具检查申请单

C.影像科进行检查

D.生成的图像首先自动发送到医生工作站

6. 不是 PACS 的基础的是（　　）。

A.数字成像技术　　　　B.计算机技术　　　　C.网络技术　　　　D.数字加密技术

7.从整体结构上 PACS 不包括（　　）。

A.影像存储管理　　　　　　　　　　B.影像采集系统

C.影像管理站系统　　　　　　　　　D.影像拷贝输出系统

8. PACS 的中文名称是（　　）。

A.图像存储系统　　　　　　　　　　B.图像网络信息

C.图像通信系统　　　　　　　　　　D.图像存档和传输系统

二、简答题

1.简述 PACS 系统的概念。

2.简述 PACS 系统图像存储和传递的形式。

3.简述 DICOM 的概念。

4.简述医学图像实现数字化的方法。

5. DICOM 包含哪几部分内容？

三、操作题

模拟图像的数字化处理过程，包括采样、量化和编码。

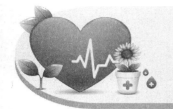

第九章　电子病历系统

知识目标： 了解电子病历系统的发展历程、研究意义及构架；熟悉电子病历系统的基本功能，能对其进行数据处理，从而实现临床与科研的一体化。

技能目标： 学会操作电子病历集成平台进行数据处理，并进行电子病历的应用管理。

思想切入点： 爱岗敬业，协作精神，社会责任感。

思想延伸

　　1968年，美国Larry Weed博士提出病历记录问题，而现如今各医院已普遍应用电子病历系统。电子病历系统从被提出到逐步改进再到完善，经过了漫长的阶段。电子病历系统的核心价值在于它是医疗机构实现临床实践的智能化和知识化的决策系统，可以大幅提高医护人员书写病历的效率，实现在人员不增加甚至减少的情况下服务于更多的患者，帮助医院从终末质控变为环节质控，使院领导可以及时了解医院临床管理现状，及时发现问题、解决问题以及做出正确决策。随着医疗技术的发展，电子病历系统的重要性和地位日益凸显，得到了广泛应用。

一、案例

　　国家卫生健康委员会（卫健委）公布了2020年度某医院未按照规定妥善保管电子病历资料的案例。2020年6月，重庆渝中区卫健委对某公立三甲医院开展调查，最终查实该医院存在未按照规定妥善保管电子病历和不按规定填写病历资料的情况，最终被分别裁量合并处以警告和罚款4万元的行政处罚。同时，促使该医院决定投资约1.8亿元全面升级改造电子病历系统。

二、拓展学习

　　2020年，某医院提交了五份电子病历资料，经检查，存在MRI检查报告时间不一致，设置缺失；同时存在不同时间、不同端口打印的医嘱排序混乱，临时医嘱增项，药品名称、规格、剂型变化等情况，大大影响了患者的就医体验。

来源： 2021年11月29日《某医院未按规定妥善保管电子病历资料等案》。

思考问题

简述在制作电子病历的过程中，增强医护人员爱岗敬业品行的重要性。

第一节　电子病历系统概述

目前，信息技术已成为推动人类社会各行各业创新发展的一项重要技术手段，信息技术与行业领域的融合程度直接决定了这个行业的现代化水平。在生物医药领域，从世界范围来看，信息技术应用已经显现出快速发展的态势，不仅应用范围逐渐覆盖基础医药学、临床医药学和社会医药学等领域，涵盖临床、教学、科研、管理等环节，应用层次也逐渐涉及分子、细胞、器官、个体和群体等多个层面。可以说，信息技术已成为推动生物医药领域发展的重要技术动力。

一、电子病历系统的定义

电子病历系统（electronic medical record system，EMRS）是医学专用软件。医院通过电子病历以电子化的方式记录患者的就诊信息，包括首页、病程记录、检查检验结果、医嘱、手术记录、护理记录等，其中既有结构化信息，又有非结构化的自由文本，还有图形图像信息。电子病历系统涉及患者信息的采集、存储、传输、质量控制、统计和利用。

二、电子病历系统的发展

从计算机应用于医院以来，人们一直在为实现病历管理和病程记录计算机化做着不懈的努力，并取得了很大的进步。计算机在病历中的应用大致经历了三个阶段：第一个阶段是用于存储和管理病历文件（如病案首页、科研病历等）；第二个阶段是用于出院病历的数据库管理；第三个阶段是通过计算机网络，输入和存储患者的基础资料、医嘱、各项临床检查结果和医学图像等资料，形成规模巨大的病历信息库。

（一）国外电子病历系统的发展

1968 年，美国 Larry Weed 博士首次阐述了以问题为向导的医学记录（POMR）模式，尝试从结构上对传统的医学记录进行改进和优化。1967—1982 年，Larry Weed 博士得到美国政府的大力资助，开发了著名的 POSMIS 系统，并在美国蒙特克莱尔州立大学的内科和产科病房进行多年的现场应用研究，直到 1988 年政府停止相关资助为止。POMR 奠定了现代病历的基础形式，对其后电子病历的发展产生了深远的影响。随后，电子化的 POMR 在英国社区全科医疗服务体系中得到全面的应用。1971 年，美国加州的 EI Camino 医院成为世界上第一家全面实施电子病历的医院，经过近 6 年的比较研究，充分证明了电子病历在提高医疗效率、改进医疗质量、控制医疗费用方面的作用。10 年后，EI Camino 医院的患者平均住院费用与同类型、同规模的 13 家医院相比降低了近 40%。2004 年，美国时任总统布什在致国会的国情咨文中提出"通过电子病历，避免致命的医疗差错，降低医疗成本，提高医疗服务质量"，希望通过卫生信息技术解决美国医疗体系长期存在的问题。此后，继任的奥巴马总统也投入 200 亿美元用于建设临床病历电子化。截至 2009 年年底，全美临床病历管理系统和计算机化医嘱录入（CPOE）系统在医院的使用率低于 46%。但在 500 张床位以上的医疗中心和教学医院，以 CPOE 和临床决策支持系统为核心的高端电子病历的使用率已经超过 76%。

除了美国之外，英国、加拿大、日本等国也高度重视电子病历的发展和应用。英国政府在电子病历建设方面占据着主导地位，国民医疗服务体系（National Health Service，NHS）成立专职机构，负责开发和实施英国国家卫生信息框架及电子病历，已经在全英社区全科医疗服务中全面推广 EMREHIR 应用。2005 年，英国政府签署了一份为期 10 年、价值 64 亿英镑的合同，旨在推进电子病历在医疗服务领域的广泛应用。加拿大政府在 2002 年建立了一家名为 Canada Health Infoway 的非营利性机构，负责国家电子病历标准和相关发展策略的制定，推动电子病历在加拿大区域的广泛应用。

（二）国内电子病历系统的发展

我国电子病历 20 多年来的发展历程，可以粗略地分为三个大的阶段。

（1）电子病历发展的第一个阶段是从 2000 年开始的。在这个阶段，中国的电子病历开始进入临床应用，当时许多主流 HIS 厂商在自己的 HIS 系统的医生工作站中加入了电子病历书写模块。现在来看，当时的电子病历在本质上还只是病历的电子化，即医生能在录入医嘱的同时，在一个定制的文本编辑器中录入病历的内容。这种初期的电子病历能实现病历的录入、浏览、保存和分享。但经临床应用后发现，在这样的架构下，虽然解决了病历的录入问题，但是在临床上非常关键的病历内容和质量控制环节没有办法在文本型电子病历编辑器中很好地实现，主要是因为病历的结构化支持比较差。

（2）电子病历发展的第二个阶段大约是从 2003 年开始的。在总结了第一代电子病历存在的主要问题（病历内容结构化、病历词汇规范支持较差的实际情况）后，电子病历专业厂商取代了传统的 HIS 厂商成为第二代电子病历发展的主流厂商。这一类的专业厂商在对病历内容和结构进行深入的研究后，开始独立于 HIS 系统之外开发电子病历系统。第二代电子病历不再专注于 HIS 的流程，而把主要的精力聚焦在病历的内容上。系统通过使用专业化的电子病历编辑器对录入界面的改进，以及提供各种规范电子病历模板的支持和医疗受控词汇表的支持，提高了电子病历内容的有效性和规范性，为基于电子病历内容的数据挖掘打开了通路。此阶段电子病历存在的问题是电子病历的结构化方面缺少标准的支撑，电子病历不能实现医院间的共享及院内各科室间的共享。

（3）电子病历发展的第三个阶段基本始于 2008 年，第三代的电子病历系统基本上可以称为集成化电子病历。在独立于 HIS 系统模块发展了将近 5 年之后，电子病历形成了自身体系。基于临床的要求，集成化日益突出，一方面，与 HIS 系统的集成要求被提出来，其重点是与 HIS 医嘱界面的集成（包括医生和护士两个层面）；另一方面，电子病历被要求集成临床信息系统（包括检验、影像、ICU 等内容），总体上实现结果浏览集成。这两方面的集成要求都源于临床的一个共性要求，即医护人员希望两大集成任务保证在一个统一界面中完成整个医嘱录入、执行、结果查询和病历录入的工作。

第三代电子病历还在发展中，主体上有两种发展思路：一种是专业的电子病历厂商在第二代电子病历的基础上完成与 HIS 系统、临床信息系统的集成工作，这一工作由于 HIS 医嘱标准欠缺而很难产品化；另一种是传统的 HIS 厂商购并专业电子病历厂商完成基于 HIS 的电子病历总体重构。

中国电子病历系统的发展经历了源于 HIS、独立发展、与 HIS 集成三个阶段。即使是发展到第三阶段的今天，我们仍然能看到，电子病历在临床的应用中仍存在许多问题。

三、推动电子病历系统发展的重要性和意义

电子病历系统是新型医疗体系的重要载体。随着医疗市场的激烈竞争和人们对医疗服务质量需求的日益提高，电子病历对提高医疗质量管理、提高病历的规范性和完整性、加强医疗质量的监督、减轻医生的工作量、提高医务人员的工作效率等方面具有十分重要的价值。

目前，我国医疗卫生事业正处于大变革的关键时期，推动以 EMR/EHR 为核心的医学信息技术应用具有更重要的现实意义。长期以来，我国医疗救治体系一直存在诸多问题，具体表现在：资源配置不合理，优质医疗资源多向大城市、大医院集中，基层卫生资源和服务能力严重不足；不同地域、不同医疗机构之间条块分割、信息不通、缺乏协作，处于无序竞争状态；区域间、机构间的医疗服务能力差距明显，在医疗服务规范化建设和医疗质量管理方面相对落后，这些问题已经严重制约了我国医疗卫生事业的健康发展。

2009 年 4 月发布的《中共中央　国务院关于深化医药卫生体制改革意见》指明了我国医疗卫生体制改革的总体方向，实现人人享有基本医疗卫生服务，全面提升国民健康素质总体目标；医疗卫生工作要实现战略前移，即预防为主，重心下移，大力加强城市社区卫生服务和农村三级医疗卫生服务网建设；以 EMR/EHR 为核心的卫生信息化建设是深化医改的重要任务，也是支撑我国医学科研与卫生政策研究的基础。以信息技术为纽带，以 EMR/EHR 为载体，整合医疗卫生资源，建立以人为本、分级有序、协作互助的新型医疗服务体系，逐步提高卫生资源使用效率，为居民提供安全、有效、及时、经济、平等的优质医疗服务，已经成为我国新时期医疗卫生体系发展的共识。原国家卫生部"十二五"卫生信息化建设工程规划已经明确提出"3521"信息化建设路线，即"建设国家级、省级和地市级三级卫生信息平台，加强公共卫生、医疗服务、新型农村合作医疗（新农合）、基本药物制度、综合管理五项业务应用，建设健康档案和电子病历两个基础数据库和一个专用网络建设"。其中，推进健康档案和电子病历建设是最重要的基础性工作。另外，《国家中长期科学和技术发展规划纲要（2006—2020 年）》人口与健康主题要求"围绕重大疾病研究早期预警和诊断、疾病危险因素早期干预等关键技术，研究规范化、个性化和综合治疗关键技术与方案；针对常见病和多发病研发疾病监控、预防、诊疗和康复技术等"。推动电子病历研究和应用可以将我国丰富的临床病历资源转化为有价值的医学研究资源，并为上述领域研究工作提供重要的试验和检验平台。

加快推动电子病历的相关研究和应用对我国医疗卫生领域的发展具有重大意义。

（1）符合医学自身发展的需要。构建以患者为中心的医疗卫生服务模式，不断提高医疗水平，改进医疗质量，提升医疗安全水平，为国民提供安全、有效、经济的健康保障。

（2）构建新型医疗服务和管理体系的需要。电子病历是国家卫生信息化建设的重要基础组成，推进以电子病历为核心的区域卫生信息化共享，对构建合理分级、协作有序、操作规范的新型医疗服务体系具有重要作用。及时、高质、完善的电子病历一方面是为精细化医疗质量管理、强化公共卫生监测和管理能力提供重要的依据，另一方面是为居民电子健康档案提供重要的数据资源。

（3）推动医学科学创新发展的需要。我国浩如烟海的临床资源为现代医学的发展提供了沃土，通过电子病历的持续应用和发展，将实现我国病历信息资源的有序积累，形成支撑我国生物医药科学发展的战略资源，为疾病机理研究、疾病诊断研究、疾病治疗技术改进、疾病管理、新药创制提供高效的技术平台；促进研究成果转化，提高医学研究产出效率，让医学科技更好地服务于人们的健康需求。

四、电子病历系统的作用

（一）提高病历合格率

一方面，医院需要通过各种管理手段及规章制度来保证病历合格率；另一方面，需要结合各种新技术，通过可行的技术途径整合各种资源，明确将职责落实到个人。提高医院对病历质量的管理能力，通过统计、分析、预警、三级质量评定等事前控制手段，有效提醒和督促医务人员按时、按质完成病历书写工作，提高病历甲级率，从而提高医院的综合竞争力。

电子病历系统通过提供完整、权威、规范、严谨的病历模板，避免了书写潦草、缺页、漏项、模糊及不规范用语等常见问题，有利于提高病历审核合格率，提高医院的综合竞争力。

纸质病历的内容是自由文本形式，字迹可能不清，内容可能不完整，意思可能模糊，转抄容易出现潜在错误。因此，纸质病历只能被动地供医生作为决策参考，不能实现主动提醒、警告或建议。纸质病历涂改现象突出，病历书写随意性强，计算机打印病历不适当，复制造成张冠李戴的现象，易缺少某项病历记录内容，完成病历记录不及时。电子病历系统从根本上解决了上述问题。

（二）节省时间

对于医生来说，每天要接治多名患者，日常工作中 70% 的时间用于手工书写病历。通过电子病历系统提供的多种规范化的模板及辅助工具，不仅可以将医务人员从烦琐重复的病历文书书写工作中解脱出来，集中精力关注病人的诊疗，而且通过模板书写的病历更加完整、规范，同时，还可使医生将更多的时间用于提高自身的业务水平，收治更多的患者，从而可以提高医院的经济效益和医疗水平。

（三）提高例证

病历是具有法律效力的医学记录，是为医疗事故鉴定、医疗纠纷争议提供医疗行为事实的法律书证。如遇到法律纠纷，没有书写的内容被视为没有询问、检查，那么法院将视其为过失，这将使医院很被动，甚至产生损失。书写符合规范的病历，既能避免语义模糊、书写潦草、缺页、漏项等问题，又能减少可能出现的会对医院各方面造成不良影响的、但是可以避免的错误，并能够为举证倒置提供有力的法律依据。这不仅维护了医院和医务人员的合法权益，还能给医院带来良好的名誉、经济效益等。

（四）稳定病源

电子病历系统为患者提供了长期健康记录，并且支持健康记录快速检索，能为医务人员做出决策提供更多的历史参考资料，提高患者对医院的认可度。

（五）提供第一手有价值的资料

在医学统计、科研方面，典型病历不易筛选，检索统计困难。通过操作电子病历系统，不仅可以快速检索出所需的各种病历，还能使以往费时费力的医学统计变得非常简单、快捷，为科研和教学提供第一手资料。

五、我国电子病历系统发展的局限性

与欧美等发达国家和地区相比，我国在电子病历理论、技术研究与应用上都存在短板。国内关于电子病历的研究和应用始于 2000 年左右，早期以满足病历文档的电子化需求为主，研究快速、便利的医疗文档编辑技术成为电子病历领域的热点。其中，依托"军卫一号"工程，由广州军区总医院（现中国人民解放军南部战区总医院）牵头开发的类 Word 病历编辑器技术逐渐发展为病历电子化的主流技术模式，在全军医疗机构以及不少地方医疗机构中得到广泛应用。随着病历电子化应用的日益深化，来自医疗机构不同层次，不同类型用户的需求成为推动我国电子病历技术发展的主要动力。医务部门对病历质量的关注促进了病历质量管理功能的发展，临床医生对获取患者全面信息的需求刺激了临床数据集成技术的发展，临床研究人员对科研数据收集和应用的需求对电子病历的内容建设提出了更高的要求。但总地来说，我国目前的电子病历研究和应用仍然处于初级阶段，有价值的研究成果并不多见。2009年，国家启动新医改工作，标志着电子病历研究和应用进入了一个新的发展阶段，政府、医疗机构取代企业成为这个领域的引导者和推动者。尤其是原卫生部相继出台《电子病历基本规范（试行）》《电子病历系统功能规范（试行）》《电子病历基本架构与数据标准（试行）》《卫生系统电子认证服务管理办法（试行）》等标准规范文件，为电子病历的发展提供了一个初步的技术指导框架，将我国电子病历应用引入快速发展的轨道。

经过多年的发展，国内电子病历领域逐渐形成了三类产业阵营，一是专业化电子病历系统厂商，二是提供独立产品的HIS厂商，三是提供电子病历模块的HIS厂商。其中，二类和三类厂商的电子病历产品还是以满足医疗机构的基本临床应用为主的，而一类厂商的产品则更多面向复杂的医疗临床应用，涉及临床数据集成、医疗质量控制、疾病监测上报、临床路径管理、临床研究等内容。因为技术门槛限制，目前我国能够独立从事专业化电子病历系统研究的企业数量非常有限。但从发展来看，专业化电子病历产品在一定程度上代表了我国电子病历应用的主流方向。在医疗卫生领域，大量医疗活动需要记录和交换信息。医学与信息学存在密不可分的关系，医学的各个领域都对信息技术有迫切的内在需求。我国医院卫生信息化建设先后经历了以收费管理为中心和以医嘱管理为中心两个阶段，而如今其步入的是以临床电子病历为中心的第三阶段。

六、建立电子病历系统的目标与任务

建立电子病历系统的主要目标是为患者建立动态、连续、完整、真实、结构化的临床数据资源，实现临床诊疗过程的流程化、规范化管理，为临床医护工作提供便捷、高效的临床信息服务和辅助决策支持；通过病历信息共享促进不同专业、不同机构间的医疗协同服务，为患者提供连续的诊疗服务；建立临床事务管理平台，加强对医疗质量、医疗安全的精细化管理；为临床医学研究提供高质量的基础数据资源。建立电子病历系统的主要任务可以分为三个层面：支持临床诊疗活动、支持临床事务管理、建立基础支持环境。

电子病历系统的首要任务是支持临床医护人员开展临床诊疗活动，方便医护人员规范化书写临床诊疗记录；集成患者住院期间的各类临床数据以及既往病史资料，以符合医护思维的方式展现给医护人员，让医护人员更加客观、准确地把握患者的病情发展情况，以便做出正确的诊断；为诊疗过程提供决策支持服务，按照循证的原则，为患者提供最佳的治疗方案；实现跨专业、跨机构的信息共享，促进不同专业、机构之间的医疗协作服务。

电子病历系统应支持临床事务管理工作，基于客观的临床过程信息，实现各种管理数据的自动统计上报，为医疗质量管理、安全控制提供最重要的科学凭据。

电子病历系统应具备有效的基础运行环境，包括信息安全、隐私保护机制、信息注册、信息交换、术语规范等内容。

为此，我们应该注意医务人员保密安全教育，做好系统数据初始设定工作，严格安全管理，严密组织数据切换，保证相互之间的组织协作，严格医嘱查对制度、规范病历模板，加强管理监控。

第二节　电子病历的基本功能

一、电子病历基本功能摘要

（1）电子病历系统是指医疗机构内部支持电子病历信息的采集、存储、访问和在线帮助，并围绕提高医疗质量、保障医疗安全、提高医疗效率而提供信息处理和智能化服务功能的计算机信息系统，既包括应用于门（急）诊、病房的临床信息系统，也包括检查检验、病理、影像、心电、超声等医技科室的信息系统。

（2）电子病历系统应当具有用户授权与认证、使用审计、数据存储与管理、患者隐私保护和字典数据管理等基础功能，保障电子病历数据的安全性、可靠性和可用性。电子病历的管理以建立数据中心为基础，实现信息实时上传和自动备份到医院数据中心及第三方存储中心，在设定一定权限的基础上实现数据资源的共享，并保障数据安全。

（3）为患者创建电子病历，必须赋予患者唯一的标识号码，建立包含患者基本属性信息的主索引记录，确保患者的各种电子病历相关记录准确地与患者唯一标识号码相对应。

（4）电子病历系统应当提供患者既往诊疗信息收集、管理、存储和展现的功能，使医护人员能够全面掌握患者的既往诊疗情况。

（5）电子病历系统通过对病历数据的汇总、统计与分析，在病历质量管理与控制、合理用药监管、医院感染监测、医疗费用监控和高值耗材监控等方面为医疗质量管理与控制提供信息支持。

（6）电子病历系统应当支持临床科室与药物管理、检查检验、医疗设备管理、收费管理等部门之间建立数据接口，逐步实现院内数据共享，优化工作流程，提高工作效率。

二、电子病历系统的基础功能分类

（一）用户授权功能

（1）对用户权限加以时间限制的功能，超出设定的时间不再具有相应的权限。

（2）提供根据法律、法规的规定，对患者本人及其监护人、代理人授权访问部分病历资料的功能。

（3）用户认证功能如图9.1所示。

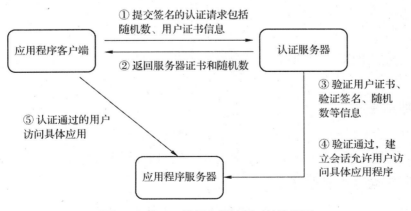

图9.1　用CA进行身份验证时的流程图

（二）使用审计功能

（1）用户登录电子病历系统、访问患者电子病历时，自动生成、保存使用日志，并提供按用户追踪查看其所有操作的功能。

（2）对电子病历数据的创建、修改、删除等任何操作自动生成、保存审计日志（至少包括操作时间、操作者、操作内容等），并提供按审计项目追踪查看其所有操作者、按操作者追踪查看其所有操作等功能。

（3）提供对用户登录所用的数字证书进行审计的功能。

（三）数据存储与管理

1. 数据存储与管理必需的功能

（1）支持对各种类型病历资料的转换、存储管理，并采用公开的数据存储格式，使用非特定的系统或软件能够解读电子病历资料。

（2）提供按标准格式存储数据或将已存储数据转换为标准格式的功能；处理暂无标准格式的数据时，提供将以私有格式存储的数据转换为其他开放格式数据的功能。

（3）在存储的电子病历数据项目中保留文本记录。

（4）提供电子病历数据长期管理和随机访问的功能。

（5）具有电子病历数据备份和恢复功能；当电子病历系统更新、升级时，应当确保原有数据的继承与使用。

（6）具备保障电子病历数据安全的制度和措施，有数据备份机制。

2. 数据存储与管理推荐的功能

（1）以适当的方式保存完整的医疗记录，能够以原有样式再现医疗记录。

（2）当超出业务规则规定的时限或场景时，禁止再修改医疗记录的功能。

（3）有条件的医疗机构应能够做到异地备份，如图9.2所示。

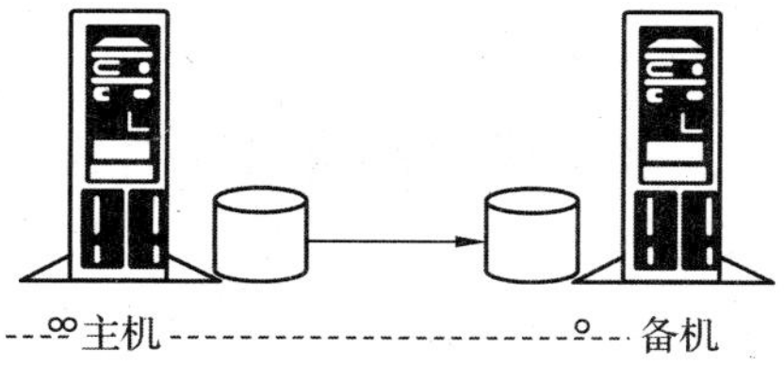

图9.2 异地备份

（四）患者隐私保护

（1）对电子病历设置保密等级的功能，对操作人员的权限实行分级管理，使用户根据权限访问相应保密等级的电子病历资料。授权用户访问电子病历时，自动隐藏保密等级高于用户权限的电子病历资料。

（2）当医务人员因工作需要查看非直接相关患者的电子病历资料时，警示使用者要依照规定使用患者电子病历资料。

（五）字典数据管理

（1）提供各类字典条目增加、删除、修改等维护功能。

（2）提供字典数据版本管理功能。字典数据更新、升级时，应当确保原有字典数据的继承与使用。

（六）患者既往诊疗信息管理功能

（1）对患者既往疾病诊断（或主诉）和治疗情况等记录内容进行增加、修改、删除等操作的功能。

（2）对患者既往手术史等记录内容进行增加、修改、删除等操作的功能，记录内容应当至少包括手术名称、手术日期、手术者等。

（3）对患者既往用药史等记录内容进行增加、修改、删除等操作的功能，记录内容应当至少包括药物名称、用药起止时间、用药剂量、途径、频次等。

（4）对患者药物过敏史和不良反应史进行增加、删除、修改等操作的功能，药物过敏史记录内容应当至少包括过敏药物、过敏症状、严重程度、发生日期等；药物不良反应史记录内容应当至少包括不良反应症状、发生原因、严重程度、发生时间等。

（5）从患者本次就诊记录中自动提取诊断信息，并将其归入诊断史中进行管理的功能。

（七）住院病历管理功能

1. 必需的功能

（1）按照《病历书写基本规范》和《电子病历基本规范（试行）》的要求，创建住院病历各组成部分病历资料的功能，并自动记录创建时间（年、月、日、时、分）、创建者、病历组成部分名称。

图文
电子病历应用管理
规范（试行）

（2）提供住院病历创建信息补记、修改等操作功能。对操作者应当进行身份识别、保存历次操作印痕、标记准确的操作时间和操作者信息。

（3）提供病历记录的修改和删除功能，并自动记录、保存病历记录所有修改的痕迹，应当至少包括修改内容、修改人、修改时间等。

（4）对病历记录按照用户修改权限管理的功能，允许上级医务人员修改下级医务人员创建的病历记录。

（5）提供用户自定义病历模板的功能，并对创建模板进行权限管理，能够对用户创建的模板进行授权使用。

（6）提供对病历模板的使用范围进行分级管理的功能，病历模板使用范围包括创建者个人、科室、全院。

2. 推荐的功能

（1）提供在住院病历记录中插入患者基本信息、医嘱信息、辅助检查报告、生命体征信息等相关内容的功能。

（2）提供病历记录和内容片段两级模板支持功能。

（3）提供结构化病历记录项目内容合理性检查与提示功能，包括项目独立检查和项目之间、项目与患者个人特征之间的相关性检查。

（4）提供包含展现样式的病历记录录入编辑和保存功能；提供所见即所得的病历记录录入编辑功能。

（5）提供病历记录禁止修改及打印的设置功能。

3. 可选的功能

（1）提供在住院病历记录中嵌入图片、表格、多媒体数据并进行编辑的功能。

（2）提供在住院病历记录中插入来自系统内部或外部的疾病知识资料库相关知识文本的功能。

（3）提供常用术语词库辅助录入功能。

（4）提供结构化（可交互元素）模板辅助录入功能，并在病历记录中保留结构化模板形成的结构。

（5）在病历记录录入编辑过程中自动保存编辑内容，并在系统出现异常中断的情况下恢复正在编辑文档的功能。

（6）提供创建结构化模板的功能，结构化模板至少包含单选项、多选项、必填项、填空、不可修改文本等元素。

（7）提供模板中定义自动宏替换元素功能，宏替换元素可用于在病历记录中经常出现的患者姓名、性别、主诉等内容。

（8）提供在结构化模板中对结构化元素设定录入方式、取值范围、校验规则等属性的功能。

（八）医嘱管理功能

医嘱管理主要对医嘱下达、传递和执行等进行管理，重点是支持住院及门（急）诊的各类医嘱，保障医嘱实施的正确性，并记录医嘱实施过程的关键时间点，其流程如图9.3所示。

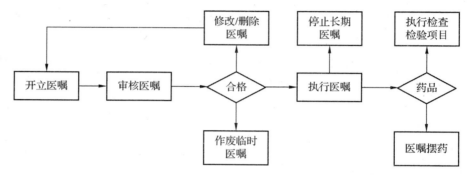

图9.3　医嘱管理流程

（1）提供医嘱修改、提交、审核、执行、回退、打印的功能，如图9.4所示。

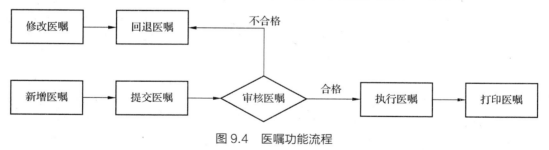

图9.4　医嘱功能流程

（2）提供在医嘱执行过程中对患者标识、医嘱执行时间、药品或标本容器进行核对和结果提示的功能。

（3）提供医嘱模板的分类管理功能，医嘱模板可以设置为公共模板、科室模板和个人模板，并设置相应的管理权限。

（九）检查检验报告管理功能

（1）用户在登录系统时或者在使用系统过程中，系统主动向用户提示患者有新的检查检验报告生成的功能。

（2）主动向用户提示患者检查检验报告中存在异常结果和危急结果的功能，并进行危急值提示。

（3）显示检查检验报告时，系统应当根据患者的性别、年龄、生理周期等因素同时显示检查检验结果的正常参考范围。

（4）提供检查检验报告相关的图像或影像展现功能，对图像或影像提供基本的浏览处理和测量功能。

（5）提供对外院检查检验报告的来源进行标识，并对报告内容进行归类标引的功能。

第三节 电子病历系统架构与数据处理

一、电子病历系统架构

（一）设计原则

电子病历系统作为向临床医务人员提供综合临床信息服务的临床应用信息系统，其设计与功能的实现需要充分考虑满足临床工作以及围绕临床开展的相关延伸工作，需要满足方便医、护、技人员以患者为中心，在临床医疗服务时为用户提供具有时效性临床信息的需求，需要符合临床工作的逻辑性和习惯性，需要满足根据临床事务的逻辑引导，利用智能运算等技术优势提供辅助决策的需求。

临床医疗过程本身是一个依据信息进行诊断和治疗的过程，因此，临床信息系统对帮助医务人员为患者提供更加安全、优质、高效的医疗服务起到了重要作用。电子病历系统将成为医务工作者综合信息的获取平台、加工平台、应用平台。借助计算机系统的计算、存储与信息利用展示能力为临床工作提供更好的信息支撑。这对电子病历系统提出了设计要求，即从最终用户的角度出发，需要遵循方便易用、便于扩展等基本设计原则。

1. 方便易用

电子病历系统作为医生录入、收集、使用临床信息的主要工作平台，其重要性将不亚于传统型的诊断工具，如听诊器、血压计等。一个信息系统的用户交互设计，提供易用、便捷的操作界面将成为评价一个信息系统的重要指标。

以患者为中心进行数据的展现与交互、丰富复杂的临床数据对电子病历系统的设计提出了挑战。信息展现的取舍、信息内容的组织、关联性信息的互动、按照临床逻辑思维组织界面与功能，在不同的信息应用场景中组织好有效的信息，这些都将影响电子病历系统的易用性。

总地来说，电子病历系统的方便易用主要体现在符合临床逻辑思维方式的功能组织和符合临床场景应用需求的信息内容组织上。只有做好这两方面的设计，才能体现出系统的高可用性。

2. 便于扩展

为了满足不同用户在不同时期对信息系统的个性化需求或信息系统外延扩展的需求，信息系统的设计必须具备可扩展性，而一个信息系统的设计是否具备可扩展性主要从以下方面的设计来看：分层架构、模块化、数据建模、流程建模、状态建模、安全权限建模。

（1）分层架构。这里说的分层是指将用户的需求按通用性分层。通过理解和分析用户的共性需求，将共性部分放在平台的最底层实现，所有的用户共用。个性需求放在高层实现，不同的用户实现个性化定制。在信息技术领域，人们通常会将信息系统分为公共平台层、产品平台层、行业扩展层和个性扩展层四层。这里的分层与软件架构中表示层、中间层、持久层的分层属于不同的维度，是没有冲突的。

（2）模块化。良好的信息系统设计最好提供统一的主板插件体系，每一层都应该提供若干个插槽，通过二次开发的手段供上层扩展。通过长时间的行业积累，一般都会形成组件库，对不同的组件进行分类分级管理，通过不同模块的组合搭配，可满足不同的个性化定制需求。

（3）数据建模。数据结构是信息系统非常重要的部分，不同的需求对同样的业务对象会提出不同的数据应用要求，所以数据结构的可扩展性非常重要。通过数据元、元数据等的定义，业务对象的数据建模，数据的对象关系映射，系统对数据进行对象化统一管理。

（4）流程建模。不同医院在实现具体临床业务时的流程是千变万化的，所以系统需要提供业务流程建模模块，通过图形化的方式定义不同的业务流程，依赖业务流程的驱动完成流程的自动化。

（5）状态建模。数据对象都有多个状态，如医嘱的下达、审核、执行、撤销等状态，不同状态下可执行的操作也是不同的，不同状态下的权限也会有差别。对象的状态模型一般是和流程紧密相关的，一般流程的执行过程会改变数据的状态。状态的定义及状态的变迁过程可以形成状态图，状态之间的流转变化需要满足临床上的各项实际业务逻辑。通过状态修订可用的操作与权限。

（6）安全权限建模。不同的临床信息内容、信息处理功能通常会有不同的安全与权限要求，由不同安全权限与状态模型相结合，就能产生不同程度的安全权限控制级别。只有通过不同层次、不同程度的信息建模，才能保证信息系统具备高可扩展性，这些内容也是评估信息系统的重要参考依据。

（二）总体框架

各种各样的信息系统围绕着临床业务的方方面面，各个业务细节中则会产生大量丰富的数据与信息。由注册挂号开始，到分诊、就诊、查体、问诊、诊断、医嘱，经过如此烦琐的临床过程，从而产生围绕本次就诊采集获取的大量以患者为中心的临床数据与信息。电子病历系统通过录入、获取数据完成数据综合汇总和展示，同时根据数据的展现、综合分析对临床处置决策提供建议信息与数据，再次通过临床医务工作的干预行为影响临床事务。综合以上情况，人们总结出了电子病历的概念模型，如图 9.5 所示。

从概念模型中可以看到，电子病历系统以患者为中心，紧紧围绕临床文档和临床医嘱两大内容进行临床业务的辅助与处理。无论什么样的电子病历系统的功能设计、数据信息的综合利用，都必须紧紧围绕这两大核心内容进行设计与建设。

（三）功能模型

HL7 的全称为 Health Level Seven，成立于 1987 年。HL7 是少数几个经美国国家标准学会认可的专注于卫生领域的标准开发组织（Standards Development Organization，SDO）之一。大多数的 SDO 为特定的卫生保健领域，如药品、医疗设备、图像或保险（分类处理）事务等制定标准（有时又称为规范或协议），而 HL7 关注的领域是临床和管理数据。

世界上不少国家都在电子病历系统的研究上投入了很大的人力和物力，美国也是其中之一。从 20 世纪初开始，HL7 与美国电子健康档案（Electronic Health Record，EHR）合作组织开始研究电子病历系统的相关标准《电子病历系统功能模型》（*EHR System Functional Model*，*EHR-SFM*），历时数年。终于在 2007 年 2 月 21 日，该标准获得美国国家标准学会的批准而成为国家标准。

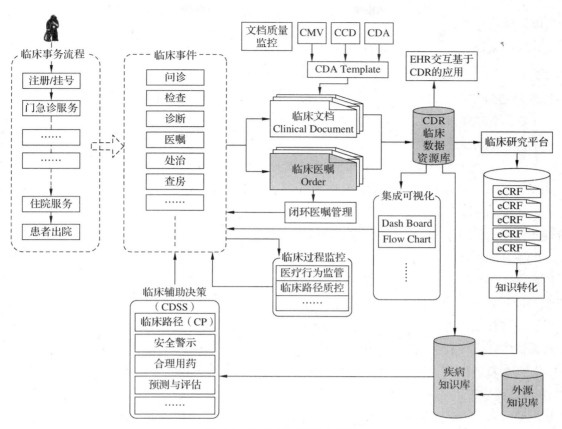

图 9.5　电子病历的概念模型

HL7 开发《电子病历系统功能模型》的目的是明确电子病历系统应该具备的功能，这些功能按用户的视角描述，使电子病历系统的功能表达标准化；同时，通过建立特定服务单元（care settings）和区域（realms）的功能范例（functional profiles，FP），使不同国家、不同卫生机构电子病历系统的功能描述有统一的方法和共同的理解。这些特定的服务单元和区域可以是同一个国家的不同卫生机构（如重症监护室、心脏病区、诊察室），也可以是不同国家的卫生机构（如某些国家的初级卫生保健机构）。

HL7 开发的电子病历系统功能框架（functional outline，FO）由直接医疗功能（DC）、支持信息功能（SP）和基础架构功能（IN）三个部分组成，如图 9.6 所示，用来概括所有可能用到的电子病历系统功能（共 140 个）。功能范例只包含准备使用的电子病历系统功能，且必须受功能框架的三个组成部分的约束。

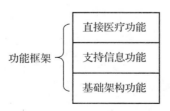

图 9.6　HL7 电子病历系统功能框架

（四）实现技术

电子病历系统作为一个行业应用系统，几乎可以利用现有的所有技术方式实现，下面从用户终端实现方式、信息系统架构分层两个方面简单介绍主流的电子病历系统实现技术。

1. 用户终端实现方式

电子病历终端实现方式以传统窗体应用程序方式和网页浏览器方式为主，目前也有使用基于专有技术的客户端技术方式进行实现的。

（1）以传统窗体应用程序为主体的技术实现，如基于传统 Windows 操作系统的微软基础类（Microsoft foundation classes，MFC）技术、基于微软 .NET Framework 3.0 以后微软呈现基础（Microsoft presentation foundation）技术实现的窗体技术。除了微软操作系统的窗体技术外，也有一部分使用跨平台，基于 Java AWT/Swing 或标准部件工具包（standard widget toolkit，SWT）窗体技术实现的客户端。

传统窗体应用的终端实现方式延续了电子病历系统原生窗体的交互能力以及用户操作习惯。但过于依赖操作系统会使窗体的原生性限制界面的表达，其在信息展现方面尤为突出，而且基本上大都依赖数据控件来进行信息展现。因此，希望开发人员在完成控制界面的同时又能使其原本借助原生窗体系统的开发便利性不发挥作用。

（2）以浏览器网页浏览方式的技术实现的电子病历系统往往依赖 Windows 平台，需要通过微软的 IE 浏览器嵌入 ActiveX 控件实现电子病历编辑器技术。也有部分电子病历系统采用自动化生成电子病历登记表的方式实现电子病历的数据录入。

（3）当前，很多医疗信息系统供应商正在由传统的窗体应用程序实现与浏览器网页实现方式，转换到 RIA 模式下进行电子病历系统的应用开发。丰富互联网应用程序（rich internet applications，RIA）又称丰富性网络应用服务，是一种具有近似于传统桌面应用软件系统功能和特性的网络应用系统。RIA 系统最大的特点是将大部分处理任务都从用户界面端移植到客户端，仅保留一些必要数据与服务器端进行信息交互。RIA 具有的桌面应用程序的特点，包括在消息确认和格式编排方面提供互动用户界面；在无刷新页面之下提供快捷的界面响应时间；提供通用的用户界面特性，如拖放式（drag and drop）以及在线和离线操作能力。RIA 具有的 Web 应用程序的特点包括立即部署、跨平台、采用逐步下载来检索内容和数据以及可以充分利用被广泛采纳的互联网标准。RIA 具有通信的特点即包括实时互动的声音和图像。目前，主流的 RIA 应用实现技术主要有 Adobe 公司的 Flex 与 AIR 技术，谷歌的 GWT 和微软的 SilverLight 等。

2. 信息系统架构分层

（1）单机系统。单机版信息系统是指在信息系统或软件实现中单个计算机就能使用的信息系统，不需要与互联网或其他计算机所能应用的软件或系统进行连接。很多网络资源提供类似的架构系统，如某个病历书写系统，其病历数据能够实现本地存储，如 Access 或其他类型的文件数据库等。

（2）两层架构。最著名的两层架构是客户端/服务器（client/server）架构。它是软件系统体系结构，人们通过它可以充分利用两端硬件环境的优势，将任务合理分配到 client 端和 server 端来完成，降低了系统的通信负荷。目前，大多数应用软件系统都是 C/S 形式的两层结构，由于现在的软件应用系统正在向分布式的 Web 应用发展，Web 和 C/S 应用都可以进行同样的业务处理，应用不同的模块共享逻辑组件，因此，新开发的和现有的应用系统用户都可以访问。通过现有应用系统中的逻辑可以扩展出新的应用系统，这也是目前应用系统的发展方向。

C/S 架构的优势与劣势如下。

1）C/S 架构的优势。

①最简单的 C/S 体系结构的数据库应用由两部分组成，即客户应用程序和数据库服务器程序，两者可分别称为前台程序与后台程序。运行数据库服务器程序的机器也称为应用服务器。一旦服务器程序被启动，就随时等待响应客户程序发来的请求。客户应用程序运行在用户自己的计算机上，对应于数据库服务器，该计算机可称为客户计算机。当需要对数据库中的数据进行操作时，客户程序就自动地寻找服务器程序，并向其发出请求，服务器程序根据预定的规则做出应答，送回结果。应用服务器运行数据负荷较轻。

②数据的存储管理功能较为透明。在数据库应用中，数据的存储管理功能是由服务器程序和客户应用程序分别独立进行的，并且通常把那些不同的（不管是已知还是未知的）运行数据，在服务器程序中不集中实现。例如，访问者的权限、编号可以重复，必须有客户才能建立定单这样的规则。所有这些，对于工作在前台程序上的最终用户是透明的，他们无须过问（通常也无法干涉）背后的过程，就可以完成自己的一切工作。在 C/S 架构的应用中，前台程序非常小，麻烦的事情都交给了服务器和网络。在 C/S 体系下，数据库不能真正成为公共、专业化的仓库，它受到独立的专门管理。

2）C/S 架构的劣势。该框架的劣势是维护成本高昂以及需要较大的投资。采用 C/S 架构，要选择适当的数据库平台来实现数据库数据的真正统一，使分布在两地的数据同步，完全交由数据库系统去管理，但逻辑上两地的操作者要直接访问同一个数据库才能有效实现。有这样一些问题，如果需要建立实时的数据同步，就必须在两地间建立实时的通信连接，保持两地的数据库服务器在线运行。网络管理人员既要对服务器进行维护管理，又要对客户端进行维护管理，这需要高昂的投资和复杂的技术支持，维护成本很高，维护任务量大。

目前，大部分的电子病历系统中仍然保留大量采用 C/S 两层架构实现的功能模块。

二、电子病历系统数据处理

（一）电子病历系统的数据采集与数据展现

电子病历系统收集汇总了大量患者的主、客观资料与信息，这些资料与信息都将通过系统进行完整、客观、准确的记录。同时，电子病历系统借助其对数据与信息的分类汇总与分析进行多种形式的数据与信息的组织，通过各种数据与信息的展现手段，将各类主、客观资料按照以方便数据利用、辅助了解患者实际病情状态、符合患者病情特点等原则进行数据展现。

按照我国的《医疗事故处理条例》，病历资料分为主观病历和客观病历。主观病历包括病程记录、三级查房记录、会诊记录和病例讨论（疑难、危重病例讨论、死亡病例讨论）。客观病历包括门诊病历、住院志、体温单、医嘱单、化验单（检验报告）、医学影像检查资料、特殊检查同意书、手术同意书、手术及麻醉记录单、病理资料等护理记录。《医疗事故处理条例》所规定的主观病历和客观病历以临床文档为单元进行限定与规定。

图文
《医疗事故处理
条例》

在信息系统进行数据采集与数据汇集利用时，文档主客观的判定只能在文档级确定其应用方式。在数据层面上定义由工具、仪器、设备以及人能观察到的各项数据为客观数据，如体温、血压、医学影像资料；而由患者、医务工作者通过临床数据的综合加工和利用分析做出的主观判断与结论均属于主观数据，包括对症状程度的描述、诊断，对病情的推测描述。

1. 客观资料的数据采集

客观临床资料往往需要通过医务人员肉眼观测或者借助工具、仪器或设备进行观测。由医务人员观测得到的数据、由简单的工具或者非数据化信息输出设备获得的临床数据需要人工录入信息系统中。随着科学技术的发展，如带数字输出的血压计、体温计、数码设备等使此类数据逐渐减少，但总是存在部分临床客观资料需要通过数据填报的方式输入信息系统之中。

通过仪器、设备或其他信息系统获得的客观资料，往往通过数字化接口或者自有的信息系统已经完成了临床数据与信息的采集，电子病历系统只需要完成对这些数字类设备或信息系统完成数据接口的开发，定义好数据采集、数据映射接口就能完成临床数据的自动化采集。

2. 主观资料的数据录入

主观资料数据的录入方式分为纯结构化数据录入与结构化文档录入两种。

（1）纯结构化数据录入。如诊断的录入，诊断本身已经完成了很好的信息建模，并且按照信息模型构建了纯结构化的方式进行诊断数据的输入与存储。诊断在临床数据中的决定性作用使其在很早的信息化建设中就得到了详细的研究，因而具备一套完整的信息模型。但是，纯结构化的数据在结构化文档录入方式中仍然能被继续使用。

（2）结构化文档录入。结构化文档录入是指按照自然语言描述方式，将其中重点关注的临床数据元素节点按照结构化的方式进行录入。这种录入方式既保证了自然语言对临床情况描述的连贯性，也提供了对重点关注的临床数据的结构化，以方便随时在自然语言描述中对临床数据元素进行提取。

3. 电子病历的展现形式

电子病历系统对临床各个业务系统采集的大量数据与记录进行展现的形式主要有两种：一种是按照病历展现习惯进行的类纸质病历的展现；另一种是根据临床数据特点、规律或者主观设定的数据组合进行的信息综合汇总、对比展示。

（二）电子病历系统的数据加工与处理

电子病历系统通过临床信息系统，收集并产生了大量的临床数据。收集数据的目的不仅仅是完成对数据的存储，还需要完成数据在病情描述、病程进展动态描述中的综合利用，为分析病情做二次数据加工。

1. 数据元定语及描述场景

数据元通常只对通用的结构化数据进行定义，如血压、身高、年龄等，这些数据元在被实际利用前必须经过加工。数据元定语与描述场景能对人们需要分析的数据进行更准确的定义，在数据演算、对比时保证数据的一致性，这样利用的数据才具备可信性和准确性。例如，血压的主体是谁，当时有没有什么干扰因素等。这些都对数据元的数据利用产生直接影响。

2. 自然数据队列与相对时间

数据元与时间之间也有密不可分的关系，作为数据元与数据值，如果没有与之相关的时间，这样的两个数据值就不具备可比与可演算性。例如，两次测得的血压值如果有相同的定语与描述场景，而没有相关时间数据，在这种情况下，我们只能做数值的高低比较而无法进行数值的趋势分析。在临床工作中，对很多治疗效果和病情的判断使用趋势分析才更有意义。

通常，我们在采集信息时可以获得相对精确的数据，如精确到日、时、分、秒的数据。对这样的数据，我们可以通过时间轴组织数据的自然数据队列，完成数据的组织与对比。同时，也会获得一些模糊而无法精确的数据，如入院前1个月内的血转氨酶值。这时通常在数据之前进行一些相对时间的定义，不同的相对时间之间存在前后逻辑关系，这样也可以将这些数据进行前后参考对比。

在数据利用时，大量具备精确时间定义的数据仍然需要转化为相对时间定义数据元才具备可比性，如不同的人群往往会将入院前某一生化指标值与手术后一周该生化指标值进行对比。这样的数据源对比在精确的时间数据方面没有比较意义，而只有进行了相对时间转换后才具有数据的可利用性。但相对时间的数据元利用也给数据利用带来了另一个问题，即如何在绝对时间队列中获取我们需要的相对时间定义。也就是说，相对时间的定义往往需要一个完善的可操作的数据获取逻辑。

3. 数据的一次和二次加工

电子病历中通过录入获取的原始数据进行一次或者多次演算后得到数据称为数据的一次、二次加工。例如，体重指数（BMI）是通过同一时间或时间段获得的身高值与体重值进行运算的结果，其另一种表现形式是量表的应用。

电子病历系统会涉及各种各样的临床数据的一次、二次加工，如何充分地满足数据一次、二次加工也是电子病历数据处理能力的重要表现。

（三）电子病历系统的数据分析与利用

临床数据的大量积累为除电子病历、病历书写以外的各类数据应用提供了丰富的数据资源。通过这些资源，我们将能够为临床业务和决策判断提供数据辅助，为临床科研提供数据支持。

第四节　电子病历集成平台

在建立信息系统的初期，医院需要在应用系统之间实现数据集成。通常是从单个应用系统开始独立上线运行，直到出现多个应用系统且需要数据交换时（如检验系统需要从门诊系统获得门诊患者登记的姓名、性别数据），首先进行点对点的集成，而当医院的信息系统逐渐复杂时，信息集成工作就会出现以某个大型应用系统为核心的集成局面。这个大型的应用系统承载了需要在多个系统中共享的数据，因此在集成后就成了医院数据的汇总者。

本节将详细介绍现阶段建立"以电子病历为中心的医院信息集成平台"的现实意义和技术基础。

一、电子病历集成平台的任务与设计原则

（一）数据集成平台的任务

数据平台需要在医院信息系统中承担以下工作。

1. 集成消息的接收、发送和转发

来自不同应用系统的集成消息往往需要在多个系统模块之间发送，以引发各自下一步的处理。

例如，放射检查报告的完成状态更新，对收费系统和急诊系统都会有驱动作用。基于电子病历数据的医院信息集成平台在集成消息的交换中，采用集中消息服务引擎集中管理和设置应用系统之间的消息转发规则能极大地简化应用系统的集成工作。

2. 患者临床数据的集中存储和展示

除少数不适宜集中存储的数据之外，平台需要成为患者临床数据的实际存储中心。这些临床数据以电子病历的形式在信息平台中被集中存储管理。只有结果性的临床数据进入平台归档，过程性数据与结果性数据分离，这为临床数据的准备、恢复、存储管理提供了有利条件。

3. 标准编码数据的映射和统一

由于历史原因，各个业务系统所产生的临床数据编码不一致，这会成为数据二次利用的巨大障碍。其解决办法是在临床数据进入平台时，对数据编码（诊断、症状、药物等）做对照校验，保证数据集中后的质量。

4. 数据的集中分析应用和访问

临床数据已经在电子病历平台上实现集中，同一组数据，可以基于不同的使用目的，以不同的组织方法，在不同的场景中得到应用。例如，某患者的一次门诊血常规检查信息，对患者来说，这是其以时间为轴线，多次看诊病历信息的一部分；对检验部门来说，这是检验设备质控数据集的一个样本；对某个科研项目来说，这是众多病例样本中用药对照组的参照指标。平台需要为这样出于不同主题的多维度数据应用分析提供必要的计算分析能力和展示能力。

5. 提供信息安全基础设施服务

在平台建成后，医院信息系统的数据安全不仅仅依赖于各个应用系统，在很大程度上还取决于平台本身的风险防范能力。同时，由于数据交换的紧密程度大大提高，建立统一的数据安全服务平台成为可能。集成平台需要在用户身份认证、数据传输加密、数字时间戳、系统灾备、数据访问审计、系统时间同步等方面为整个医院信息系统提供集中后台服务。

需要明确的是，电子病历集成平台不是电子病历系统。以电子病历为中心的医院数据集成平台是由多个不同层面的 IT 产品组建成的一个完整系统，系统的建设和设计体现了"集中"与"分离"的矛盾与统一。

（二）数据集成平台的设计原则

在以电子病历为中心的数据集成平台设计中，"集中"原则体现在"集中注册""集中展现"和"集中归档"上；"分离"原则体现在"业务流程性数据与结果性数据分离""数据生成与数据利用分离""数据注册与数据存储分离"上。

1. 集中注册原则

在数据集中汇聚到应用平台的过程中，数据集成平台必然面临来自不同业务系统的数据描述代码不一致的问题。因此，对患者数据、员工数据、事件代码、物料代码、文档版本的集中注册保证了数据在汇总后的一致性。

2. 集中展现原则

数据的利用维度与数据的生成维度往往不同，生成地点往往也不是使用地点。脱离业务应用系统，构建基于数据应用的集中展现，使数据根据使用者的视角、维度、空间来组织呈现是数据集成平台设计的重要原则。

3. 集中归档原则

有别于业务应用系统中的过程性数据，进入数据统一应用平台的数据大多数是管理和临床的结果性数据。出于临床取证、科研分析、环节质控、营运分析等目的，此类结果性数据有比较高的数据归档备份要求。数据统一应用平台对结果性数据进行汇集和有效性验证之后，集中归档成为可能。

4. 业务流程性数据与结果性数据分离原则

业务应用系统出于流程控制等原因，存在大量过程性（业务流程性）数据。这些数据仅对业务处理流程的数据有流程控制作用，但是对后期的数据利用没有什么帮助。如果不把结果性数据从中分离出来，一方面会造成大量的数据存储空间浪费，另一方面对第三方数据恢复将造成巨大困难。数据集成平台专注于结果性电子病历数据的管理和分析利用，与负责数据采集的业务应用系统分工合作，各取所需。

5. 数据生成与数据利用分离原则

电子病历数据是在纵贯患者一生的一系列诊疗服务过程中逐渐产生的，而数据的使用和分析是有阶段性和时效性的。所以，数据的使用方往往不是数据的产生方，数据的使用时间往往也不是数据的产生时间。这样，数据的跨时段、跨部门产生，后期的全局特定维度使用，就为平台系统与应用系统的分离创造了条件。

6. 数据注册与数据存储分离原则

在注册数据集中之后，电子病历内容数据的存储变得更加灵活，可以分散，也可以集中。这种灵活性极大地减轻了电子病历中大量异构数据的管理负担。系统设计人员可以根据数据的存储特性和具体项目的约束条件分散部署数据的存储。而由于集中注册数据的建立，分散存储的数据之间存在逻辑的一致性，对最终数据用户来说，数据仍然是高度集中的。

根据上述以电子病历为中心的数据集成平台的五项主要任务和六条设计原则，利用现有的成熟信息技术和行业集成规范可以构建现实的集成平台项目。

二、电子病历集成平台设计的技术框架与关键技术

由于需要承担数据交换、数据存储、集中注册等多项任务，基于电子病历的医院信息集成平台内部结构按照不同的功能需求划分为不同的服务模块，模块之间相对独立并依照行业相关集成规范达成数据集成。电子病历集成平台设计的技术框架如图 9.7 所示。

（一）电子病历集成平台的总体构架

由图 9.7 可知，集成平台建立在独立的信息基础设施平台之上，这个平台包括服务器硬件、网络硬件、存储硬件和相关操作系统、数据库和高可靠性服务软件及中间件等。集成平台承载核心临床业务数据的交换和存储工作，因此设计集成平台硬件方案，都需要在高可靠性、数据冗余、数据备份、硬件故障冗余方面有足够的考虑。

在基础设施平台之上是医院信息整合平台，这个平台承担着各个业务系统之间、业务系统与电子病历平台之间的数据交换工作，以及用于支持数据交换的消息管理、流程引擎设置等服务。信息整合平台一方面在各个业务系统的互联互通中扮演着路由的角色，另一方面还对整个平台的数据集中功能起着数据汇集器的作用。

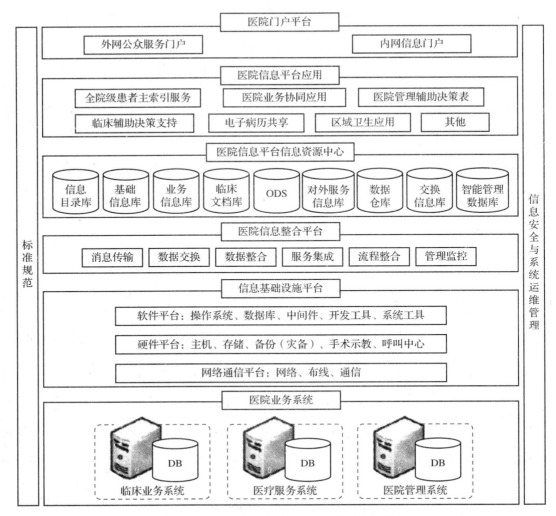

图 9.7　电子病历集成平台设计的技术框架

　　在整合平台之上的信息平台中心负责存储管理来自各个业务系统的临床业务数据。由于内容特性不同，数据在信息平台中心打破部门界限，按照数据本身的性质重新组合存储。例如，关于医院运营的数据进入医院运营数据库，关于临床病历的数据进入临床文档库。数据在这个层面按照数据本身的性质分类存储，集中注册，以备后期出于不同用途再次组合展现。

　　信息平台之上是一系列注册服务和数据应用服务，在这里可以实现对平台中数据的质量控制和有效利用。

　　平台最上面一层是医院的门户平台，与 IT 行业中的门户意义略有不同，这里的门户不仅指医院对外发布数据的门户网站，还包含了医院内部数据分析利用的展现门户。展现门户的应用包括管理层对医院总体运行、医疗质量、关键时间的浏览和查询，也包括临床人员对特定疾病、诊疗数据的查询和分析展现。

　　贯穿多个层面的医院集成平台功能还包括"信息安全与系统运维管理"和"平台运行标注规范"的人员制度建设工作。

　　医院信息集成平台系统根据上述层次结构，将不同层面的各个服务组织在一起，形成完整的系统能力，满足对平台的五大功能要求。

（二）电子病历集成平台的技术框架

将电子病历集成平台的软件功能部分进一步细分，可以得到图9.8所示的医院信息集成平台功能结构图。

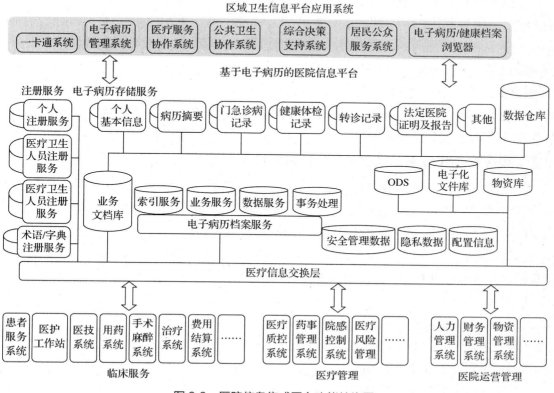

图9.8 医院信息集成平台功能结构图

图9.8中灰色背景的部分为电子病历集成平台需要覆盖的软件功能模块，具体的技术服务可以分为以下四个层面。

（1）医疗信息交换服务。企业服务总线（enterprise service bus，ESB）技术、HL7消息和消息引擎。

（2）数据存储服务。临床数据库（clinical data repository，CDR）、临床文档交换（XDS）、临床文档系统（clinical document system，CDS）、临床文档结构（clinical document architecture，CDA）。

（3）数据注册服务。患者主索引（project management index，PMI）、机构人员注册、术语字典注册服务。

（4）平台数据分析应用服务。数据仓库（data warehouse，DW）、数据门户、商务智能（business intelligence，BI）。

（三）电子病历集成平台关键技术——信息交换层

作为整个医院信息集成平台的数据入口和各个业务应用系统的消息交换调度中心，信息交换层主要完成以下四个方面的工作。

（1）为各个应用系统提供数据接口适配器（软件模块），通过协议转换和消息转换，将各个业务系统中的输出数据转换为平台可以接受的格式。

（2）根据各个应用系统（包括平台应用）的要求，设置数据接口适配器，并将相关数据发送至应用系统集成端口。

信息交换层的前两个功能就像是人与人沟通中的翻译角色，各个系统使用的对外沟通语言不同，语言内容也有差别，因此需要一个"中间人"做转译工作。

（3）设定消息转发和路由规则，将消息按照预设规则做转发。例如，患者基本信息更新这个消息，需要在检验、心电等多个系统中接收和更新数据，以保证报告单上患者的姓名、性别数据的准确性。

（4）作为系统总消息服务的提供者，对消息服务做注册管理、为管理人员提供消息服务管理、安全策略的设定工作。例如，在放射报告系统上线之后，门诊医生站和院内服务质控系统都需要订阅"影像检查完成状态"和"报告完成时间"消息服务。

信息交换层后面两方面工作像是现实生活中的火车调度站的工作，所有交换数据在这里汇集并按照一定的规则被发送到需要的地方。

（四）电子病历集成平台关键技术——数据注册服务层

医院信息集成平台转发和承载来自各个应用系统的数据。为保证数据的一致性，其专门建立一系列的数据注册服务，以对不同来源的数据做校验和映射。数据注册服务器就好像一个巨大的动态电话号码簿，每个系统都可以通过自己掌握的局部数据在注册服务器上查询对应的数据。例如，已经有了某人的姓名，需要在电话簿上查他的地址。同时，授权系统可以根据新的业务发展更新这个"电话号码簿"上的数据。最后，在进行数据利用时可以通过对"电话号码簿"的查询来验证数据的准确性。所以，数据注册服务器在交换层、存储层和利用层都有使用价值。

数据注册服务层最主要的数据注册服务有以下三种类型。

（1）患者注册服务。此服务的目的是在平台上为各个应用系统提供统一的患者标识符，用于识别和标识同一患者的多次诊疗数据。

（2）医疗人员注册服务和医疗机构注册服务。其类似于平台中的患者注册服务，医疗服务人员和医疗注册机构的首要目标是保证系统中服务人员与机构数据的一致性。另外，在建立平台数据安全机制时，人员授权数据和访问审计数据也需要验证系统操作用户和机构的身份。

（3）编码术语注册服务。由于各个业务系统采用的术语代码系统不同，即便采用同一种标准编码也有可能因版本的不同而有细微差别，因此，在信息交换层做消息转换时需要根据接收方的编码体系对发送方提供的数据编码做对照更新。

（五）电子病历集成平台关键技术——数据存储层

电子病历集成平台的数据存储层处于整个平台的核心位置，信息交换层是为数据存储层提供数据的上游来源；数据注册层保证存储层中数据的一致性；数据应用层能够实现的功能也完全取决于数据存储层的内容范围。

数据存储层可以建立多个库，用于不同属性数据的存储。例如，存储有关医院收入、支出、成本、人员工作量等的医院运营数据库（operation data store，ODS），存储历史纸质病历扫描件的数字化文档库等。

数据存储层最核心的库是临床数据存储库（clinical data repository，CDR），一个以患者为主线，将不同系统产生的临床数据按照临床服务的时序和种类重新组织的数据库。

根据《电子病历基本架构与数据标准（试行）》的要求，电子病历平台中病历数据的保存需要符合 CDA 文档格式。电子病历数据以单次临床服务活动为单位，保存为一系列独立的 CDA 文件，每个文件都只包含单个患者的信息。文件中对临床服务的描述（包括医嘱、护理、诊断、处置等数据）都需要按照标准编码记录，同时 CDA 的 XML 特性还允许在文件中加入从纯文本到影像、声音、图片等多媒体文件。

（六）电子病历集成平台关键技术——数据利用层

电子病历集成平台的最上层是数据利用层。由于前几个层面已经分别解决了数据的来源、存储、一致性校验，在这个基础上对数据的集中利用才是整个集成平台实现的价值核心。

数据利用中需要利用到的技术包括数据仓库、商业智能和门户技术。

（1）数据仓库。数据仓库（data warehouse，DW）是医院信息集成平台中对临床数据、运营数据、财务数据做综合分析的数据整合、分类、分析工具。数据仓库的工作方法如下：首先打破数据来源中数据的组织维度。例如，在上一节的例子中，"放射检查时间"本来是以某个检查为中心的一个流程环节的附属属性，但是，在数据仓库中这个属性被独立出来，用于工作效率分析；然后，根据数据分析的目的，一个个被分离出来的数据元素按照新的维度重新组合成为新的抽象化数据，继续使用上述"放射检查时间"的例子，在数据仓库中一个个时间节点被重新计算组成一段段"报告周期时间分布数据"；最后，数据仓库将上述数据的分析结果展现出来。例如，用相关性工具，对比发现"报告完成时间"与患者行动能力、检查项目和操作技师之间的相关关系，为管理者发现影响"放射报告完成时间"的因素提供支持。

（2）商业智能。在数据应用层，另外一种常用技术是商业智能（business intelligence，BI）。商业智能是利用来自业务系统和数据仓库的数据，完成数据分析和转换，直接为管理层提供决策支持的信息技术。商业智能中包含以下工具：数据查询工具、报表工具、在线数据分析工具（直接从业务数据提取实时数据）、数据分析工具等。相对于数据仓库的后台服务工具，商业智能更偏重于数据分析和数据展现。

（3）门户技术。在信息集成平台实现数据集中后，统一应用和数据集中展示是平台上层的主要功能。信息门户是实现数据集中展示的技术框架。

电子病历集成平台对临床、科研和教学的推动，是医院信息系统集成平台进入以电子病历为中心阶段的重要特色，而实现这一跨越的重要技术支持就是临床数据存储库（clinical date repository，CDR）的建立和完善。

三、电子病历集成平台中的临床数据存储库

CDR 是为医院支持临床诊疗和全部医、教、研活动而建立的。它是按照以患者为中心重新构建的新的一层数据存储结构，是物理存在的，配套有相应的软、硬件架构，而不只是在某个系统中的某种逻辑构成。它与直接支持医疗操作的前台业务信息系统的数据存储不同，它所需的数据来自前台业务信息系统，重点关注这些前台业务系统所产生的临床业务结果，但与前台业务流程无关。它的内容是随着医院业务活动动态增长与变化的，并且能够直接支持临床医务人员对患者进行临床事务处理时对临床结果数据的应用。应用 CDR 的目的如下。

1. 与复杂的业务处理流程分隔

患者的临床信息来自医院现已存在的多种多样的应用系统。一般来说，这些应用系统是面向应用过程设计的，由不同供应商提供不同的信息模型和软硬件平台，其功能必须满足管理与临床应用

的不同过程要求。例如，一个实验室系统，从医生开出医嘱，到条码打印和取得样本，样本传送与接收、上化验设备、化验过程的双向控制、化验结果的自动获取、报告的产出与确认，报告的发出与接收，是十分复杂的。应用系统的数据结构设计必须满足这些要求，数据库内的化验结果表达必然是复杂多变的。而电子病历仅关心化验报告的最终结果。因此，如果 CDR 仅保存从检验系统传递来的化验结果，那么电子病历系统就可以和复杂的业务处理流程分隔开来。如果电子病历系统中的化验结果需要从检验系统中直接获取，就不得不关注上述所有细节。

2. 建立透明、一致化的数据模型

CDR 的独立存在使得一个统一的、透明的、一致化的电子病历信息模型的设计与实现成为可能。这样一个模型的存在对所有应用系统的开发商、系统集成、医生 / 护士、患者信息的进一步应用都十分重要。

3. 应用系统升级容易

CDR 与复杂的业务处理流程相分隔，使得以后各应用系统的升级换代变得简单易行。而这种变化随着业务流程的变化和信息化水平的提高会经常发生，这也是医院信息化发展进程中最让人头痛的问题。

4. 对医生 / 护士更友善，效率更高

医生 / 护士使用物理上保存的以患者为中心的电子病历记录，比起使用分散在不同应用系统中的患者记录来更得心应手、更符合他们的思维习惯，应答速度会更快。特别是简单、统一、透明的信息模型的存在，使得他们有可能根据自己临床工作的需要从 CDR 中剪裁出自己的患者临床记录子集。

5. 有利于电子病历深层次应用的开发推广

电子病历的存在不仅要满足临床信息查询的需求，还要满足临床决策、教学、科研的深层次的要求。例如，警告与提示系统、临床路径控制、循证医学支持等。当面对一个数据相对稳定、信息模型简单清晰、与操作过程无关的存储库时，这些应用的开发要简单得多。特别是当服务点应用系统（point of service，POS）发生变化时，也不会影响这些深层次的应用。

第五节　电子病历的临床与科研一体化

临床科学研究是整个生物医药研究领域中至关重要的一环，对提出研究问题，促进领域创新，推动新的药物、诊断技术、医疗设备、治疗方法的研究开发和临床应用具有不可替代的重要作用。

一、临床科学的研究范围

临床科学的研究范围非常广泛，研究的类型、形式各异，但它们遵循共同的规律，具有共同的特点，都沿着提出研究问题—确定研究目标—研究方案设计—研究对象招募—科研数据收集—科研数据清洗—数据统计分析—科研结论的技术路线行进。毋庸置疑，临床研究工作对临床数据有着先天性的应用需求，高质量的研究需要有准确、及时的信息数据予以支撑。

二、临床科研病历设计

临床科研病历的特点是强调临床病历内容和科研病历内容的并行收集和管理，其内容设计是极

其重要的一步。虽然建立一个统一的临床科研内容框架来满足不同专业领域、不同研究方向的需求不太现实，但研究人员可以遵循合规原则、科学原则、专业化原则、统计原则、开放原则、标准原则、便捷原则来完成高质量的临床科研病历设计。

三、建立临床科研电子病历的任务与目标

建立临床和科研一体化电子病历的根本目标是通过整合临床病案以及临床研究的双重数据需求，在临床医护人员书写患者或研究对象的医疗记录时，使其能够一次性完成临床病案内容以及临床研究数据的采集工作。这些数据一方面可以输出形成临床病案记录，满足医院病案管理的需求，另一方面，也可以输出形成科研病历数据库，为相关临床研究工作提供重要的数据资源。

相对于临床病历，科研病历在内容上的要求更加细致，在表达上更加规范，在质量上更加强调数据的真实性和溯源性，在数据规模上要求能够支持大规模病例、长时间的动态数据累积。

四、临床科研一体化电子病历系统技术框架

临床科研一体化电子病历系统技术框架如图9.9所示。

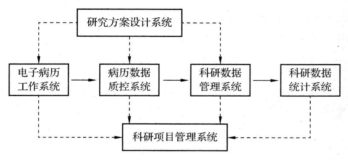

图9.9　临床科研一体化电子病历系统技术框架

（一）研究方案设计系统

研究方案设计系统是重要的基础功能单元，围绕临床研究数据的流转过程，从参与者、数据内容、过程质控、数据提炼等多个角度为临床研究人员提供方案定制和参数配置功能。其主要功能有项目注册、科研流程设计、科研机构和人员管理、标准数据管理、数据模板设计、质控规则设计。

（二）电子病历工作系统

电子病历工作系统是临床研究人员、医护人员的工作平台，满足门（急）诊、体检、住院、随访等业务环节采集病历数据的需求，工作系统使用在研究方案设计系统中定制的病历模板和质控规则对病历数据采集过程进行有效控制，通过最大限度的质控关口前移提高临床数据的质量水平。另外，电子病历工作系统也能够为医护人员提供完整的患者临床资料，按照时间线索将患者的疾病问题、体征状态、临床干预等信息有机地组织起来，以可视化的方式展现，满足医护人员的临床信息需求。通过电子病历工作系统采集的临床数据，经过病历质控系统校核后，一方面输出形成符合临床病案要求的病历文档，另一方面，经过质控输出到科研数据库中。

（三）病历数据质控系统

病历数据质控系统是确保临床科研病历数据真实性、完整性的重要环节。虽然在电子病历工作

系统中已经隐含了一些病历质控办法，但仍然有必要建立一套基于可变、复杂规则的病历质控系统，便于质控人员对病历数据的灵活监察。病历数据质控系统应能够通过即时调整的逻辑规则，对通过电子病历工作系统产生的数据进行全面的质量扫描和评价，发现数据中潜在的质量问题，并通过数据质控系统生成电子质询单，将质询信息直接反馈给病历数据采集人员，对有关数据进行修正，从而加强对病历数据质量的及时监管。另外，通过质量统计分析，病历数据质控系统能够定位临床数据采集和处理过程中普遍存在的质量问题，并予以重点改进。

（四）科研数据管理系统

经过质控系统清洗的病历数据最终进入科研数据库，这些数据要求以病例个体为单位，以时间为线索，按照开放的标准架构进行组织存储，如 HL7 CDA，保证病历数据长期、动态、连续累积的能力。另外，科研数据管理系统能够提供灵活的数据检索能力，方便查找符合入组条件的病例，并通过数据输出接口，将数据交换到第三方数据处理平台，如数据统计平台、多中心科研协作平台等。

（五）科研数据统计系统

科研数据统计系统建立在统计产品与服务解决方案（statistical product and service solutions，SPSS）或统计分析系统（statistical analysis system，SAS）的基础之上，为研究人员提供丰富的医学统计分析方法，是形成研究结论的重要技术工具。

（六）科研项目管理系统

科研项目管理系统服务于科研项目计划信息（plant information，PI）和相关管理人员。基于研究项目的整体流程定义，以及临床研究人员的数据采集和处理环节信息，为 PI 提供精细化的项目管理能力。

五、样本库信息管理

生物样本是生物医药研究领域的另一宝贵资源，这些资源以实体形式记录着患者在病程不同阶段的生物本体信息。将生物样本资源与患者的临床病历数据关联起来，并实现统一的序列化收集和管理，将形成更有价值的医药研究基础资源。

（一）核心流程

作为承载医药研究的重要资源，生物样本的质量与临床数据同样重要。因此，医务人员有必要加强对样本采集、流转、处理、冻存、应用的全流程管理，通过真实、可信的质量数据来保证生物样本的质量、体现样本的价值。样本库信息管理是支撑样本管理的重要技术工具，系统强调以样本的生产、加工为主线，以样本质量要素管理为主要关注点，实现样本实体条线和质量条线的信息化管理。

生物样本的采集和处理流程如图 9.10 所示。

样本的采集和处理过程从整体上可以分为临床环节、运输环节和实验室环节。

（1）临床环节。临床研究医生、研究护士按照操作规程完成样本的采集和初步编码，将样本放入临时存储设备中，并记录相关质控信息，如病例编码、采集人、采集时间、采集方法、存储设备等。

（2）运输环节。样本运输人员将在临床科室存储的样本转运到样本实验室。样本运输人员与临床科室以及样本实验室的样本交接、转运过程使用的设备、转运时间是运输环节的质控要点。

（3）实验室环节。实验室技师按照样本处理规程对样本进行分装、编码、处理和冻存。其中，样本的处理方法、设备、人员以及实验室的物理环境都属于质控的关键点。

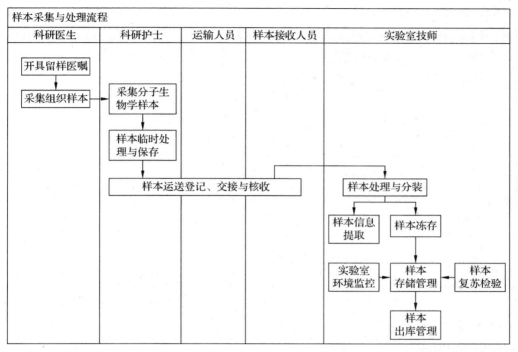

图9.10 生物样本的采集和处理流程

（二）信息管理功能

针对生物样本流转的阶段特点，样本库信息管理也相应地分解为临床、运输和实验室三个环节。通过样本标识，医务人员可以将这三个环节串接为一个整体，展现样本流转的全过程。

六、统计与分析

统计与分析是科学研究的重要技术手段。对构建临床科研一体化的电子病历系统来说，统计与分析无论是在早期的病历内容设计阶段，还是在后续的病历数据处理阶段，都发挥着非常重要的作用。

（一）科研设计

一般来说，科研设计包括专业设计和统计研究设计，两者之间既有区别又有联系。

（1）两者的区别在于：专业设计主要取决于专业知识，是指在专业知识的指导下对某项具体的科研工作所做的各种考虑和安排；而统计研究设计主要取决于统计学知识，是指从统计学的角度来考虑如何安排某项具体的科研工作，从而使得此项科研工作实施起来经济高效，而且论证过程系统完善，结论正确可靠。

（2）两者的联系在于：对每一个具体问题的考虑和安排，既需要专业知识的指导又需要统计研究设计知识的帮助，两者缺一不可、相辅相成、相得益彰。

（二）统计研究设计的类型

统计研究设计是生物医学科研工作中不可或缺的重要内容，包括观察性研究设计和试验性研究设计（实验设计、临床试验设计）。其中，观察性研究设计可以细分为横断面研究设计、队列研究设计、病例－对照研究设计、混合研究设计，而试验性研究设计可分为单因素水平设计、随机区组设计、交叉设计、拉丁方设计、析因设计、重复测量设计、正交设计、均匀设计等。不过，不管是观察性研究设计还是试验性研究设计，从设计类型的角度来说，其在本质上都是一样的。例如，常说的横断面研究设计、队列研究设计和病例—对照研究设计在本质上都是单因素水平设计（$m:n$ 配对的病例－对照研究设计较为特殊）。统计研究设计的分类如图 9.11 所示。

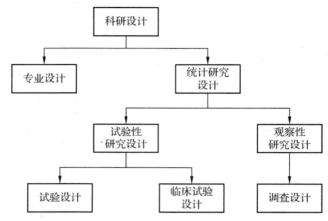

图 9.11　统计研究设计的分类

1. 观察性研究设计

观察性研究设计主要用于调查研究设计，其具体分类如图 9.12 所示。

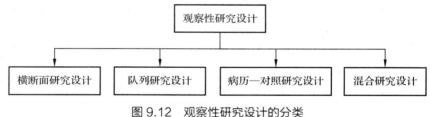

图 9.12　观察性研究设计的分类

（1）横断面研究设计。通过对事物或现象现状的调查，反映出此时此刻环境中某些物质的状况或所处的水平，或受试对象的现状，或体内某些指标所处的水平，从而达到了解事物的真相，找到解决问题对策的目的。这种研究往往不能准确判定某些事物发生时间的先后关系，其研究结果主要用于为进一步的研究提供一些重要的线索。

（2）队列研究设计。队列研究设计也称前瞻性研究设计或由因索果的研究设计。其并不能事先准确预言某种原因会引起何种结果，只是根据现有的专业知识提出一些设想或假定，并按假设的可能危险因素的水平，将受试对象分成几个组，然后，研究者对他们进行一段较长时间的追踪观察，并记录处在不同组中的受试对象所发生的各种结果。这样获得的资料可以清楚地反映出影响因素与结果出现的时间先后顺序，为研究危险因素与疾病之间的因果关系提供了有力的证据。队列研究设计的缺点是需要的样本含量较大，追踪观察的时间较长。

（3）病例—对照研究设计。病例—对照研究设计也称回顾性研究设计或由果索因的研究设计。面对一组患有某病的患者，寻找另一组情况与患者接近的非该病患者或健康人为对照组，对这两组人进行回顾性调查，了解他们分别接触过哪些可能的危险因素，并通过假设检验等方法来说明疾病与危险因素之间的联系。这种设计的优点是需要的样本含量不大，花费的时间较少；缺点是不能十分肯定所发现的可疑危险因素是否一定是该病的危险因素。危险因素是否一定先于疾病出现，需要借助其他方法或试验予以证明。

（4）混合研究设计。同时运用了队列研究和病例—对照研究的方法构造出来的研究设计称为混合研究设计。通常先采用队列研究设计，后采用病例—对照研究设计。

2. 试验性研究设计

试验性研究设计主要用于试验设计和临床试验设计，若按设计中涉及的因素个数多少来划分，可分为单因素设计和多因素设计两大类，每一类中又可细分为具体的设计类型，具体如图9.13所示。

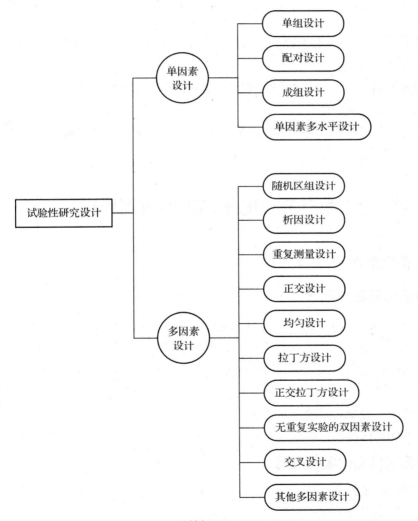

图 9.13　试验性研究设计的分类

临床试验设计属于统计研究设计中的第三个分支。从设计类型上看，临床试验设计并没有一套特殊的设计类型，基本上与试验设计相同。有所不同的是，在试验分组和处理因素的环节上，临床试验设计要考虑伦理道德问题和提高受试对象的依从性问题。若研究的是某种非慢性病，就不应设置空白对照组或仅用安慰剂的对照组，以避免患者因怀疑自己服用的药物不如另一组患者服用的药物好而中途改用其他药，破坏整体设计方案。试验组与对照组所用的药物除了在外观上完全相同外，还必须采取所谓的"盲法"，根据设盲程序的复杂程度，通常可将其分为单盲、双盲和三盲。单盲是指仅受试对象不知自己所在组是对照组还是试验组；双盲是指受试对象和治疗者（包括医生和护士）都不知任何一个受试对象属于对照组还是属于试验组；三盲则是指受试对象、治疗者和统计分析工作者都不知任何一个受试对象属于对照组还是属于试验组，仅临床试验设计者知道具体的分组情况。其中，用得最多的是双盲试验。

在临床试验设计中，是否采用盲法试验以及整个试验过程中的质量控制往往是临床试验成败的关键所在。

（三）统计研究设计的要领

统计研究设计的要领和精髓是三要素、四原则和试验设计类型。

（1）三要素分别是受试对象、影响因素和试验效应（通过具体的观测指标来体现），其选定是否正确主要取决于专业知识。

（2）四原则分别是随机原则、对照原则、重复原则和均衡原则。人们在生物医学试验研究中最易违反对照原则和均衡原则。

（3）试验设计类型是根据因素及其水平，在特定研究中所采取的一种组合关系或结构形式，如同临床上对特定疾病的进一步分型一样。

第六节　电子病历的应用管理

一、电子病历系统的调研

（一）分析医院的基本情况

建设和运行电子病历系统涉及医院的各个部门，是一个复杂的系统工程。因此，在筹建电子病历系统之前，首先要充分考虑医院的基本情况，重点从以下四个方面入手。

（1）医院的规模和经营状况，这是决定电子病历系统覆盖范围的主要因素。

（2）医院的业务特点，是专科医院还是综合医院，有哪些特色专长科室。

（3）医院的管理、教学和科研水平。

（4）各个科室的具体情况，包括各个科室对电子病历系统的期望值和具体需求。

（二）分析医院信息化建设情况

具体需要考虑的因素如下。

（1）医院对信息化建设的重视程度和投入力度。

（2）医院目前已经应用了哪些信息系统，是否包括 HIS、PACS、LIS 等与电子病历系统有密切关系的信息系统；医院信息管理部门的人才储备和技术力量如何。

（3）医院的网络和硬件基础设施建设水平如何。

（4）是首次应用电子病历还是对原有系统的更新换代。

（三）分析医院病历管理的现状与不足

只有对医院目前病历管理的现状与不足有了充分的了解，才能有针对性地选择真正能满足本医院需求，能够解决目前面临的问题的电子病历产品。例如，医院中有一些普遍存在的病历管理问题：由于采用纸质病历，医护人员的医疗文书书写任务繁重；对病案质量管理，现在只能做质量终末管理，管理滞后于医疗过程，不能及时采集各种数据，不能及时反馈管理指标；大量医学病案资料没有得到充分利用，病案数据的查询复杂，检索速度慢；医生对患者的病史及治疗情况不能及时了解；对科研与教学没有发挥应有的作用等。

二、电子病历系统的设计开发

（一）设计开发的依据

电子病历系统的设计应该严格遵循《病历书写基本规范》《电子病历应用管理规范（试行）》等医疗管理相关文件，并遵循和执行国家有关软件工程的标准，保证系统质量，提供完整、准确、详细的开发文档资料，应用设计符合国家及医疗卫生行业的相关标准、规范和医院自身的发展规划，遵循现行的或即将发布的涉及电子病历系统的国家法律法规。

（二）设计开发的原则

（1）前瞻性、先进性原则。

（2）实时性原则。

（3）可靠性原则。

（4）开放性原则。

（5）安全性原则。

（6）灵活性原则。

（7）易操作性原则。

（8）系统的可维护性。

（9）系统的实用性。

（10）系统的可扩充性。

（11）系统的规范性。

（12）数据的延续性。

（13）数据的可交换性。

（14）数据的可利用性。

（三）针对医院需求的二次开发

为满足项目进度的要求，同时保证系统的可靠性，二次开发也应该按照规范的项目管理流程进行。应由医院人员和开发商技术人员共同组成项目组，开展需求调研、系统设计、软件编写、系统测试和组织实施等工作。项目组设置负责人员对开发全过程进行进度和文档的统一管理。

三、电子病历系统的组织实施

（一）电子病历系统组织实施的原则

（1）成立电子病历实施领导小组。

（2）选择成熟的软件。

（3）医务人员、信息人员与公司项目管理人员充分沟通，明确需求。

（4）坚持以点带面、分步实施、培训先行的原则。

（5）制定规章制度，确保数据安全。

（二）电子病历系统组织实施的步骤

1. 前期准备工作

前期准备工作由信息中心、医务部、护理部等科室人员参与。信息中心负责系统的安装、调试与维护；医务部和护理部搜集整理临床需求，同时根据医院的实际情况，结合病历书写相关规范，负责医疗文书和护理、文书格式的审定与规范。

2. 实施阶段

实施原则包括总体规划，分步实施，以点带面，以小带大，先易后难，逐步扩大。实施流程包括系统安装、数据集成、流程优化、功能与模板的个性化定制、培训、试点、现场指导等。

3. 巩固调整和功能深化阶段

此阶段包括功能调整与深化、个性化培训与深度培训、用户走访、系统评估与验收、软件更新与升级等。

四、电子病历的管理和运行维护

（一）电子病历的管理

1. 准备阶段的管理

项目实施前，要在充分调研的基础上制定本单位电子病历的管理办法，明确系统运行要求、认证制度、考核标准和奖惩措施等。通过这些管理制度规范用户对电子病历系统的使用方式，使得各种操作都有据可查。

2. 实施阶段的管理

根据以上问题，一要协调各方，妥善安排实施的进程；二要强调准入，培训考核；三要积极引导，提高医务人员的使用水平和信心；四要严格督检，防止不规范行为的发生，努力降低这一阶段普遍存在的病历缺陷问题。

3. 功能深化阶段的管理

（1）不断强化对电子病历质量的监控，不断提高应用水平。

（2）根据医院实际需要，不断充实和完善制度。

（3）不断强化数据备份、容灾等安全机制，保证数据万无一失。

（4）加强电子病历的使用管理，防止出现漏洞。

（5）积极引导对数据的挖掘和利用，提高电子病历对医院管理和临床工作的贡献度。

（6）积极推进医院信息化进程，逐步消灭信息孤岛，不断丰富电子病历的内涵与外延。

（7）不断推动区域共享和区域电子病历管理办法。

（二）电子病历的运行维护

（1）系统运行的组织机构。

（2）基础数据管理。

（3）运行制度管理。

（4）系统运行结果分析。

学习小结

　　医院通过电子病历以电子化方式记录患者就诊的信息，包括首页、病程记录、检查检验结果、医嘱、手术记录、护理记录等，其中既有结构化信息，也有非结构化的自由文本，还有图形图像信息，涉及患者信息的采集、存储、传输、质量控制、统计和利用。

　　本章主要介绍了电子病历系统概述、电子病历系统的相应功能及应用管理。对电子病历系统，我们需要了解其发展历程、研究意义及其构架；熟悉电子病历系统的基本功能，能利用其进行数据处理，从而实现临床与科研的一体化；学会操作电子病历集成平台并进行数据处理和电子病历的应用管理。

课后练习

一、选择题

1.电子病历系统的基础是（   ）。

A.电子病历的结构

B.病历信息的安全机制

C.医生工作站系统

D.病历数据交换标准与方法

2.以下关于电子病历的说法中错误的是（   ）。

A.记录时间采取12小时制

B.应该使用统一指定的项目名称

C.操作人员设有身份标识

D.系统应该显示医务人员的电子签名

3.电子病历简称（   ）。

A. HIS　　　　　　B. EMR　　　　　　C. LIS　　　　　　D. FRID

4.电子病历具有（   ）的优势。

A.正确性和完整性　　　　　　　　　B.形式多样性

C.安全性　　　　　　　　　　　　　D.独占性

5.电子病历的存储介质为（   ）。

A. IC卡　　　　　　B. IP卡　　　　　　C. CF卡　　　　　　D. ID卡

6.电子病历的功能不包括（　　　　）。

A.信息独占　　　　　　　B.病历模块库　　　C.必填项检查　　　　D.结构存储化

7.电子病历包括（　　　　）内容。

A.患者的病程记录　　　　　　　　　　　　B.医嘱

C.患者的影像学检查结果　　　　　　　　　D.以上都是

二、简答题

1.简述电子病历的定义。

2.简述发展电子病历的根本目的。

3.简述建立电子病历系统的主要目标和任务。

4.筹建电子病历系统需要调研哪些内容？

5.简述电子病历系统的设计开发原则。

三、操作题

使用电子病历模拟系统实现"病历提交""移交病历"和"手动提取患者病历"功能。

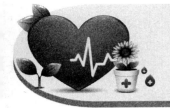

第十章　检验信息系统

知识目标：了解检验信息系统的概念；了解检验信息系统的组成部分；熟悉检验信息系统的基本操作过程，熟悉检验信息系统结果记录及检验报告的具体操作过程；了解检验信息系统的基本功能以及各个子系统的职能。

技能目标：熟练使用检验信息系统的基本功能，熟练掌握各个子系统的具体操作。

思想切入点：健康中国战略，个人信息安全防护，服务大众。

💗思想延伸

检验信息系统（LIS）是医院信息化管理的重要组成部分，是结合临床检验科日常工作的需求，按检验科的工作流程设计，使检验有关各部门分散的业务连成一个整体，集分析检测、质量控制和检验科综合管理于一体的模块化、开放化的信息平台，是实现仪器检测与医疗信息自动化、智能化的检验科管理软件系统。LIS的优势主要包括：信息的录入简化，提高了检验结果的准确性；实现检验数据的共享，能够科学控制预期质量；实现了检验系统的无纸化，提高了科室的管理效率。同时，LIS在疫情防控管理中发挥出不可或缺的作用，并逐渐朝着智能化、无接触和可移动检验的方向发展。

一、案例

（1）2021年8月25日，为了让医护人员核酸检测更方便，苏州市姑苏区引进了一款核酸采样神器——生物安全采样工作站。市民自助完成测温、身份登记后，盒子会吐出一个试管，而采样舱内的医务人员，只需借助和舱体合为一体的防护套，隔着玻璃就能完成采样全过程。据了解，除了完成日常的核酸检测工作外，这个工作站还可用于流感、麻疹等其他呼吸道传染病的样本采集工作。

（2）2022年4月，复旦大学附属华山医院移动实验室在上海临港方舱医院正式运作。作为该院应对新冠疫情的一部分，移动实验室具有机动性强、快速部署的特点。移动实验室分为试剂准备区、样本检测区、二级生物实验室等多个区域，48小时内可以完成从安装到使用的全流程，可开展血细胞分析、血气分析、凝血分析、常规血清检测和新型冠状病毒核酸检测等项目，平均样本周转时间为3.5小时，为患者及时诊治和疾病监测提供支持。

新冠疫情应对中的移动——模块化、快速部署经验。

来源:《国际检验医学杂志》。

思考问题

（1）新冠疫情流行期间，LIS 对于疫情防控有什么重要的意义？

（2）LIS 的便利性主要体现在哪些方面？

第一节　检验信息系统的基本操作

检验信息系统一般指实验室信息系统（laboratory information system，LIS）。实验室信息系统是一类用来处理实验室过程信息的软件。这套系统通常与 HIS 连接。

检验信息系统由多种实验室流程模块构成，这些模块可以依据客户的实际情况进行选择和配置。选择适合的检验信息系统对使用者来说非常重要，往往要通过几个月的研究和计划。系统的安装调试对不同的研究阶段也需要从几周到几个月不等的时间，实验室的研究工作有多少种就有多少种检验信息系统。

大型检验信息系统包含了绝大部分实验室研究的学科内容，如血液学、化学、免疫学、血库、外科病理学、解剖病理学、在线细胞计数和微生物学等。

检验信息系统通常是一套整合的信息系统，它是由许多不同的应用软件组成的，其主要任务是协助检验师对检验申请单及样本进行预处理，自动采集或者直接录入检验数据，处理检验数据、查询报告、打印以及审核等。检验信息系统从医师开出最初的诊断时就开始工作。例如，一个患者向医生说明了自身的情况，通过初步诊断，医师怀疑其得了糖尿病，决定让他去做空腹血糖（GLU）检查。

一、定制和登录

定制内容往往由医师、医师助理下达。定制内容包括要求的检查项目。每一套定制的项目都有唯一的标识可被识别。在上面的假设中，空腹血糖要求检测患者禁食 8 小时后的血糖浓度，然后会根据血糖代谢异常的程度决定是否进行不同的检查，常见的检查有尿糖测定、血糖测定和口服葡萄糖耐量测定、糖化血红蛋白检测等。为患者取血时要登入系统，而系统自动报告抽血的护士取血量是多少，同时实验室信息系统为血样打印出条形码（唯一标识）。定制和登录过程如图 10.1 所示。

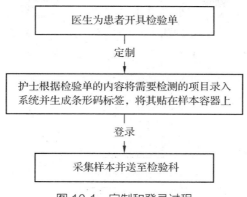

图 10.1 定制和登录过程

二、样本接收

患者登录并完成取样后，样本被送到检验科进行处理。这一事项也被检验信息系统记录，实验室工作开始，测量血糖通常由血糖检测仪进行。当定制下达后，就能自动下载到自动仪器那里。当条形码被读入后，与定制内容相符即可开始工作。图 10.2 所示为样本接收过程。

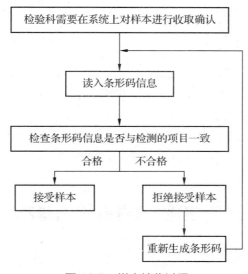

图 10.2 样本接收过程

第二节 检验信息系统结果记录及检验报告

检验科接收样本后，首先对样本进行分组和标号，登记样本的基本信息，可以通过扫描条形码进行，然后将样本上机检测，而后检验信息系统向仪器发送检测指令。仪器检测完成后，检测结果会传输到检验信息系统中，部分手工检测项目需要检验人员手工输入检验信息系统，完成样本的检测。

样本检测完成后，检验信息系统会对结果进行初筛，智能分析结果是否符合审核条件，如样本是否有漏项以及是否需要复查等。检验人员根据初筛情况进行人工审查，只有人工审核没问题，才可以生成检验报告。

检验报告是指将检验项目的最终结果通过手动输入检验信息系统中预设的报告模板上，并自动生成电子版的检验报告。电子版的检验报告可以进行打印，能给患者提供纸质的检验报告。检验信息系统会将电子版的检验报告发送到医生工作站，医生就可以在系统中查询或打印检验报告。

图 10.3 所示为检验结果记录以及生成检验报告的过程。

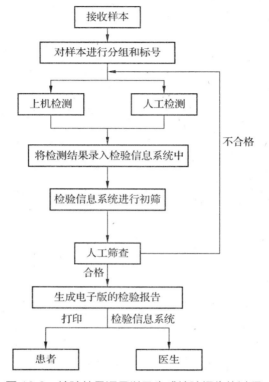

图 10.3　检验结果记录以及生成检验报告的过程

第三节　检验信息系统的基本功能

检验信息系统可以实现定制检查项目、患者登录、接收样本、记录结果、生成报告、统计患者数量、统计医师数量以及其他功能。

一、定制检查项目

定制检查项目功能主要是根据医生开出的检验单来定制相应的检验项目，是检验模块初始化数据最重要的一个功能。具体功能按钮如图 10.4 所示。

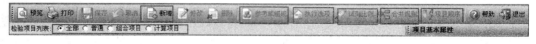

图 10.4　功能按钮

具体的操作步骤如下。

（1）单击"新增"按钮，增加完后，单击"保存"按钮即可。之后会弹出图 10.5 所示的界面。项目的具体设置就在该界面中进行。

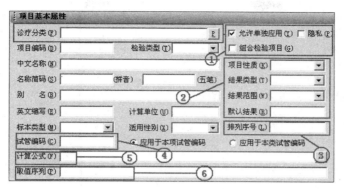

图 10.5　项目的基本属性

对图 10.5"项目基本属性"界面划分的区域进行如下说明。

①区域①主要是针对项目是否为组合项目或者单独项目,当选择为组合项目时,则不能操作区域②的内容。诊疗分类为诊疗项目中所对应的项目,无须手工加入分类;检验类型与诊疗分类方法相同。

②区域②主要对检验项目的项目性质、结果类型、结果范围和默认结果进行选择;其中,默认结果一般默认为阴性结果(正常结果)。

③"排列序号"实现了按检验诊治项目分类对项目进行顺序调整的功能。

④"试管编码"是产生试管条形码的标识,此处的试管编码与采样试管里的试管编码相对应。若试管编码设置有误,则不能打出条形码。

⑤"计算公式"是在"项目性质"选择为计算项目时输入根据其他项目变量而计算出的项目值。

⑥"取值序列"是指一个定性值中包含多个具体值,如阴性(-)、阳性(+)、弱阳性(+++)、弱阴性(---)等。

(2)设置完成后,单击"保存"按钮即可。若需要进行修改,单击"修改"按钮,在图 10.5 所示的界面中修改相关内容后,单击"保存"按钮即可。

二、患者登录

患者登录功能主要是将患者的基本信息录入系统中,主要包括以下几个作用:第一,将患者信息和需要检测的项目对应起来,生成条形码;第二,患者拿到贴有条形码的采样试管时,工作人员就可以通过扫描条形码得知该患者需要检验的项目;第三,在检测结束后患者可以自主在仪器上查询或者打印报告。具体操作过程如下。

(1)医生为患者开具检验单。

(2)患者拿着检验单到护士站,护士打开系统,单击"新增患者信息"按钮,弹出图 10.6 所示的界面。

(3)护士通过医生的检验单和询问患者,将患者的姓名、性别、编号以及标本类型等基本信息填入界面中。

(4)在确认信息无误后,单击"保存"按钮即可。

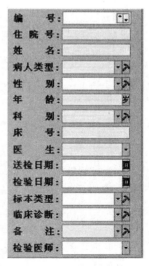

图 10.6　患者登录

三、接收样本

样本采集完成后，在送到检验科之前，一般经过护士收取确认、送达确认以及接收确认等步骤。具体步骤如下。

（1）收取确认。护士到采集站或护士站收取已经采集好的样本，需要对样本进行收取确认。

①在"检验号"文本框扫描条码或输入标本检验号。

②单击"收取确认"按钮，即可完成样本的收取确认。

（2）送达确认。护士将样本送达检验科样本签收处，需要对样本进行送达确认。

①在"检验号"文本框扫描条码或输入样本检验号。

②单击"送达确认"按钮，即可完成样本的送达确认。

（3）接收确认。检验人员对送达的样本进行签收确认，不合格的样本退回采集站或护士站重新生成条码或重新采集。

①在"检验号"文本框扫描条码或输入标本检验号。

②在检查无误后，单击"接收"按钮即可完成样本的接收。

③检查有问题，单击"拒收"按钮，不合格的样本将会被退回。

四、记录结果

检验科接收样本后进行分组和标号，登记样本的基本信息，或者扫描条码进行基本信息的登记，然后进行上机检测。检测结束后，检验人员将最终的检测结果输入系统中进行记录，方便后续生成报告。

图 10.7 为记录结果的操作界面。其主要包括以下六个部分。

区域 1 包括检验仪器、标本日期以及标本号，这三个选项决定唯一的样本。

区域 2 可以显示患者的基本信息。

区域 4 用来显示和编辑检验项目的结果以及参考值。

区域 5 是系统所提供的一些功能。例如，列表是列出当前日期、当前仪器的所有样本。

区域 3 和区域 6 包括一些常用的快捷按钮。

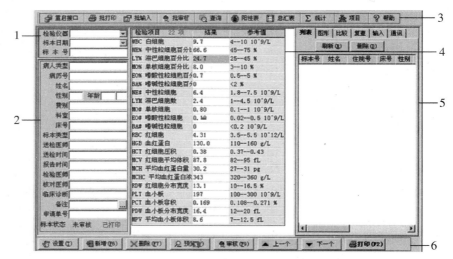

图 10.7 记录结果的操作界面

记录结果的具体操作如下。

（1）切换样本。在"区域1"中输入"标本号"再按 Enter 键即可切换到指定的样本上。或者可以单击"上一个"和"下一个"按钮来切换样本。

（2）输入患者信息。由于患者的基本信息、科室以及主治医师等信息在"患者登录"过程中已经录入系统中，所以直接在"区域2"中输入"病历号"即可显示全部信息。

（3）记录结果。选中指定的样本后"区域4"显示的是检验的项目，第一列是"检验项目"，第二列是"结果"，第三列是"参考值"。在检测结束后将对应的检测结果依次输入"结果"列中即可。

（4）修改项目结果。直接在"结果"列相应的表格内进行修改即可，若要新增或删除结果，单击"新增"和"删除"按钮即可，在结果区域的最后一行的最后一列直接按 Enter 键，系统也自动增加一个空行。

（5）审核。对当前样本进行审核，审核条件用户可以设置，审核后样本不可修改，对具有取消审核权限的用户，可在"结果"区域右击，在弹出的快捷菜单中选择"解除审核"选项，则可以取消对当前样本的审核；审核且合格的样本可以在医生工作站查询到，也可以在门诊打印处进行报告的打印。

五、生成报告

生成报告功能是指将检验项目的最终结果手动输入检验信息系统中预设的报告模板上，并自动生成电子版的检验报告。电子版的检验报告可以进行打印，能给患者提供纸质的检验报告。检验信息系统会将电子版的检验报告发送到医生工作站，医生就可以在系统中查询或打印检验报告。生成报告的具体操作过程如下。

（1）设置报告模板。在图 10.7 所示的界面中单击"区域6"中的"设置"按钮，弹出图 10.8 所示的对话框，在该对话框中可以设置预设报告模板。此时可以设置各个输入字段的默认值、是否禁止输入、是否自动记忆；还可以设置界面右边区域，包含几个页码、页面的字体大小等。

（2）打印报告。在设置完报告模板后，系统将会自动生成电子版的检验报告，此时单击图 10.7 所示"区域3"中的"批打印"按钮，会弹出图 10.9 所示的对话框，此时可以输入要打印样本的条件，可以限制标本号来打印（如只打印 1～20 号的样本），也可以限制患者类型，或者依照科室来打印。

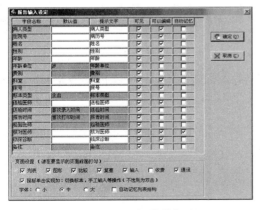

图 10.8　预设报告模板界面

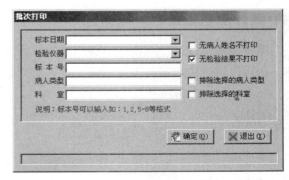

图 10.9　批次打印设置

（3）报告查询。如果要查询以前的标本，可以单击图 10.7"区域3"中的"查询"按钮，此时弹出"报告查询"对话框，如图 10.10 所示。其中，"区域 1"是输入查询条件的区域，"区域 2"是查询出来符合条件的样本列表，"区域 3"是选择相应样本后的检验结果，"区域 4"是一些快捷选项按钮。单击"区域 4"中的"预览"按钮可以打开模拟打印窗口。单击"打印"按钮，即可打印当前样本的报告。

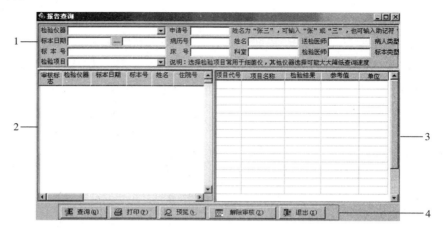

图 10.10　报告查询

（4）生成的报告单预览如图 10.11 所示。

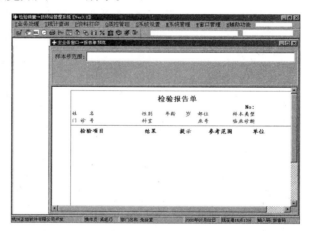

图 10.11　报告单预览

六、统计患者数量

患者数量可以通过系统中生成的数据报表或者检验报告存根进行统计。可以根据检验时间段统计，也可以按照检验项目进行统计，具体操作如下。

（1）按"时间段"统计。界面主要分为以下三个区域。

①功能操作区。检索、保存、打印、帮助操作。

②仪器、时间选择区。报告生成的仪器和时间段设定区。

③报告显示区。显示报告的具体内容。

具体操作如下。

①选择仪器和时间。

②单击"检索"按钮。

③保存报表（以 Excel 形式），然后进行打印处理。此时打印出来的报表就显示了该"时间段"内所有的患者信息，方便统计患者数量。

（2）按"检验项目"统计。界面分为以下三个区域。

①功能操作区。检索、保存、打印、帮助操作。

②条件显示区。完成仪器、时间的设定和报表的标题方式的选定。

③报表显示区（主窗口区）。显示报告的具体内容。

具体操作如下。

①设置仪器和时间，再选择报告的标题方式。

②单击"检索"按钮。

③对报表进行保存和打印操作。此时打印出来的报表显示了该"检验项目"内所有的患者信息，方便进行患者数量统计。

七、统计医师数量

上述统计患者数量的方法也可用于对医师数量的统计。可以根据检验科室进行统计，也可以根据工作组进行统计，具体操作如下。

（1）根据"检验科室"统计，主要是对科室工作量及科室医师数量进行统计。界面主要包括以下三个区域。

①功能操作区。检索、保存、打印、预览、帮助操作。

②条件设定区。设置时间段，选择统计结果的方式。

③检验科室选定区。在左侧区域单击选择框，选定要统计的科室。

具体操作如下。

①先选定科室。

②选定时间和统计结果的方式。

③单击"检索"按钮。

④单击"预览"按钮，可查看统计结果，也可打印、保存统计结果。此时可以统计出该科室的医师数量及工作量。

（2）根据"检验科室"统计，主要是对某个科室工作组的工作量及该工作组医师数量进行统计。

具体操作如下。

①选定科室。

②选定工作组。

③选定时间和统计结果的方式。

④单击"检索"按钮。

⑤单击"预览"按钮，可查看统计结果，也可打印、保存统计结果。此时可以统计出该科室某个工作组的医师数量及工作量。

八、其他功能

检验信息系统还可以支持以下功能：基于网络的定制检查项目、结果查询，通过传真和电子邮件传送实验报告，生成客户报告，与医院管理系统软件的交互，生成预报告、最终报告，生成医学检验工作表，平衡工作量，医疗保险必要性的检查，划价，生成公共卫生报告，制定管理规则。

第四节　检验信息系统的分类

　　检验信息系统不是一个单独的系统，不同的检验学科需要检验信息系统可以利用计算机来处理不同学科的信息，所以检验信息系统由几个主要的模块组成一个整体。根据系统应用的学科可以分为血液学、化学、免疫学、血库、外科病理学、解剖病理学、微生物学和在线细胞计数，具体设置界面如图 10.12 所示。

　　该设置界面分为四个区域：区域 1 是选择进行检验的仪器；区域 2 是当前仪器所有检验项目的列表；区域 3 是当前所选项目的详细信息；区域 4 是快捷选项。

　　具体操作：选择检验类型，在主界面中选择需要检验的类型，主要分为血液学、化学、免疫学、血库、外科病理学、解剖病理学和微生物学等；选择仪器，在"区域 1"的下拉列表框中根据需要选择检测的仪器；新增项目，单击"区域 4"中的"新增"按钮，输入项目代号、名称、单位、参考上下限等信息后，单击"存盘"按钮。此时，"区域 2"将会出现新创建的项目，单击选中"区域 2"中的项目，"区域 3"中将会显示该项目的基本信息。

　　（1）添加项目常用取值。选择"区域 3"中的"常用取值"选项卡，即可显示项目常用取值列表（图 10.13），可以通过单击"＋"按钮或"－"按钮来增加、删除一个取值，项目的取值列表建立后，在输入项目结果时可以直接在下拉列表框中选择，如果使用键盘输入，也不需要输入汉字，系统为取值提供了快速输入码。

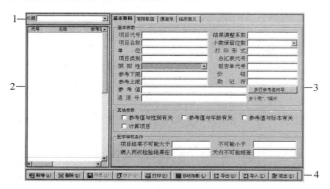

图 10.12　设置界面

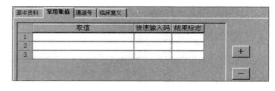

图 10.13　常用取值表

　　（2）添加通道号。大多数仪器将检验结果发送到计算机时，其项目的编号不一定和用户建立的项目代号一致；特别是多数的全自动生化仪，它们发送结果时项目多数用通道号来表示；通道号的维护可以在"区域 3"中选择"通道号"选项卡，然后在图 10.14 所示的界面中通过单击"＋"按钮或"－"按钮来增加、删除通道号。

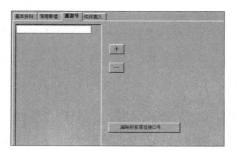

图 10.14　通道号设置

（3）临床意义。系统提供了为每个项目设定临床意义的功能，可以选择"区域3"中的"临床意义"选项卡，直接输入后保存即可。

（4）自动加载。有些项目结果已经传送到当前系统，由于用户没有建立这个项目，最简单的处理方法是单击"区域4"中的"自动加载"按钮，则系统自动搜寻并增加这些需要建立的项目，然后用户修改这些加载的项目的一些参数即可。

一、血液学

血液学检验是通过采取人体的动脉血、静脉血或末梢血，对血液中的各种血细胞及血浆中的各种成分进行检测，以了解人体的健康状况和对疾病进行诊断的检查方法。血液检查的主要内容包括血常规、红细胞沉降率和血型。

血常规是指通过观察血细胞的数量变化及形态分布从而判断血液状况及疾病的检查。血常规的检查主要包括红细胞计数（RBC）、血红蛋白（Hb）值和白细胞计数（WBC）等项目。下面以血常规检查中的红细胞计数（RBC）为例来介绍具体的操作过程。

（1）在主界面中选择检验类型为"血液学"。

（2）选择仪器名称为"血常规检测仪"。

（3）新增项目代号为001、项目名称为红细胞计数的项目，并填入基本信息。

（4）在图10.13所示界面中单击"+"按钮增加一个取值，在"取值"内填入红细胞计数的正常范围，然后将"快速输入码"命名为"1"，在"结果标志"内填入"正常"。

（5）在图10.14所示界面中通过单击"+"按钮来添加与之相匹配的通道号，并在空格内填入"1"。

（6）选择"临床意义"选项卡，输入红细胞数量不正常所带来的不良反应。

（7）单击"存盘"按钮，即可将此项目录入系统中，下次可以直接调用。

二、化学

医学上的化学检验又称生化检验或临床化学，是在研究人体健康和疾病的生物化学过程变化的基础上，利用物理学、化学、生物学、病理学、免疫学、生物化学的理论与技术，通过检测人体血液、尿液、脑脊液等样本中化学物质量与质的变化，为临床医生或研究者提供疾病诊断、病情监测、疗效观察、判断愈后以及健康评价等信息，最终判断被检者是否存在潜在疾病或排除某些疾病、揭示疾病变化以及药物治疗对机体生物化学过程影响的一门学科。生化检验包括对肝功能、肾功能、血脂和血糖等的检验。

血糖是指血液中的葡萄糖浓度，血糖异常升高容易引发糖尿病。空腹血糖（GLU）检测是诊断糖尿病最常用的检验项目，需要抽取静脉血，要求隔夜禁食8～12小时，在上午9点前空腹采血。下面以空腹血糖检测为例介绍具体的操作过程。

（1）在主界面中选择检验类型为"化学"。

（2）选择仪器名称为"血糖分析仪"。

（3）新增项目代号为002、项目名称为空腹血糖的项目，并填入基本信息。

（4）在图10.13所示界面中通过单击"+"按钮增加一个取值，在"取值"内填入血糖值的正常范围，然后将"快速输入码"命名为"2"，在"结果标志"内填入"正常"。

（5）在图10.14所示界面中通过单击"+"按钮来添加与之相匹配的通道号，并在空格内填入"2"。

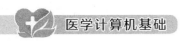

（6）选择"临床意义"选项卡，输入血糖值不正常所带来的不良反应。

（7）单击"存盘"按钮，即可将此项目录入系统中，下次可以直接调用。

三、免疫学

免疫学包含两方面：研究免疫系统静态的结构和功能、动态免疫应答引起的获得性防御功能及所致疾病的过程和机制的学科；研究机体免疫系统的组成（免疫器官、免疫细胞和免疫分子）、结构及免疫生物学（生理性的和病理性的）功能的学科。

免疫学检验是指借助免疫学、细胞生物学、分子生物学等理论或方法，对免疫分子（抗原、抗体、补体、细胞因子等）和免疫细胞进行定性、定量检测。临床上，免疫学检查可用于疾病的诊断、病情检测和疗效评价等。简单来说，免疫学检查是机体识别"自身"与"非己"抗原，对自身抗体形成天然免疫耐受，对"非己"抗原产生排斥作用的一种生理功能的检测。免疫学检验项目包括免疫球蛋白（Ig）、心肌肌钙蛋白、肌红蛋白等。

免疫球蛋白检测是检查体液免疫功能最常用的方法。免疫球蛋白具有抗体活性，能与相应的抗原专一结合，是体内普遍存在的一种蛋白质。通过免疫球蛋白检测，医务人员可以对人体的免疫功能进行了解。一方面，可以知道人体对各种病毒、细菌的抵抗力以及对各种入侵抗原的识别能力；另一方面，由于免疫球蛋白的升高对一些结缔组织疾病、各种慢性感染以及淋巴瘤的诊断能够起到辅助作用，所以对患者做免疫球蛋白检测也可以了解患者的疾病发展及治疗情况。下面以免疫球蛋白检测为例介绍具体的系统操作过程。

（1）在主界面中选择检验类型为"免疫学"。

（2）选择仪器名称为"免疫球蛋白检测仪"。

（3）新增项目代号为003、项目名称为免疫球蛋白检测的项目，并填入基本信息。

（4）在图10.13所示界面中通过单击"+"按钮增加一个取值，在"取值"内填入免疫球蛋白计数的正常范围，然后将"快速输入码"命名为"3"，在"结果标志"内填入"正常"。

（5）在图10.14所示界面中通过单击"+"按钮来添加与之相匹配的通道号，并在空格内填入"3"。

（6）选择"临床意义"选项卡，输入"免疫球蛋白升高或者降低是由哪些疾病所引起的"。

（7）单击"存盘"按钮，即可将此项目录入系统中，下次可以直接调用。

四、血库

血库的传统工作方式主要由人工来操作，所以导致血库统计与核对非常困难，并且在发血的过程中存在血型匹配错误的可能。随着信息现代化的普及，现在医院使用最多的检验信息系统就是血库管理系统，采用人工与计算机相组合不仅可以提高血库的工作效率，还可以避免在血型匹配过程中发生错误。使用血库管理系统可以完成对血库的血袋入库和输血操作等日常工作，具体操作如下。

（一）血袋入库

（1）在主界面中单击"血袋入库"按钮，打开图10.15所示的"血袋入库"窗口。

（2）血型设置。单击"血液种类"按钮，选择要入库的血液种类，单击"血型"按钮，选择要入库血液的血型。

（3）"血袋入库号"是系统自动生成的，同一种血液的血袋入库号不能重复，不同种血液的血袋入库号可以重复。"复查者"选项的默认值是系统管理者，一般情况下不需要更改。

（4）日期设置。修改"献血日期"，使系统的献血日期等于实际的献血日期，"有效日期"会随着"献血日期"的变动而改动，一般情况下不需要更改。"入库日期"就是当天，不需要改动。

（5）"采血单位"根据医院的血液来源设置，在入库时无需修改。如果采血单位有变化，在系统中重新进行设置即可。

（6）输入完血袋的信息后，单击"保存"按钮保存血袋信息。血袋信息显示在下方的血袋列表中。

（二）输血操作

在主界面中单击"输血操作"按钮，打开图 10.16 所示的"输血申请单列表"窗口。

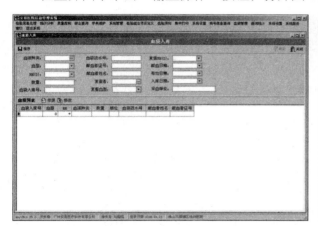
图 10.15 "血袋入库"窗口

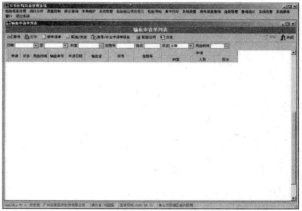
图 10.16 "输血申请单列表"窗口

具体操作如下。

（1）在进行配血和发血时，操作人员需要查看申请单的信息。操作员可根据情况选择日期段、科室、状态等信息，单击"查询"按钮，查询出符合条件的输血申请单。

（2）列表中列出不同状态的申请单，其中，"已发血"表示已发血，申请单已审核，输血费用已收到；"已配血"表示申请单信息还未审核；"未处理"表示申请单未配血，需要配血。

（3）选中"已配血"的申请单，经过审核之后，单击上面的"配血／发血"按钮，系统即可进行发血；选中"未处理"的申请单，单击上面的"配血／发血"按钮，系统会将其状态改为"已配血"。

五、外科病理学

外科病理学检验也称活检，是一种从被检查者体表或体内使用切取、钳取或穿刺等方式取出病变组织，并进行病理学检查的临床检查技术。通过对取出组织进行分析，可以对疾病的种类、性质、病因以及治疗效果等进行诊断及评估。在临床上有很多组织器官可以进行活检。临床上活检主要用于对肿瘤性质的检测，如判断肿瘤的良、恶性，还可用于判断机体有无某些特殊感染性疾病。活检多属于创伤性检查，可能会对机体造成一定的损伤，不同的采样方式对机体的损伤程度也不同。活检的组织病理学诊断一般过程是肉眼观察送检的标本—取材—固定、包埋—制成薄切片—进行染色—在光学显微镜下观察。具体操作如下。

（1）在主界面中选择检验类型为"外科病理学"。

（2）选择仪器名称为"光学显微镜"。

（3）新增项目代号为004、项目名称为病变组织切片检测的项目，并填入基本信息。

（4）在图10.13所示界面中通过单击"+"按钮增加一个取值，在"取值"内填入观察到正常的现象，然后将"快速输入码"命名为"4"，在"结果标志"内填入"阴性"。

（5）在图10.14所示界面中通过单击"+"按钮来添加与之相匹配的通道号，并在空格内填入"4"。

（6）选择"临床意义"选项卡，输入组织病变的表现。

（7）单击"存盘"按钮，即可将此项目录入系统中，下次可以直接调用。

六、解剖病理学

解剖病理学是医学领域的一个分支，它涉及解剖标本的检查，以了解疾病和死亡过程的更多信息。从检查外科医生采集的活检样本以确定组织是否癌变，到检查谋杀受害者的尸体以确定死因，病理学家可以进行疾病和死亡证据分析。解剖病理学的重点是研究疾病的性质、过程和解决方法。

活检标本由病理学家在实验室里进行检查。具体操作如下。

（1）在主界面中选择检验类型为"外科病理学"。

（2）选择仪器名称为"光学显微镜"。

（3）新增项目代号为005、项目名称为解剖组织检测的项目，并填入基本信息。

（4）在如图10.13所示界面中通过单击"+"按钮增加一个取值，在"取值"内填入观察到正常的现象，然后将"快速输入码"命名为"5"，在"结果标志"内填入引起病变的原因。

（5）在如图10.14所示界面中通过单击"+"按钮来添加与之相匹配的通道号，并在空格内填入"5"。

（6）单击"存盘"按钮，即可将此项目录入系统中，下次可以直接调用。

七、微生物学

微生物学在医院检验中又称临床微生物学，是研究微生物的形态、结构、分类、生命活动规律的一门科学，包括细菌学、病毒学、真菌学等，也是临床医学的基础之一，用于指导感染性疾病的诊断、治疗和预防。以下是使用微生物学检验系统的具体操作。

（一）添加微生物类型

（1）在图10.17所示界面中单击"新类型"按钮，弹出"细菌类型"框，输入具体细菌类型后，单击"保存"按钮即可。

（2）单击"修改类型"按钮，对错误的微生物类型进行修正，单击"保存"按钮，修改完成。

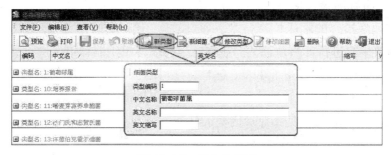

图10.17 微生物类型

（二）设置微生物参数

在图 10.17 所示界面中单击"新细菌"按钮，弹出图 10.18 所示的界面。

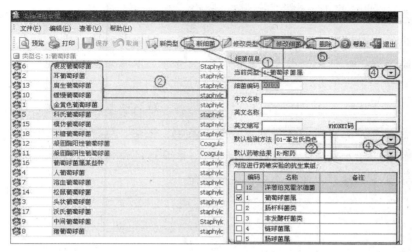

图 10.18　微生物参数设置

设置参数界面包括以下区域。

①新增微生物的基本信息和修改细菌信息。

②左边列为增加后的微生物种类。

③微生物对应进行药敏试验的抗生素名称。

④下拉菜单选项栏，无需手动输入。

⑤删除微生物信息。选择需要删除的项目，单击"删除"按钮即可。

八、在线血细胞计数

在线血细胞计数是用于检测细胞特征性变量，包括细胞大小、细胞数量、细胞形态和结构、细胞周期、细胞 DNA、细胞表面蛋白质和胞质蛋白质的常规检查之一。它也被用于血常规检查中的血细胞计数，还被广泛用于生物学研究和临床医学诊断，如艾滋病和肿瘤的诊断。

在临床诊断中，医生通过血细胞计数分析可以了解患者的血细胞含量是否正常，以此来判断患者是否存在全身性感染、炎症反应、凝血功能障碍、贫血等，是患者入院必做的三大常规检查之一。

具体操作如下。

（1）在主界面中选择检验类型为"在线血细胞计数"。

（2）选择仪器名称为"血细胞计数仪"。

（3）新增项目代号为 006、项目名称为在线血细胞计数的项目，并填入基本信息。

（4）在图 10.13 所示界面中通过单击"+"按钮增加一个取值，在"取值"内填入血细胞数量的正常范围，然后将"快速输入码"命名为"6"，在"结果标志"内填入"正常"。

（5）在图 10.14 所示界面中通过单击"+"按钮来添加与之相匹配的通道号，并在空格内填入"6"。

（6）单击"存盘"按钮，即可将此项目录入系统中，下次可以直接调用。

学习小结

本章主要介绍了检验信息系统的概念、功能组成、基本操作过程，检验信息系统结果记录及检验报告的具体操作过程，检验信息系统的基本功能、各个子系统的职能。

一个基础的检验信息系统可以实现以下功能：定制检查项目、患者登录、接收样本、记录结果、生成报告、统计患者数量、统计医师数量等。本章介绍并演示了这些功能如何利用计算机进行实现，以及如何进行操作。

在基础的检验信息系统上，可以根据不同检验学科的需要来处理不同学科的信息，所以检验信息系统根据系统应用的学科可以分为血液学、化学、免疫学、血库、外科病理学、解剖病理学、微生物学和在线细胞计数等子系统。本章通过演示操作的方式对各个子系统进行介绍，以展示具体的操作以及每个子系统的职能。

课后练习

一、选择题

1. LIS 需要从 HIS 中获取的信息包括（　　　）。

A. 患者信息　　　　　　B. 申请信息　　　　　C. 医保卡信息　　　　D. 以上都是

2. 检验信息系统的英文简称是（　　　）。

A. LIS　　　　　　　　B. PACS　　　　　　　C. HIS　　　　　　　D. HPR

3. LIS 不能实现的功能是（　　　）。

A. 数据共享　　　　　　B. 实时性　　　　　　C. 节省人力资源　　　D. 提高质量

4. 为避免差错，检验信息系统采取了（　　　）技术。

A. 条码技术　　　　　　B. 物联网技术　　　　C. 自动化技术　　　　D. 射频技术

5. 建设 LIS 最重要的步骤是（　　　）。

A. 周期性评估　　　　　　　　　　　　　B. 员工的全面培训

C. 安装和付费的监督　　　　　　　　　　D. 供应商的全面评估

6. 数据的安全性属于 LIS 功能要求中的（　　　）。

A. 范围　　　　　　　　B. 算法　　　　　　　C. 数据控制　　　　　D. 数据录入

二、简答题

1. 在检验信息系统基本操作中，以血糖检测为例简述定制和登录过程。

2. 简述检验信息系统结果记录和生成实验报告的过程。

3. 简述定制检查项目界面的区域划分以及这些区域的功能。

4. 简述记录结果的具体操作步骤。

5. 简述免疫球蛋白检测的作用，并以免疫球蛋白检测为例简述具体的操作过程。

6. 简述血袋入库的具体操作过程。

三、操作题

模拟一个简易的检验信息系统，包括定制项目、结果查询、传送检验报告、生成报告。

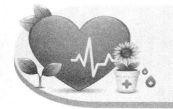

第十一章　健康管理系统

知识目标：了解健康管理的基本策略及各项策略的概念、特点及其影响因素，了解健康管理系统和人工智能健康管理预警系统的各项基本功能与结构。

技能目标：掌握健康管理系统的架构和设计理念。

思想切入点：产业报国，科学创新，行业发展。

思想延伸

医疗健康是人工智能应用的重要领域，为医学诊疗与健康管理问题提供解决方案。人工智能技术在近年来的飞速发展使得医学专家系统、人工神经网络等在医学领域的开发与应用成为现实并取得了很大的突破。然而，目前国内医学人工智能的发展态势和应用规模较发达国家仍然存在较大的差距，技术水平普遍不高，多数属于低级别开发，在性能方面还有很大的提升空间，还需要与临床实践进行更为紧密的结合。人工智能在医疗健康领域的不断发展和应用需要计算机软件和硬件方面的专家、医学专家、数学家等的共同努力，需要跨领域、多学科通力协作，共同推动人工智能技术更广泛地应用于医疗健康领域，服务于公众。

一、案例

（1）数字医疗正"飞入寻常诊疗中"。中国互联网络信息中心近日发布的第51次《中国互联网络发展状况统计报告》显示，截至2022年12月，我国在线医疗用户规模达2.98亿，同比增长38.7%。在线医疗正成为用户规模增长最快的应用之一。

随着数字时代的到来，传统医院正逐渐实现数字化转型，数字医疗已"飞入寻常诊疗中"。借力5G网络、融入AI技术，数字医疗不仅让人们的问诊治疗有了更多的选择，让医院实现更精细化管理，也助力区域医共体建设不断迈上新台阶。

数字技术让医院拥有"智慧大脑"。对肿瘤患者来说，早筛查、早诊断、早治疗至关重要。精准预防已成为癌症预控的新趋势。数字医疗时代的AI影像成为医生的"第二大脑"。江苏省人民医院院长赵俊以肺癌的早期筛查为例，介绍AI影像如何成为医生的好帮手。在进行肺癌的早期筛查时，准确发现结节是诊断的第一步。但是，肺结节尤其是微小的肺结节并不容易辨别，而阅片医生有可能会因为疲劳或经验不足造成遗漏。这时，就可将深度学习技术用于肺结节检测与筛查的"肺结节AI系统"。在临床应用中，"肺结节AI系统"能够辅助诊断、标记肺小结节，一方面可以减少医生的工作量，减少误诊；另一方面能将肺癌的发现与治疗时间点大幅度提前，让肺癌患者早诊断、早治疗，降低医疗支出。

（2）前沿科技赋能医疗。未来几年市场规模将迅速扩大，AI+ 应用加速落地。医疗与人工智能结合的方式将覆盖全行业。医疗与人工智能等前沿技术结合催生出越来越多的新科技。例如，AI 医生就是在通过硬件设备获取大量多维度医疗数据的基础上，为患者进行"把脉"，并通过自身算法和机器学习对关键数据进行分析处理，最终用"人话"提供诊断结果。

目前，国内的三甲医院大部分都在尝试通过 AI+ 辅诊，对肺结节、乳腺癌等多个疾病进行诊断。2019 年，以临床辅助决策支持系统（CDSS）和静脉血栓栓塞症（VTE）智能防治系统等为代表的 AI 医疗应用推广比较突出。该技术被嵌入了医生工作站，甚至下沉到基层医疗服务机构。

AI 技术还对医院的其他业务流程进行改造，包括智能物流系统和智能仓储系统，如通过 AI 物流机器人进行配送、启动应急物质物联网智能管理系统等。

AI 医生应用于生活，既迎合了人们对健康管理和医疗服务显著提升的需求，也缓解了当前医院和医生资源短缺的现状，在一定程度上提高了医疗服务质量。

展望未来，医疗与人工智能结合的方式将覆盖医疗行业的方方面面，就医流程方面包括诊前、诊中和诊后，适用对象包括医院、医生、药企和检验机构等多种载体。

二、拓展学习

《AI 时代医疗行业呼唤复合型跨界人才》。

来源:（1）《新华日报》2022 年 03 月 17 日《AI 时代医疗行业呼唤复合型跨界人才》（作者：叶真 蒋明睿）。

（2）《中国经济周刊》2020 年第 1 期《前沿科技赋能医疗：两年内市场规模将超 4 万亿 AI+ 应用加速落地》。

思考问题

人工智能应用于医疗领域，你有什么期待？

第一节　健康管理系统概述

20 世纪 50 年代末，健康管理（managed care）这一概念最先在美国被提出。最初健康管理的核心内容是医疗保险机构及医疗服务机构通过对其医疗保险客户（包括患者或高危人群）或医疗服务客户开展系统的健康管理，达到有效控制疾病的发生或发展，显著降低出险概率和实际医疗支出，从而达到减少医疗保险赔付损失的目的，还包括医疗保险机构和医疗机构之间签订最为经济适用的处方协议，以保证医疗保险客户可以享受到较低的医疗费用，从而减轻医疗保险公司的赔付负担。随着健康管理实际业务内容的不断充实和发展，健康管理逐步发展成为一套专门的系统方案和营运业务，并开始出现区别于医院等传统医疗机构的专业健康管理公司，并作为第三方的服务机构与医疗保险机构合体或直接面向个体需求，提供系统专业的健康管理服务。

随着我国人口老龄化速度的加快、人们生活水平的提高，越来越多的人开始

图文
我国人口现状

关注自己的健康。特别是当今中国，维护家庭成员健康，成了许多家庭的重要任务。据相关统计，全球每年60%的死亡是由慢性病引起的。这些因慢性病导致的死亡人群中，有25%死于60岁之前。更值得关注的是，全球90%的60岁之前死亡发生在发展中国家。大量人口在60岁之前死于慢性病，将严重影响一个国家的可持续发展。2009年，瑞士达沃斯论坛专门讨论慢性病和经济发展问题，认为从发生的可能性来看，慢性病是全球第三大威胁；从对经济造成的严重危害程度来看，慢性病是全球的第四大威胁。目前，我国糖尿病患者数量超过1亿，糖尿病患病率达到11%左右，已超过发达国家的水平。这不只是个医学问题，还是一个社会问题。我国在"十三五"之后提出"大健康"建设，把提高全民健康管理水平放在国家战略高度。根据"规划"，群众健康将从医疗转向预防为主，不断提高民众的自我健康管理意识。

随着社会与科学技术的发展，计算机技术已经应用于社会的各个领域。为实现健康管理的功能，向个人或群体提供健康服务而开发的人机交互系统，称为健康管理系统。健康管理的宗旨是调动个体和群体及整个社会的积极性，有效利用有限的资源来达到最大的健康效果。健康管理的具体做法就是为个体和群体（包括政府）提供有针对性的科学健康信息并创造条件采取行动来改善健康。

目前，美国健康管理服务队伍主要有医疗机构、健康促进中心、大中型企业、社区服务组织等，它们为大众提供形式各异、内容多样的健康管理项目及相关服务，成为美国医疗保健系统中一支重要力量。生活方式管理、需求管理、疾病管理、灾难性疾病管理和残疾管理等，逐渐发展成为较为成熟的健康管理基本策略。

美国健康管理的发展史可以利用疾病管理项目的发展过程进行简要的回顾和总结。疾病管理项目的发展过程大致可以分为三个时代。

第一代（1995年以前）疾病管理项目多由制药公司发起，由其独自实施或通过保险组织或健康计划的管理项目实施。项目内容多是为患者发放健康教育材料，为医生发送临床诊疗指南和疾病治疗新进展的材料。在这些管理项目中，没有测量患者的治疗效果，也没有强调和评估治疗方法对单个患者的适宜性。从健康改善和费用节约的角度来看，这些项目的效果并不令人满意。

第二代（1995—1998年）疾病管理项目广泛使用80：20的策略。即20%的重病患者花费了80%的医疗费，所以这20%的重病患者是疾病管理的重点对象。实践证明，高强度的病例或者个案管理确实在短期内节省了医疗费用。

第三代（1999年至今）疾病管理项目的特点是从人群的角度出发，根据患者的需要采用满足需要的有效而经济的策略。这些项目通常都很重视疾病的早期发现，使用复杂的信息系统帮助疾病过程的管理。其中，监测病情和评估健康结果是最为基础和关键的环节。

健康管理是一种前瞻性的医疗卫生服务模式，它以较少的投入获得较大的健康回报，增加了医疗服务的效益，提高了医疗保险的覆盖面。一般来说，健康管理有以下三个基本步骤。

（一）收集服务对象的个人健康信息

只有了解个人的健康状况才能有效地维护个人的健康。个人健康信息包括个人一般情况（性别、年龄等）、目前健康状况和疾病家庭史、生活方式（膳食、体力活动、吸烟、饮酒等）、体格检查（身高、体重、血压等）以及血常规和尿常规检查。

（二）进行健康及风险性评估

根据所收集的个人健康信息，对个人的健康状况及未来患病死亡的危险性用数学模型进行量化评估。其主要目的是帮助个体综合认识健康风险，鼓励和帮助人们纠正不健康的行为和习惯，制定个性化的健康干预措施并对其效果进行评估。

（三）进行健康干预

在前两部分的基础上，以多种形式来帮助个人采取行动、纠正不良的生活方式和习惯，控制健康危险因素，实现个人健康管理计划的目标。与一般健康教育和健康促进不同的是，健康管理过程中的健康干预是个性化的，即根据个体的健康危险因素，由健康管理师进行个体指导，设定个体目标，并动态追踪效果。例如，健康体重管理、糖尿病管理等，通过个人健康管理日记、参加专项健康维护课程、跟踪随访措施来达到健康改善效果。例如，一位糖尿病高危个体，除血糖偏高外，还有超重和吸烟等危险因素，因此除控制血糖外，健康管理师对个体的指导还应包括减轻体重（膳食、体力活动）和戒烟等内容。

患病危险性的评估也被称为疾病预测，可以说是慢性病健康管理的技术核心。其特征是估计具有一定健康特征的个人在一定时间内发生某种健康状况或疾病的可能性。健康及疾病风险评估预测一般有两类方法，第一类方法建立在评估单一健康危险因素与发病概率的基础上，将这些单一因素与发病的关系以相对危险性来表示其强度，得出的各相关因素的加权分数即患病的危险性。这种方法简单实用，不需要大量的数据分析，是健康管理发展早期的主要健康风险评价方法。第二类方法建立在多因素数理分析基础上，即通过统计学概论来得出患病危险性与危险因素之间的关系模型，能同时包括多种健康危险因素。所采用的数理方法除多元回归外，还有基于模糊数学的神经网络方法及 Monte Carlo 模型等。

健康管理的这三个步骤通过互联网的服务平台及相应的用户端计算机系统来帮助实施。应该强调的是，健康管理是一个长期的、连续不断的、周而复始的系统过程，即在实施健康干预措施一定时间后，需要评价效果，调整计划和干预措施。只有周而复始，长期坚持，才能达到健康管理的预期效果。

第二节　健康管理的基本策略

21 世纪的医学进入了"以个体化医疗保健"为特征的新时期，医疗发展战略也从"以治愈疾病为目的的高科技追求"转向"预防疾病和损伤，维持并促进健康"的新方向。健康管理是对个人或群体的健康危险因素进行全面检测、评估与有效干预的活动过程，目的是改善或改变健康服务手段，变传统的被动获得型医疗服务为主动管理维护，通过提高公众健康组织行为，有效地降低医疗费用，减轻社会负担，以最小投入来获取最大的健康改善效果。那么有效的健康管理策略就必不可少了。

一、生活方式管理

生活方式管理是健康管理的基本策略和重要方法。

在我国，随着人口的老龄化以及社会经济发展所引起的人们生活方式与习惯的变化，慢性病已成为影响人民健康和死亡的首要原因。全国疾病监测资料表明，慢性病死亡占总死亡的比例呈继续上升趋势，城市和农村慢性病死亡的比例分别高达 85.3% 和 79.5%，即使在贫困地区，慢性病死亡的比例也已达到 60.0%。慢性病的发病因素既受遗传的影响，又与个人的生活方式有关，是由多个遗传基因和多种不健康生活方式的长期侵害所引起的，其中个人的生活方式起主要作用。例如，2002 年我国高血压患病率为 12.3%，2015 年上升至 27.9%，这期间中国人的遗传基因没有什么变化，高血压患病率的上升主要是社会经济发展导致人们生活方式与习惯变化引起的。因此，在种族、遗传因素无法改变的情况下，建立健康的生活方式是慢性病预防与健康管理的唯一有效的手段。

生活方式与习惯对健康或疾病的影响不仅体现在高血压、肥胖、糖尿病等慢性病上，与大部分肿瘤的发生也有密切的关系，如吸烟与肺癌、饮食因素与结肠癌、性生活与宫颈癌等。虽然在肿瘤的发生过程中，个体的遗传因素与疾病有着更复杂、偶然、特异的关系，但生活方式与健康仍然显示着密切的联系。所以，建立健康的生活方式对肿瘤的预防也有很大的意义。

（一）生活方式管理的概念

从卫生服务的角度来说，生活方式管理是指以个人或自我为核心的卫生保健活动。该定义强调个人选择行为方式的重要性，因为后者直接影响人们的健康。生活方式管理通过健康促进技术，如行为纠正和健康教育，来保护人们远离不良行为，减少健康危险因素对健康的损害，预防疾病，促进健康。与危害的严重性相对应，膳食、体力活动、吸烟、饮酒、精神压力等是目前对我国居民进行生活方式管理的重点。

（二）生活方式管理的特点

1. 以个体为中心，强调个体的健康责任和作用

虽然选择什么样的生活方式是个人意愿和行为，但是我们可以告知人们什么样的生活方式是有利于健康、是应该坚持的。例如，不吸烟；吸烟者应该戒烟；不挑食、偏食，应平衡饮食等。我们也可以通过多种方法和渠道帮助人们做出决策，例如，提供条件供大家进行健康生活方式的体验，指导人们掌握改善生活方式的技巧等，但这一切都不能替代个人做出生活方式的选择，即使一时替代性地做出，也很难长久坚持。

2. 以预防为主，有效整合三级预防

预防是生活方式管理的核心，其含义不仅仅是预防疾病的发生，还在于逆转或延缓疾病的发展历程。一级预防是指在疾病还没有发生时进行的预防，属于病因预防，包括防止环境污染，开展健康教育，加强法制管理，预防接种，婚前、产前咨询，孕产妇、婴幼儿保健，良好的卫生习惯和生活方式，预防医源性疾病等。二级预防是指在症状出现以前发现疾病或在疾病早期、可治愈的阶段发现疾病，包括人群筛检、定期体检、专科门诊等。三级预防是指在疾病症状已经出现时如何减缓疾病的进程并促进康复，通过治疗和康复，减轻患者的痛苦，减轻病情、致残程度，恢复有效功能，防止发生并发症、残疾、死亡，延长寿命，提高生活质量。因此，旨在控制健康危险因素、将疾病控制在尚未发生之时的一级预防，通过早发现、早诊断、早治疗而防止或减缓疾病发展的二级预防，以及防止伤残、促进功能恢复、提高生存质量、延长寿命、降低病死率的三级预防，在生活

方式管理中都很重要，尤以一级预防最为重要。针对个体和群体的特点，有效地整合三级预防，而非支离破碎地采用三个级别的预防措施，是生活方式管理的真谛。生活方式管理帮助个体改变行为，降低健康风险，促进健康，预防疾病和伤害，重点是一级预防和二级预防。

3. 通常与其他健康管理策略联合进行

与许多医疗保健措施需要付出高昂费用为代价相反，预防措施通常是低廉而有效的，它们要么节约更多的成本，要么收获了更多的实际效益。根据循证医学的研究结果，美国疾病控制与预防中心已经确定乳腺癌、宫颈癌、直肠癌、心脏病、老年人肺炎、与骑自行车有关的头部伤害、低出生体重、乙肝、结核九种疾病或伤害是具有较好成本效果的预防领域，其中最典型的例子就是疫苗的应用，如在麻疹预防上花费 1 美元的疫苗可以节省 11.9 美元可能发生的医疗费用。

（三）健康行为改变的技术

生活方式管理主要采用促进行为改变的干预技术，生活方式的干预技术在生活方式管理中举足轻重。在实践中，有四种主要技术常用于促进人们改变生活方式。

1. 教育

教育干预是大部分生活方式管理策略的基本组成部分；传统的健康教育方法注重改变知识和态度而不关心改变个人的行为；人性化的教育方案是教育患者对慢性病进行自我管理的非常有效的方法；生活方式管理方案注重教育患者如何对自身的情况进行自我管理。

2. 激励

通过应用理论学习中得到的知识去改变环境与某种行为之间的关系。行为可以被成功矫正，激励的过程中可以通过正面强化、反面强化、反馈促进、惩罚等措施进行行为矫正。

3. 训练

通过一系列的参与式训练与体验，培训个体掌握行为矫正的技术，可以通过讲课、示范、实践、反馈、强化和家庭作业等措施进行行为矫正。

4. 营销

利用社会营销技术推广健康行为，营造健康大环境，促进个体改变不健康的行为。

单独应用或联合应用技术可以帮助人们朝着有利于健康的方向改变生活方式。实践证明，行为改变绝非易事，形成习惯并终生坚持是健康行为改变的终极目标。在此过程中，亲朋好友、社区等亲情的支持和环境的帮助非常重要，可以在坚定信心，采取行动、长期坚持等方面提供有利的环境和条件。

在实际应用中，生活方式管理可以以多种不同的形式出现，也可以融入健康管理的其他策略中。例如，生活方式管理可以纳入疾病管理项目中，用于减小疾病的发生率，或降低疾病的损害；可以在需求管理项目中出现，帮助人们更好地选择食物，提醒人们进行预防性医学检查等。不管应用了什么样的方法和技术，生活方式管理的目的都是相同的，即通过选择健康的生活方式，减少疾病的危险因素，预防疾病或伤害。生活方式管理的核心是预防，不仅仅是预防疾病，还在于推迟和延缓疾病的发展进程。生活方式管理是健康管理的最基本组成部分，生活方式管理的结果主要取决于参与者采取什么样的行动。因为对人们的健康影响最大的因素是生活方式和习惯。

二、需求管理

（一）需求管理的概念

健康管理所采用的另一个常用策略是需求管理，包括自我保健服务和人群就诊分流服务，能帮助人们更好地使用医疗服务和管理自己的小病症。这一管理策略所基于的理念是帮助个体在控制费用的条件下选择合适的医疗方式来解决日常生活中的健康问题，更有效地利用医疗服务。如果人们在医疗保健决策中积极参与，其服务需求就能够更有效地得到满足。通过决策支持信息系统等的帮助，个人可以在合适的时间、合适的地点获取合适的服务。

需求管理实质上是通过帮助健康消费者维护自身健康和寻求恰当的卫生服务，控制医疗卫生成本，促进卫生服务的合理利用。需求管理的目标是减少昂贵的、非必需的医疗服务，同时改善人群的健康状况。需求管理常用的手段包括寻找手术的替代疗法、帮助患者规避特定的危险因素并采取健康的生活方式、鼓励自我保健或者干预等。

（二）影响需求管理的因素

1. 患病率

患病率可以影响卫生服务需求，因为它反映了人群当中疾病的发生水平。但这并不表明患病率与服务需求之间有必然的联系，相当多的疾病是可以预防的。

2. 感知需要

个人感知到的卫生服务需要是影响卫生服务利用最重要的因素，它反映了个人对疾病重要性的看法，以及是否需要寻求卫生服务来处理该疾病。有很多因素影响着人们感知到的需要，主要包括个人关于疾病危险和卫生服务益处的知识、个人感知到的推荐疗法的疗效、个人评估疾病问题的能力、个人感知到的疾病的严重性、个人独立处理疾病问题的能力以及对自己处理疾病问题的信心等。

3. 偏好性

患者偏好性对决定其医疗保健措施具有重要作用。与医生一道，患者对选择何种治疗方法负责，医生的职责是帮患者了解这种治疗的益处和风险。关于患者教育水平的研究结果表明，如果患者被充分告知了治疗方法的利弊，就会选择那些创伤小、风险低、花费少的治疗手段，甚至在医生为他们提供别的选择时也是如此。

4. 健康因素以外的动机

事实表明，一些健康因素以外的动机，休病假的条件、残疾补贴、疾病补助等都能影响人们寻求医疗保健的决定。保险中的自付比例也是影响卫生服务利用水平的一个重要因素。

（三）需求预测方法与技术

目前，已有多种方法和技术被用于预测谁将是卫生服务的消费者。归纳起来这些方法主要有以下两种。

1. 以问卷为基础的健康评估

问卷形式的健康评估是以健康和疾病风险评估为主，通过综合性的问卷和一定的评估技术，预测在未来一定时间内个人的患病风险，以及谁将是卫生服务的主要消费者。

2. 以医疗卫生支出为基础的评估

以医疗卫生支出为基础的评估是通过分析已发生的医疗卫生费用，预测未来的医疗支出。与问卷法不同，医疗支出数据是客观存在的，不会出现个人自报数据对预测结果的影响，相对准确性较高。

（四）需求管理的主要工具与实施策略

需求管理通常通过一系列的服务手段和工具影响与指导人们的卫生保健需求。常见的方法有 24 小时电话就诊分流服务、转诊服务、基于互联网的卫生信息数据库、健康课堂、服务预约等。有时，需求管理还会以"守门人"的角色出现在疾病管理项目中，电话分流服务帮助拨打者决定是否需要看医生，在部分的电话分流和决策支持系统中有患者信息、患者教育和各种医疗水平的建议指导等。

三、疾病管理

疾病管理是健康管理的又一个主要策略，其发展历史较长，着眼于某种特殊的疾病，主要是慢性病（如糖尿病等），为患者提供相关的医疗保健服务。美国疾病管理协会（Disease Management Association of America，DMAA）对疾病管理的定义：疾病管理是一个协调医疗保健干预和与病人沟通的系统，它强调患者自我保健的重要性。疾病管理服务于医患关系和保健计划，强调运用循证医学和增强个人能力的策略来预防疾病的恶化，它以持续性地改善个体或群体健康为基准来评估临床、人文和经济方面的效果。

该协会进一步表示，疾病管理必须包含"人群识别、循证医学指导、医生与服务提供者协调运作、患者自我管理教育、过程与结果预测和管理以及定期报告和反馈"。

由此可以看出，疾病管理具有以下三个主要特点。

（一）目标人群是患有特定疾病的个体

例如，糖尿病管理项目的管理对象为已诊断患有 1 型或 2 型糖尿病的患者。

（二）不以单个病例和其单次就诊事件为中心

主要关注个体或群体连续性的健康状况与生活质量，这是疾病管理与传统的单个病例管理的区别。

（三）医疗卫生服务及干预措施的综合协调至关重要

疾病本身决定了疾病管理关注患者群体健康状况的持续性改善过程，而大多数国家卫生服务系统的多样性与复杂性使得协调医疗卫生服务与干预措施的一致性与有效性特别艰难。然而，正因为协调困难，也显示了疾病管理协调的重要性。

疾病管理为患有特定疾病（如慢性病）的人提供需要的医疗保健，主要是在整个医疗服务系统中为患者协调医疗资源。疾病管理强调患者自我保健的重要性，实质上是患者自我管理。患者必须监督自己疾病的进展，在各个方面改善自己的行为，如坚持服药、饮食和症状监控等；患者必须每天和医护人员交流自己的疾病状态。

四、灾难性病伤管理

灾难性病伤管理是疾病管理的一个特殊类型，它关注的是"灾难性"的疾病或伤害。这里的"灾难性"可以指对健康的危害十分严重，也可以指其造成的医疗卫生花费巨大，常见于肿瘤、肾衰竭、严重外伤等情形。灾难性病伤是十分严重的病伤，需要特别复杂的管理，经常需要多种服务和转移治疗地点。适合灾难性病伤管理的例子有脑损伤、严重烧伤、多种癌症、器官移植和高危新生儿等。普通慢性病在强度和效果方面都是可预知的，而灾难性病伤比较少见，其发生和结果都难以预计。灾难性病伤管理为癌症等患者及其家庭提供各种医疗服务，要求高度专业化的疾病管理，解决相对少见和高额医疗费用问题。通过协调医疗活动和管理多维化的治疗方案，灾难性病伤管理可以减少花费和改善结果。通过对患者和家属的综合教育、患者自我保健选择和多学科小组的管理，使医疗上需求复杂的患者能在临床、财政和心理上获得最优化结果。

疾病管理对灾难性病伤卫生服务的可及性受家庭、经济、保险等各方面的影响较大，注定了灾难性病伤管理的复杂性和艰难性。

一般来说，优秀的灾难性病伤管理项目具有以下特征。

（1）转诊及时。

（2）结合考虑各方面因素，制订出适宜的医疗服务计划。

（3）具备一支包含多种医学专科及综合业务能力的服务队伍，能够有效应对可能出现的多种医疗服务需要。

（4）最大限度地帮助患者进行自我管理。

（5）让患者及其家人满意。

五、残疾管理

残疾管理的目的是减少工作地点发生残疾事故的频率和费用代价。从企业的角度出发，根据残疾程度分别处理，希望尽量减少因残疾造成的劳动和生活能力下降。对企业来说，残疾的真正代价包括失去生产力的损失。生产力损失的计算是以全部替代员工的所有花费来估算的，必须用这些员工替代那些由于短期残疾而缺勤的员工。

造成残疾时间长短不同的原因包括医学因素和非医学因素，如表 11.1 所示。

表 11.1　医学因素和非医学因素

医 学 因 素	非医学因素
疾病或损伤的严重程度	社会心理问题
个人选择的治疗方案	职业因素
康复过程	员工与同事、主管之间的关系
疾病或损伤的发现和治疗时期（早、中、晚）	工作压力
接受有效治疗的难易程度	工作任务的不满意程度
药物治疗还是手术治疗	工作政策和程序、诉讼
年龄影响治愈和康复需要的时间	即时报告和管理受伤、事故、旷工和残疾的情况
并发症的存在，依赖于疾病或损伤的性质	过渡性工作的信息通道不顺畅
药物效应，特别是不良反应（如镇静剂的不良反应等）	心理因素，包括压抑和焦虑

残疾管理的具体目标如下。

（1）防止残疾恶化。

（2）注重功能性能力而不是疼痛。

（3）设定实际康复和返工的期望值。

（4）详细说明限制事项和可行事项。

（5）评估医学和社会心理学因素。

（6）与患者和企业进行有效沟通。

（7）有需要时要考虑复职情况。

（8）要实行循环管理。

六、综合的群体健康管理

综合的群体健康管理通过协调上述各项健康管理的策略，来为个体提供更为全面的健康和福利管理。这些策略都是以人的健康需要为中心而发展起来的，人们在健康管理实践中应该考虑采取综合的群体健康管理模式。

一般来说，在美国，雇主需要对员工进行需求管理，医疗保险机构和医疗服务机构需要开展疾病管理，大型企业需要进行残疾管理，人寿保险公司、雇主和社会福利机构会提供灾难性病伤管理。

第三节　健康管理系统的基本功能

健康管理作为新的医学服务模式，是一项信息密集型的工作，健康管理服务的规模化实现对现代信息通信技术的依赖性很高，信息管理功能的自动化程度直接影响服务体系运行的效率。当前及未来典型应用包括便携式或可穿戴的健康信息感知与监测设备、个人化可移动远程监护系统、易获得的健康咨询与教育系统、智能化分析与决策支持系统等。信息技术在健康管理领域的推广和成功应用既要在宏观上考虑政策支持、法律法规、组织结构等影响因素，也要在技术层面注重标准化、互操作性、可靠性、用户友好性等方面的问题。目前，许多国家和地区的相关机构都在开展信息技术在健康管理方面的应用研究并开始实践。例如，欧盟将个人健康系统作为 e-Health 时代的战略发展方向，Intel 公司领导的工业协作组织 Continue Health Alliance 和 IEEE 2407 个人健康信息学标准工作组，都在进行互联的个人医疗保健设备和网络健康增值服务系统的研究和服务标准制订等工作。

为实现健康管理的功能，向个人或群体提供健康服务而开发的人机交互的健康管理系统一般包括六个方面：诊疗业务、前台咨询、库存管理、数据分析、系统维护和医患沟通。

健康管理系统的简易操作流程如下。

首先，患者从进门开始由系统帮助其建立档案并顺利挂号，如有需要，前台也可以帮其预约来访时间（来访时间修改可参考"系统维护"—"基本表维护"—"门诊挂号"—"班次时间段"）；其次，在前台挂号后，医生从"诊疗业务"界面调出该患者页面，填写其"电子病历"并确定其"回访"情况与"复诊"情况，从"收费信息"界面选择该患者"收费项目"并保存（收费信息里面的收费项目修改请参考"项目字典维护"操作介绍）；最后，前台在医生进行收费项目保存后，从"收银台"调出该患者页面，确认收费情况并单击"收费"即可完成整个就诊流程。

一、诊疗业务

以某一个健康管理系统为例进行简要讲解。

（1）安装环境。在 XP 系统中需要安装 Microsoft .NET Framework 4.0；在 Windows 7（或 Windows 10）系统中需要安装 Microsoft .NET Framework 4.5。

（2）硬件配置。流畅运行 XP/Windows 7/Windows 10 系统。

（3）内存。4 GB 以上。

（4）显卡。集成显卡或独立显卡。

（5）网速。带宽 10 Mb/s 以上。

（一）系统首页

进入系统首先看到的是系统首页，如图 11.1 所示。在首页会显示出四大项，分别是"今天预约客人""今天回访客人""候诊客人""库存预警"。

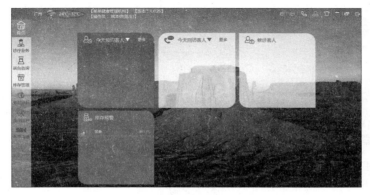

图 11.1　系统首页

（1）今天预约客人。显示今天有哪些预约好的客人，客人名字前面如果带"复"字是指该客人是复诊客人（双击所选客人自动跳到"挂号界面"）。另外，单击白色小三角按钮，弹出图 11.2 所示的选项，可查看不同预约时间段的客人情况和需要回访的客人情况。

（2）今天回访客人。显示今天（或明天预约的客人）需要回访的客人有哪些（双击所选客人可跳转到"前台咨询"的"回访管理"界面进行相应操作），如图 11.3 所示。

（3）候诊客人。显示等候诊疗的客人（双击所选客人直接进入"诊疗业务"界面，可对其进行相应操作）。

（4）库存预警。显示到现在为止药品的剩余数量，方便及时提醒相关负责人采购（双击所选项目进入"库存警报"界面）。

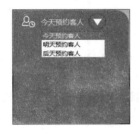

图 11.2　"今天预约客人"选项

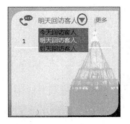

图 11.3　"今天回访客人"选项

（二）系统诊疗业务

选择首页界面的"诊疗业务"选项，进入诊疗业务界面，如图 11.4 所示。

（1）悬浮栏。悬浮栏可用于客人的快速查找和调用操作。例如，今日预约的客人在此界面显示，双击该栏可点选预约的客人，对其进行信息调阅、修改操作等；"我的客人"在此界面显示，医务工作者双击可点选我的客人进行信息调阅、修改操作等，另外，还可以通过选择条件查询客人，在下拉列表中选择"最近一周"或者"最近一个月"进行时间段查阅；"快速查找"用于查找当前框内所有挂号的客人（医务工作者可根据客人的卡号、姓名、电话等快速查找调阅客人信息）；"刷新"用于即时更新已挂号的客人等。

（2）客人信息栏。客人信息栏可快速实现查看客人信息；单击"更多"按钮，显示客人详细信息。选中客人即可查看该客人的详细信息，详细信息包含客人资料、就诊情况、体检情况、预约情况、收费情况、会员情况、通话情况、报告文件等。另外两个图标 📇 、📞 可实现对该客人的新增预约和新增回访即时操作。

（3）快速导航栏。快速导航栏可实现业务模块跳转，用于快速进入"治疗方案""预约日历""科室分检""总检"等操作页面。

（4）底端工作栏。底端工作栏可实现个人工作的提醒和查询；单击"查询"按钮，可进行客人查询、理疗工作量查询、体检工作量查询操作；单击"我的事务"按钮，查看预约客人的基本信息；单击"通知"按钮，可查看回访列表。

（三）治疗方案

单击首页左侧的"诊疗业务"按钮，在今日客人栏中单击选中客人，再单击"治疗方案"即可进入界面，如图 11.5 所示。该页面可实现对客人病历信息、处方信息、体征测量信息、报告文件的编辑和保存。

在界面右上角有"复诊预约"按钮（单击可跳转到预约界面，实现复诊挂号）、"保存"按钮（单击可保存编辑的文档）和"返回"按钮（单击可返回上一个操作界面）。

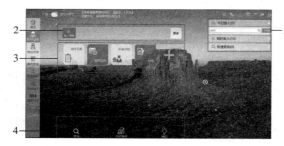

图 11.4　诊疗业务界面

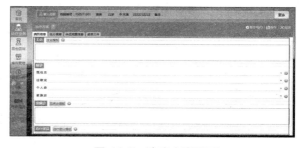

图 11.5　治疗方案界面

下面以中药项目为例简单介绍治疗方案的大致操作。

首先，在"诊疗业务"界面的"今日客人"栏中单击选中客人，再单击"治疗方案"按钮，然后选择"处方信息"选项卡，进入处方信息页面；其次，对项目进行选择，选择"中药项目"选项卡，单击"新增处方"按钮，对中药项目处方进行编辑添加；最后，在页面左端的项目查找区，双击项目名称进行项目添加，编辑处方票号详情区的单价和数量，单击"保存"按钮，即可完成处方，如图 11.6 所示。

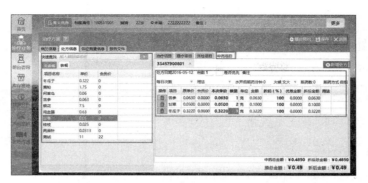

图 11.6　中药治疗方案操作界面

（四）科室分检

单击首页左侧的"诊疗业务"按钮，在今日客人栏中单击选中客人，进行科室分检，在科室分检页面中单击下三角按钮 ▼ ，选择对应的体检科室，体检结果会自动显示，医生根据体检结果，编辑科室小结，单击"保存"按钮（图 11.7），实现编辑内容的存档，然后单击"完成"按钮实现档案在总检界面中的显示。

界面右侧的"结果模板"和"小结模板"为科室小结提供模板，双击对应的模板栏即可进入对应列表中。

对应按钮的功能解释如下。

（1）"保存"按钮。保存当前编辑的内容。

（2）"取消完成"按钮。取消完成科室分检。

（3）"完成"按钮。完成科室分检（只有单击"完成"按钮，科室分检结果才可以在总检中找到）。

（4）"返回"按钮。返回上一级界面。

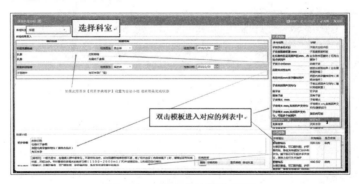

图 11.7　科室分检操作界面

（五）科室总检

单击首页左侧的"诊疗业务"按钮，在今日客人栏中单击选中总检客人。在总检界面中，针对科室总检栏中所显示的科室结果，直接编辑总检内容，单击"保存"按钮将编辑内容保存，单击"完成"按钮，即可完成总检，如图 11.8 所示。

对应按钮的功能解释如下。

（1）"预览报告"按钮。单击可查看患者报告。

（2）"保存"按钮。保存当前编辑的文档。

（3）"取消完成"按钮。取消完成总检。

（4）"完成"按钮。完成总检。

（5）"返回"按钮。返回之前的界面。

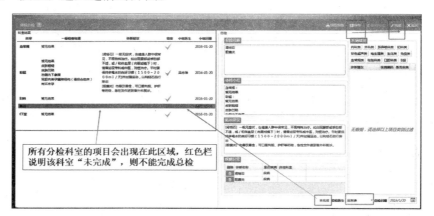

图 11.8　科室总检操作界面

（六）理疗执行

单击首页左侧的"诊疗业务"按钮，在今日客人栏中单击选中理疗客人，进行理疗执行。在理疗界面实现对客人理疗的监控、项目时长和用量的控制，如图 11.9 所示。

对应按钮的功能解释如下。

（1）"开始"按钮。开始项目。

（2）"停止"按钮。暂停项目。

（3）"完成"按钮。完成项目。

（4）"返回"按钮。返回上一级界面。

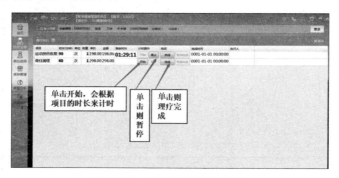

图 11.9　理疗执行操作界面

二、前台咨询

主界面的左侧第二个按钮就是"前台咨询"，单击进入。在该界面中支持快捷键打开各模块，如 F1（详细档案），F2（收银台），F3（预约客人）、挂号（预约），F4（回访管理），F5（收费单据查询），F6（欠费管理）、客人查询、打印模板设置、会员管理等。该界面的右侧悬浮栏可用于对客人的快速查找和调用操作，如图 11.10 所示。界面中的"今日客人""查询""刷新"等按钮的功能同第一部分"诊疗业务"，这里不再赘述。

（一）详细档案建立

在"前台查询"界面进入客人的"基本信息"界面。此界面用于新就诊人员档案信息登记，客人可以自主填写个人信息。界面右侧支持会员头像的实时插入，其中带"*"号的为客户必填项，先填入客户姓名、年龄、电话等基本信息，单击"完成"按钮保存即可，可单击"●"按钮进行次要信息的填写，如图11.11所示。

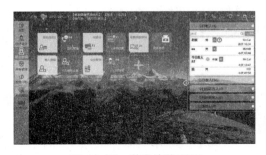

图 11.10　前台咨询界面

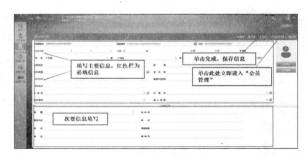

图 11.11　详细档案建立界面

对应按钮的功能解释如下。

（1）"重置"按钮。清空当前所填信息。

（2）"作废"按钮。作废之前所存档案。

（3）"完成"按钮。保存当前所填信息。

（4）"完成并充值"按钮。保存当前所填信息，并跳转至充值界面。

（5）"返回"按钮。返回进入详细档案的入口界面。

该界面的小齿轮按钮"🌣"用于维护档案相应的信息。

（二）预约挂号

建立好详细档案后，就可以进入"预约挂号"界面，如图11.12所示。

在这个界面上，要在"客人基本信息"框中输入姓名、电话或档案编号和年龄进行调档或对新客户直接进行建档；在"医生"信息框中选择就诊的医生；然后在"挂号时间"区选择挂号（预约）就诊时间；最后在"就诊方案"栏选择治疗方案，再单击"保存"按钮即可实现挂号预约。

单击软件界面下方的功能按钮，可以在建档挂号、收银台、回访管理、药房发药、门诊排班、会员管理、详细档案、收费单查询、客人查询等界面之间进行切换。

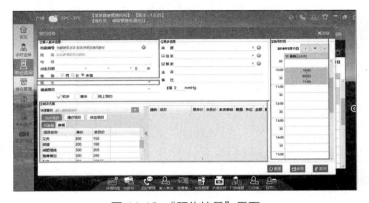

图 11.12　"预约挂号"界面

（三）收银台

从"前台咨询"界面进入"收银台"界面。从"未收费客人"栏双击客人姓名调出客人收费信息后，单击"收费"按钮即可完成收费操作。如果有要作废的单据，从"已收费客人"栏调出要作废的"单据号"，单击已收费客人栏中的"作废"按钮即可，如图11.13所示。

对图11.13中编号各栏的功能解释如下。

1 未收费客人框：双击其中的客人可以调出该客人的处方和项目收费信息。

2 客人信息资料：调出的客人基本信息显示区域，单击"更多"按钮，可查看客人详细资料。

3 项目查找区：如果有补收的项目，可以在此录入其收费项目信息进行补收操作。

4 收费项目明细框：从"1"位置处双击要选择的客人，会在此显示出"收费项目"，从"3"里面调出收费项目也会在此显示（若要删除明细栏里面的收费项目，则可以先将其选中，然后按Delete键）。

5 费用汇总：不需要录入明细的情况下可以在此直接输入收费大类的总金额（该栏里面的收费大类客户本人可在"基本表维护"→"收费相关"→"门诊发票分类"里面进行维护）。

6 结算：可以通过旁边的小齿轮进行单据号排列生成规则维护。

7 已收费客人：收费完成的客人会看到此框，还可查询以往的发票号信息等。

（四）收费单据查询

单击"前台咨询"的"收费单据查询"，选择"筛选条件"（可以是单据号，也可以是其他限定条件），单击下面的"查找"按钮，即可找到符合要求的单据信息，也可以对客人进行查询（操作流程类似，这里不再赘述，如图11.14所示）。

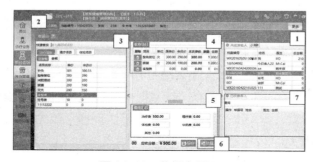

图11.13　收银台界面

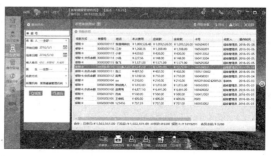

图11.14　收费单据查询界面

对应按钮的功能解释如下。

"重置"按钮：清空当前所进行的所有操作。

"作废单据"按钮：可删除选中客人的单据信息。

"导出"按钮：导出查找后的单据信息。

"打印"按钮：打印查找后的单据信息。

"返回"按钮：返回上一级界面。

"详细信息"按钮：单击可查看客人详情。

（五）回访管理

首先从"前台咨询"界面的"就诊客人""回访客户"或"待回访客户"栏中选择日期等筛选

条件，查找出要回访的客人信息。从"客人列表"里面选择客人，在右边的客人信息框里面填写要回访客人的回访信息保存即可。还可以从这个界面查看客人的以往回访信息、回访记录、就诊记录、体检记录、通话记录等（图11.15）。单击"客人信息"栏右侧的4个图标可分别实现复诊预约、发短信、拨号、录音功能。

（六）会员管理

"会员管理"界面主要用于会员卡办理（会员卡类型、会员等级、会员卡享受项目、会员积分）以及会员卡充值，如图11.16所示。

对图11.16中编号栏的功能解释如下。

1 查询框：实现客人信息的调档。

2 客人基本信息：显示客人的账户金额和账户积分（会员显示金额值，非会员默认为0）。

3 会员卡信息：设置会员等级、会员卡类型。

4 充值信息：直接输入金额，选择支付方式，完成会员卡的充值或办理。

5 会员项目：在对会员卡办理或充值过程中，可选择会员卡项目类型，设置会员卡项目。

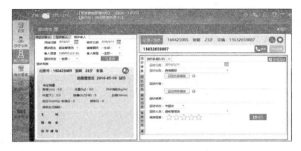

图11.15 回访管理界面

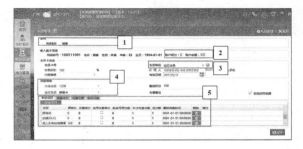

图11.16 会员管理界面

在"前台咨询"界面除了以上介绍的功能外，还包括"药房发药""打印模板设置""门诊排班"等功能。

三、库存管理

在系统首页界面单击"库存管理"按钮，进入库存管理界面。"库存管理"主要实现物品入库、物品出库、库存盘点、物品申领、库存查询、单据查询、单据审核、采购计划、库存警报、有效期警报等模块，如图11.17所示。

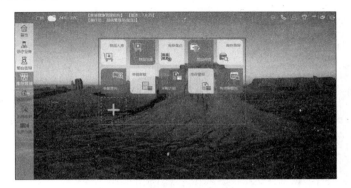

图11.17 库存管理主界面

（一）采购计划

在"库存管理"界面中单击"采购计划"按钮，进入采购界面。单击界面上方的"增加"按钮，从左侧分类物品中双击选中需要采购的物品，弹到中间框后改动需要采购的数量、买入价等，填写"备注"和选择"供应商"，再单击"保存"按钮即可完成该采购单，如图11.18所示，采购计划也可在物品入库时进行导入。

"采购计划"用来制定物品的采购计划方案和"导入"库存不足的物品。

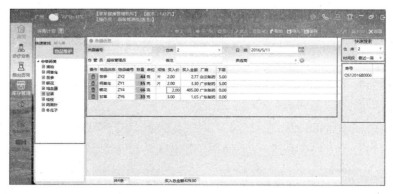

图 11.18　采购计划界面

对图11.18中按钮的功能解释如下。

"上一张"按钮：调阅上一张单据进行查看。

"下一张"按钮：调阅下一张单据进行查看。

"增加"按钮：增加一张新单据。

"修改"按钮：修改当前新单据。

"删除"按钮：删除当前编辑的单据。

"取消"按钮：取消当前界面的录入内容。

"保存"按钮：保存当前编辑的单据。

"导出到入库"按钮：将库存不足中的数据导入采购计划中。

"打印"按钮：打印当前页面信息。

"导入"按钮：导入库存低于下限的物品。

（二）物品出／入库

在"库存管理"界面中单击"物品入库"按钮，进入入库界面。首先单击"增加"按钮，从左边分类物品里双击选中需要入库的物品，看到中间框后填入或选择需要入库物品的批号、发票号、数量、买入价、零售价、生产厂商、生产日期、失效期等；选择入库日期、供应商、仓管员，填写备注，最后单击"保存"按钮并"审核"即可完成该物品入库，如图11.19所示。

在"库存管理"界面中单击"物品入库"按钮，进入出库界面。首先单击"增加"按钮，在"输入物品"框内输入物品编号（可用物品本身编号录入、拼音码简写录入），输入数量的同时选择出库批号（在此框内一直按Enter键即可弹到中间的内容栏内完成输入），最后单击"保存"按钮即可完成该出库单据，如图11.20所示（中间框里的数量可改动）。

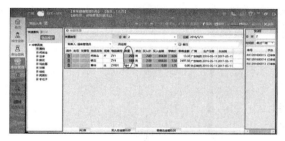
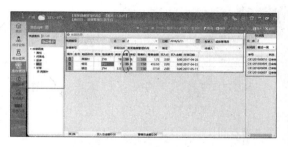

图 11.19　物品入库界面　　　　　　　　　　图 11.20　物品出库界面

对图 11.19 和图 11.20 中按钮的功能解释如下（其他按钮的功能如图 11.18 所示）。

"审核"按钮：审核当前单据后才会对库存数量进行变动。

"返回"按钮：返回上一级界面。

（三）库存盘点／查询

在"库存管理"界面中单击"库存盘点"按钮，进入库存盘点界面（图 11.21）。单击界面上方的"新开盘点"按钮后会提示"是否默认盘点数等于当前库存数量"，单击"确定"按钮就是默认以以前盘点过的库存数量为准，单击"取消"按钮把以前的库存算作盘亏处理。单击"修改"按钮后开始输入现在每项物品的盘点数量，确认无误后单击"保存"按钮，最后在"结转记账"确定库存数量。注意，单击"结转记账"按钮后不能再修改或删除单据。

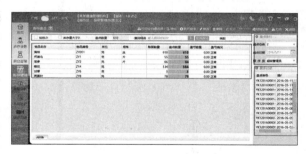

图 11.21　库存盘点界面

对图 11.21 中按钮的功能解释如下。

"打印空白盘点单"按钮：打印出一张未填写盘点数与盈亏的盘点单。

"导出"按钮：以各种办公文档格式导出当前单据。

"新开盘点"按钮：新开一张盘点单（选择"是"，则采用当前盘点的库存；选择"否"，则采用库存初始化 0 的盘点库存）。

"修改"按钮：单击修改开始对当前盘点单进行操作。

"删除"按钮：删除当前未结转记账的盘点单。

"取消"按钮：取消当前对盘点单的操作。

"保存"按钮：保存当前录入完成的盘点单。

"结转记账"按钮：库存盘点修改完成后对整个库存盘点数进行调整的确认选项。

"打印"按钮：打印当前单据。

"返回"按钮：返回上一级界面。

在"库存管理"界面中单击"库存查询"按钮，进入库存查询界面，如图 11.22 所示。

对图11.22中按钮的功能解释如下。

"重置"按钮：清空所有填写的内容。

"查找"按钮：在确定条件后查找相应的项目。

"基本信息打印"按钮：打印当前单据信息。

"导出基本信息"按钮：以选中的办公文档格式导出当前单据。

"库存明细打印"按钮：打印库存明细单据。

"导出库存明细"按钮：以其他格式导出当前单据信息。

"返回"按钮：返回上一级界面。

（四）物品申领

在"库存管理"界面中单击"物品申领"按钮，进入物品申领界面，如图11.23所示。

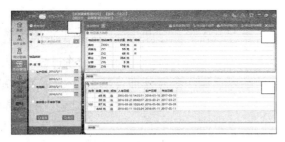 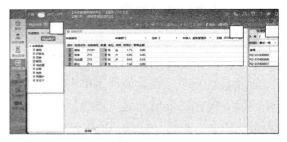

图11.22　库存查询界面　　　　　　图11.23　物品申领界面

单击界面上方的"增加"按钮增加一张新单据（支持物品本身编号录入、拼音码简写录入），接着填写"数量"并在数量栏内按"Enter"键确认，即可弹出上面的单据框。录入完成后单击"保存"按钮，"单据编号"系统会自动生成。

对图11.23中按钮的功能解释如下。

"上一张"按钮：单击可查看上一张单据。

"下一张"按钮：单击可查看下一张单据。

"增加"按钮：新增一张单据。

"修改"按钮：对当前单据进行修改。

"删除"按钮：删除当前的单据。

"取消"按钮：取消对当前单据的录入。

"保存"按钮：保存当前已录入的单据并自动生成单据号。

"打印"按钮：打印当前单据。

"导出至出库"按钮：把该单据导出到"物品出库"界面。

"返回"按钮：返回上一级界面。

（五）单据查询

在"库存管理"界面中单击"单据查询"按钮，进入单据查询界面，如图11.24所示。

在界面的查询条件处选择"开始时间"和"结束时间"，然后在下拉菜单选择"仓库名称"和"出入库类别"，输入"出入库单号"；最后输入"物品"（支持物品本身编号录入、拼音码简写录入）即可进行单据查询。

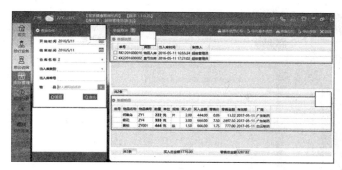

图 11.24　单据查询界面

对图 11.24 中按钮的功能解释如下。

"重置"按钮：清空所有填写的内容。

"查找"按钮：确定条件后单击查找项目。

"基本信息打印"按钮：打印当前单据信息。

"导出基本信息"按钮：导出当前单据信息到其他格式文档。

"单据明细打印"按钮：打印单据明细。

"导出单据明细"按钮：导出当前单据信息到其他格式文档。

"返回"按钮：返回上一级界面。

（六）库存警报

在"库存管理"界面中单击"库存警报"按钮，进入库存警报界面，如图 11.25 所示。

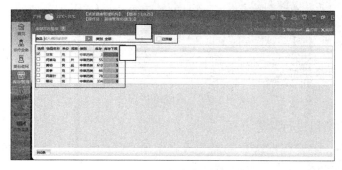

图 11.25　库存警报界面

库存警报界面主要显示库存不足的物品，提醒人员及时补充；可选择"已预警"复选框进行设置物品库存数量下限等操作。其中，界面上方的"导出到采购计划"按钮用于将选择的物品导出到采购计划中；"导出 Excel"按钮将物品列表以表格文件的形式导出。

另外，在"库存管理"界面中还有"有效期预警"界面，该界面主要显示有效期即将到期物品的具体信息，提示库存管理人员进行处理。

四、数据分析

在系统首页界面单击"数据分析"按钮，进入数据分析界面，如图 11.26 所示。

该界面主要是为实现管理者、财务等人员查看各种分析报表所设定的。另外，此界面的内容可以根据用户自己的需求进行相应的修改和定制。

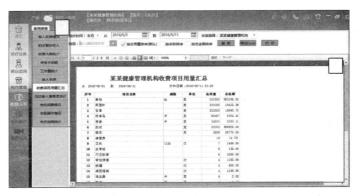

图 11.26　数据分析主界面

五、系统维护

在系统首页界面单击"系统维护"按钮，进入系统维护界面，如图 11.27 所示。该页面主要包括组合套餐维护、权限设置、员工管理、项目字典维护、基本表维护、诊所信息、诊断建议维护、系统设置、科室维护等模块。

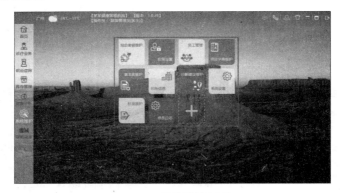

11.27　系统维护界面

下面对系统维护的项目进行简要介绍。

（1）组合套餐维护。主要根据客户的需要或者主治医师的建议，可填写或选择相应的信息组合套餐，同时会产生费用清单，供客户和医师参考。

（2）诊断建议维护。医师可根据客户的病例情况新增诊断建议书，并给出下一步的检查项目或者治疗方案，供客户进行选择。

（3）诊所信息。此界面用于填写本机构的名称等基本信息，保存后生成诊所收费单据里面的标题信息。

（4）科室维护。此界面用于机构所有科室基本信息的新增、修改、删除等编辑。

（5）权限设置。此界面主要对机构内的所有人员的权限进行设置，可以新增、修改、删除人员角色等。

（6）员工管理。此界面主要对机构内的所有人员的信息进行维护，包括新增人员等。

（7）项目字典维护。此界面主要对机构内的"收费项目""体检明细项目"和"体检组合项目"的内容进行维护。

（8）基本表维护。此界面为系统内容配置信息，由专业人员进行初始化设置与后续调整。

（9）系统设置。此界面可对界面参数和系统参数进行设置（详情请联系客服技术人员）。

（10）修改日志。此界面记录了系统操作的修改日志，有利于管理者对系统进行有效管理。

六、医患沟通

在系统首页界面选择"医患沟通"选项，进入医患沟通界面，如图11.28所示。医患沟通界面实现对客户资料的分类，便于医生为对应的患者提供相关医治方案。界面右上角的四个图标功能分别为网络文件目录更新、一键还原、下载和删除，便于医生对文件进行操作。另外，医生也可以双击文件夹里面的文件，自动下载并打开里面的内容进行观看，既方便又快捷。

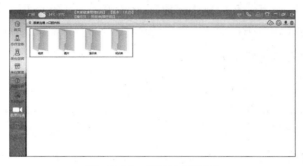

图11.28 医患沟通界面

第四节 人工智能健康管理预警系统

人工智能（artificial intelligence，AI）是研究、开发用于模拟、延伸和扩展人的智能的理论、方法、技术及应用系统的一门新的技术科学。其历史可以追溯到1956年夏季在美国达特茅斯（Dartmouth）大学举行的首次人工智能研讨会，标志着人工智能学科的诞生。人工智能是在计算机科学、控制论、信息论、神经心理学、哲学、语言学等多种学科研究的基础上发展起来的一门综合性很强的交叉、前沿学科，内容主要包括知识表达、自然语言理解、机器学习和知识获取、知识处理系统、计算机视觉、自动推理和搜索方法、智能机器人、自动程序设计系统等方面。半个多世纪以来，人工智能迅速发展并取得了惊人的成就，引起人们的高度重视，被认为是21世纪三大尖端技术（基因工程、纳米科学、人工智能）之一。随着理论和技术日益成熟，人工智能所发挥的作用越来越大，地位越来越重要，被广泛应用于经济、军事、医学以及生活中的方方面面。2016年在乌镇召开的第三届世界互联网大会上，围绕"人工智能开启互联网新未来"议题，与会者向世人描绘了一幅人工智能时代的蓝图。

一、智能随访

在人工智能管理系统的随访管理平台上，通过在院内设置随访服务，直接接入医院管理系统，可精准实现自动识别患者，添加导入和设置随访计划，并可自动邀请患者加入，进行随访。另外，院内的人工智能机器人具有更领先的功能，主要有多轮智能对话、转人工坐席、话术库、实时打断、智能分类、数据统计、语音记录、任务管理等。人工智能呼叫中心具有高效能、低成本、智商在线、24 小时在线、永不离职等特点。基于多轮对话模型，模拟医生助理和患者对话交互采集信息，实现实时的指标评估反馈和患者教学知识反馈，支持随访对话结束后生成病情评估报告。可通过微信、短信、智能外呼等多手段实现对患者随访功能。

下面对智能随访的主要功能进行简要介绍。

（一）多轮智能对话功能

可实现实时分析、专业应答、拟人语音、感知良好，机器人模拟真人沟通应答，轻松应对多轮对话应答，主动引导随访和咨询院前及院后服务流程等功能。

（二）转人工坐席功能

可实现人机协作，扬长避短，客户转化率提升 76% 等；人工智能语音机器人支持实时转接人工坐席。人工坐席可参考来电弹屏中机器人与客户的沟通记录，把握客户的情况并快速响应，提升通话效率和转化率，促成最终转化到诊。

（三）话术库功能

具有在线可视化话术配置，客户可以自主配置、修改机器人话术和知识库，系统拥有可视化的操作界面，使用便捷，支持短信节点设置。客户可以灵活拖拉可视化配置。

（四）实时打断功能

可实现医生及时答复，客户感知系统良好，以及强大的语言神经反馈功能，确保对话中客户提出疑问时，医院智能语音机器人可以给予及时应答，保证对话正常进行，使患者完全没有疏离感。该功能不仅可以传递信息，还能接收信息，处理并回应信息。

（五）智能分类功能

可实现自定义分类规则，高效筛选，精准营销。AI 智能机器人根据与客户对话的时长、轮次、内容等信息，进行精准的医院用户画像建模分析，按照医疗机构的全流程服务场景意图，对客户进行智能分类。

（六）数据统计功能

有效的数据分析有利于帮助医疗机构精准营销，同时沉淀自有医院用户画像库；系统通过任务进度比、平均接通时长、接通率等各项数据细致、全面地掌握客户资料状态，从而可进行全方位的数据分析。

（七）语音记录功能

系统具有高识别率、实时转写、聊天式通话录音实时查询功能。基于领先的 ASR 技术，将全程录音的记录精准转化成文字，方便医生查看，识别转化准确率在 90% 以上。

（八）任务管理功能

可实现实时查看当前任务状态，支持查询、统计。任务管理信息内容包括任务量情况、目前完成情况、机器人电话接入数量、当前会话数量、每一通电话客户通话详情等。

（九）提供一站式智能呼叫中心服务体系

无须对接多方系统，可轻松实现自有语音平台，部署快，更省心。拥有智能语音机器人、呼叫中心和运营商线路。

人工智能随访系统具有高效能、低成本、智商在线、24 小时在线、永不离职等特点，是医院建设规划很重要的一环。该系统能有效提升客户体验、提高转化效率，优化医疗机构运营，助力医院降本增效。智能随访可以极大地减少医生的工作量；随访数据自动保存在患者的健康档案中而形成随访报告，提示医生按需干预，提升患者的依从性。随访系统基于 AI 结构化病历，打造精准数据流，通过智能提醒和及时报警，实现贴心、安全的主动关怀管理服务，提供更好的服务体验。

二、建立全病程健康档案

全病程管理是一个以患者为中心的照护模式，从患者入院前的准备到在院的医疗照护、出院后的追踪，建立一套系统的评估、照护、个案自我照顾能力提升的方案。通过规范制定、流程建立、信息介入，使得患者的照护过程得以连续，并且使健康信息得以数据化收集。建立全病程管理的数据库，作为医疗科研、医疗流程改进的依据，进而回馈医疗机构在医疗、服务过程的质量监控。人工智能管理系统将患者在院内的各种检查数据与院外的各种自主监测数据对接，共同建立患者的全病程管理档案，如图 11.29 所示。

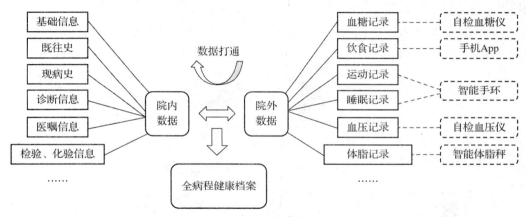

图 11.29　全病程健康档案建立方案

全病程健康档案建立及实施的意义在于整合了病患的出院服务准备、双向转诊、出院随访以及个人化的信息管理档案；建立了一套科学化、流程化、信息化的"全病程管理体系"，可有效缩短平均住院日、降低计划外的再返院、减少病患直接和间接费用，使患者获得有计划且无缝式的照护。同时通过分级医疗体系的协作改善就医难的现象，最终达成医疗无接缝边界，医疗成本控制有方的结果。全病程健康档案管理对提高医疗体系总体经营服务质量、改善就医条件、缓和医患矛盾等具有重大意义。

全病程健康档案管理以患者为中心，提倡健康随行。结构化的数据使得患者可以与医生进行平等的沟通，个性化的医疗方案将大大降低医疗风险；而通过网络打通资金流、物流上的制约，患者将无须忍受排队就医、医不对症等方面的问题。全病程健康档案管理可实现通过网络形成无缝医疗照护体系，完善患者照护，完成医疗分级，扩大延伸医院医疗服务，推展远程医疗。从广度而言使得更多民众就地医疗，就地康复，就地健康管理；从深度而言能够精进照护的优质化，运用照护模式作为培训基础，连续性就医过程数据可以作为研究的数据库，实现医学上的重大突破。

三、用药管家

目前，我国亚健康状态的群体庞大，人数众多，其中大多数人会长期服用钙片、维生素等保健药物。我国人口的老龄化也带来长期服药人群增加等问题，很多老年人患有高血压、糖尿病等慢性病，他们普遍依靠长期服药维持健康。服药人群在长期的用药过程中存在以下管理问题：不能按时服药，忘记服药或者不能正确服用药物等。按时按量用药对人身体健康至关重要，药品的用量直接关系到血液中药物的浓度，而达到一定的浓度是药物发挥药效的必要条件。剂量太小，达不到治疗目的；剂量太大，不一定能增加相应的药物疗效，反而可能会加重药品的不良反应，甚至引起中毒现象。采集用户的服药种类、服药周期等数据可以为医生分析诊断、药厂的药物性能分析等提供科学依据，帮助医生为患者制定有针对性的治疗方案。

人工智能健康管理预警系统的用药管家系统如图 11.30 所示。

（1）将药物的生产日期、服用禁忌等信息通过 App 保存至云端数据库中，可在用户服用过期或相克的药物时及时给予提示。

（2）可设置"大管家"模式。通过"大管家"模式，家庭成员可查看其他成员的药箱药物情况和服药情况，并发送提醒，实现了父母监管子女、子女照顾父母的功能。

（3）引入云计算处理大数据，可分析用户潜在健康威胁、药物性能、个性化健康指南，建立用户用药数据库，分析药物市场等。

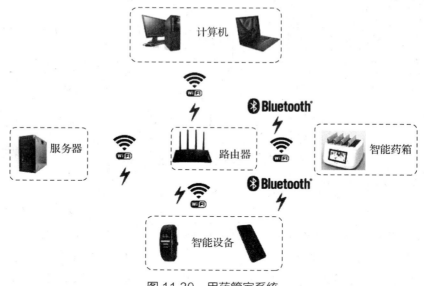

图 11.30　用药管家系统

用药管家系统主要功能分为以下三部分。

（1）用药指导。通过扫描药盒或语音查询提供详细的用药指导（老年人应在子女或者主治医师的监护下扫描录入系统），系统自带并发症或综合征的联合用药禁忌及注意事项提醒。

（2）服用日历。系统自动保存患者连续、全程用药情况，为患者用药安全保驾护航。

（3）用药提醒。根据处方信息自动提醒患者服药；提供自定义服药时间（如饭前、饭后），满足个性化需求。

四、患者教育知识推送

人工智能健康管理预警系统根据健康评估的结果，推送个性化的健康宣传教育信息，给出科学建议，提醒患者从运动、饮食、睡眠、心理等方面进行改善；另外，根据患者的情况，提供多种健康互动小游戏，并通过温和的激励提高患者的依从性。这里以糖尿病患者为例简要介绍患者教育知识推送系统。图 11.31 所示为"人卫用药助手"知识推送。

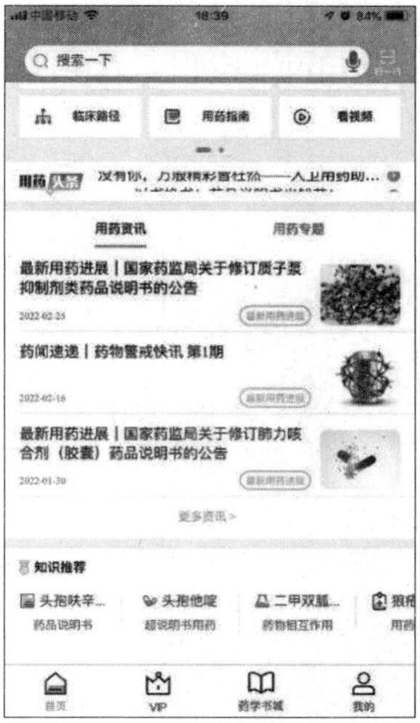

（1）推送主要内容。

①疾病知识。例如，糖尿病治疗综述知识、综合疾病管理目录知识等。

②药品知识。例如，常见降糖药知识、降糖药与其他常见药物联用的注意事项知识等。

③生活方式。例如，糖尿病患者饮食、运动等方案建议，糖尿病患者睡眠、抽烟、情绪管理知识等。

图 11.31　患者教育知识推送系统

④科学检测。例如，糖尿病监测方法综述知识、不同糖尿病治疗方案建议检测频率等。

⑤并发症与合并症。例如，糖尿病主要并发症和合并症的预防及管理知识等。

（2）推送主要形式。视频推送、语音交互形式。

（3）其他信息推送。例如，基层糖尿病指南及手册、其他综合管理相关指南、专家讲堂或医学大家讲科普等。

五、提醒与报警

随着我国社会经济的快速发展，人民生活水平的迅速提高以及生活方式的巨大改变，慢性病已成为影响我国社会经济发展的重大公共卫生问题。利用人工智能技术建立针对日益庞大的慢性病人群的一体化综合防治体系将成为慢性病防治发展的一个趋势。在"互联网＋"时代背景下，人工智能＋大数据如何在疾病监控、辅助决策、健康管理等领域发挥重要作用，是今后智慧医疗发展的重点。运用人工智能技术建设一种基于慢病知识库的高危管理预警系统，有可能实现系统自动提醒、报警，最后医生干预，从而达到对慢病管理的目的。

针对上述现状，该系统主要具有自动提醒、报警功能。随着手机作为最普遍的移动设备对人们的作用越来越大，将这款健康预警系统部署在手机上成为时代的需求。手机不仅作为用户的通信工具而且可以像药箱一样随时随地保障用户的健康。在手机上部署该系统，在不增加用户任何负担的情况下，为用户提供一项健康保障工具是最佳的选择。用户使用手机向医生及家人通过短信、打电话或上网发送提醒和报警信息及就医情况。当医生及家人收到用户发送的信息时，将对用户采取救治措施。

提醒与报警系统的工作流程如图 11.32 所示。首先，用户只需要长按手机的任意键，触发手机上的传感器，该系统的一键报警功能即感应用户的操作，向用户设定的家人及医生发出报警信息。该功能的主要特点是简单快捷，使用户在紧急情况下得到快速的救治。其次，当用户感到不适时，可以登录本系统的健康管理的在线就医模块，将自己的状况发送到服务器端。服务器端在收到用户的就医信息后将提示医生有用户需要在线治疗。医生根据用户发送的基本状况制定治疗方案，并发送到用户的手机上，再由日常提醒功能及时提醒用户进行治疗。

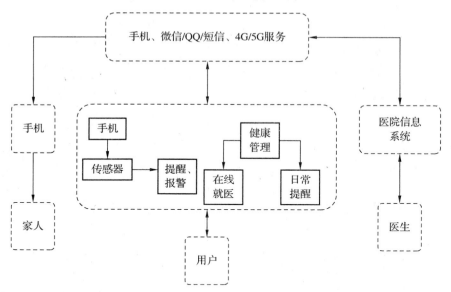

图 11.32　提醒与报警系统的工作流程

（一）报警功能

提醒与报警系统的结构及功能模块如图 11.33 所示。

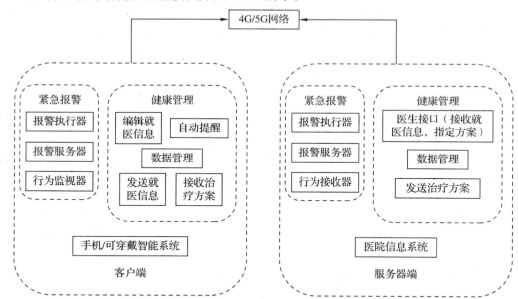

图 11.33　提醒与报警系统的结构及功能模块

第一部分，事件监控器监控用户在手机上的行为。原始系统的原则是当屏幕关闭时，没有应用程序可以接收按键信息。所以当屏幕关闭时，不能由按键引发报警。因此，需要修改窗口管理服务以至于能捕获按键消息，并通知系统。一旦检测到合适的操作方式，就会触发报警。用户可以手动控制该系统的开启和关闭状态。当该系统部署在手机上时，系统默认处于开启状态。紧急报警作为一种系统服务，运行在操作系统的后台。该服务的设计是为了监视用户的行为，以判断用户是否打算发送警报。

第二部分是监视模块。一旦收到第一个模块的广播，它将发现用户触发了警报，然后启动相应的服务（类似定位服务），得到当前用户的位置等。用户可以通过接口设置开启的延迟时间，自动开启的延迟时间，大体位置确定的时间间隔，精确位置确定的时间间隔及发送短信的时间间隔。区分用户是报警行为还是正常使用手机，系统是根据用户按键的时间延迟来区分的。用户可以自己定义一些系统设置，设置按键多长时间为报警行为。同时如果用户不小心开启报警行为，可以手动关闭报警。所以使用该系统的报警行为不会影响用户正常使用手机。

第三部分是报警执行器。当用户启动它时，它将真正执行报警工作。接收信息和电话的对象是用户手工预先定义好的。

当用户开启报警时，手机会自动循环拨打用户设置的电话号码，直到有人响应为止。循环拨打手机号码主要有以下两个原因。首先，由于移动手机拨打电话的最长时间为 1 分钟，1 分钟之内无人接听则手机自动挂断。其次，单一地拨打一个家属或医生的电话，可能导致用户在紧急情况下不能及时得到救治。

（二）提醒功能

医生向用户的手机推送治疗方案信息之后，日常提醒功能将提醒用户按时吃药等。治疗方案也是以 Word 格式的文字形式进行展示，主要包括药品名及其描述、发送方案的医生、每天治疗的次数及时间等信息。当设置的时间到时，系统将自动提醒用户。由于客户端要连接到服务器端，所以服务器和客户建立了长期的连接。在客户端，客户需要上传到系统的任何时期的病情记录甚至每天的医学检测数据，达到实时检测的目的。在服务器端，医生可以看到用户上传的所有数据，并及时查看用户的治疗方案，根据数据情况决定是否进行修改。医生修改完后，数据管理中心将通过已建立的链接将方案发送出去，实现及时提醒用户的效果。发送治疗方案的管理链接是利用心跳数据包来保持的。如果服务器端长时间接收不到心跳数据包，则意味着用户下线，这也会及时提醒用户或者家人。

学习小结

通过本章的学习，了解了健康管理的概念，明确健康管理的基本策略是通过评估和控制健康风险，达到维护健康的目的。健康管理的基本策略有以下六种：生活方式管理、需求管理、疾病管理、灾难性病伤管理、残疾管理和综合的群体健康管理。随着市场环境的日趋成熟，健康管理系统逐渐以手机、智能可穿戴系统等形式走入人们的日常生活，如本章介绍的智能健康管理系统的诊疗业务、前台咨询、库存管理等，以及 AI 人工智能健康管理预警系统的智能随访、用药管家、提醒与报警等功能。另外，健康管理系统具有广泛的应用前景，它能帮助医疗机构、企事业单位、健康保险公司以及社区采取有效的服务手段对个人健康进行个性化的管理，以达到有效预防疾病、节约医疗支出的目的。

课后练习

一、选择题

1.下列选项中不适合应用健康管理系统的是（　　　　）。

A.高端全科医院 VIP 服务　　　　　　　　B.高端妇幼医院

C.体检中心　　　　　　　　　　　　　　　D.某小型专科医院

2.健康管理系统包括以下（　　　　）功能。

A.运输调度　　　　　　B.仓库管理　　　　　C.寿命追踪　　　　　D.统计分析

3.健康管理系统的原则是（　　　　）。

A.实用性　　　　　　　B.专业性　　　　　　C.易用性　　　　　　D.方便性

4.健康管理系统的基本功能有（　　　　）。

A.诊疗业务　　　　　　B.前台咨询　　　　　C.库存管理　　　　　D.以上都是

5.健康管理的基本策略是（　　　　）。

A.生活方式管理　　　　B.需求管理　　　　　C.疾病管理　　　　　D.以上都是

6.以下（　　　　）不属于健康管理的基本步骤。

A.收集服务对象的个人健康信息　　　　　　B.进行健康干预

C.进行健康及风险评估　　　　　　　　　　D.纠正不良生活方式和习惯

7.在健康管理的基本策略中，造成残疾时间长短不同的原因包括医学因素和非医学因素，以下（　　　　）是非医学因素。

A.接受有效治疗的难易程度　　　　　　　　B.社会心理问题

C.康复过程　　　　　　　　　　　　　　　D.药物治疗还是手术治疗

8.健康管理系统的基本功能包括（　　　　）部分。

A.6　　　　　　　　　　B.7　　　　　　　　C.9　　　　　　　　D.5

9.在 2016 年于乌镇召开的第三届世界互联网大会上，围绕（　　　　）议题，与会者向世人描绘了一幅人工智能时代的蓝图。

A.人工智能开启新时代　　　　　　　　　　B.云计算开启互联网新未来

C.人工智能开启互联网新未来　　　　　　　D.云计算开启新时代

10.人工智能健康管理预警系统的主题主要包括（　　　　）部分。

A.4　　　　　　　　　　B.7　　　　　　　　C.8　　　　　　　　D.5

二、简答题

1.简述美国疾病管理项目的发展过程。

2.简述健康管理的基本策略。

3.简述生活方式管理的特点。

4.简述健康管理系统的基本功能。

5.简述人工智能健康管理预警系统的功能。

三、操作题

设计一个简单的智能药房管理方案，内容大致包括药物分类、药物库存管理、在线药房医师管理、前台咨询、用药方式提醒、系统维护。

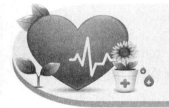

第十二章 大数据应用

知识目标：了解大数据的发展，以及大数据在医疗领域的相关应用。

技能目标：掌握医疗大数据的采集与治理方法。

思想切入点：大数据技术，医学教育，医德教育。

思想延伸

随着信息技术和人工智能技术的逐步普及，来自各个领域的信息呈爆炸式增长。在医疗健康领域，由健康活动产生的数据称为健康大数据，是国家战略性发展目标。"大数据防疫""大数据精准医疗"等成为各级新闻媒体上频繁出现的热词，我国乃至全球的医疗和公共卫生机构对各类疾病的诊疗数据信息进行线上整合，利用大数据平台开展工作，带来了许多便利，形成了许多有益的经验。

一、案例

（1）从健康医疗大数据视角出发，新冠疫情爆发后，中国战"疫"制胜的法宝是中国精神与高科技相结合。例如，"通信大数据行程卡""智能巡检机器人""智能咽拭子采样机器人""自主导航消毒机器人"等，真正实现了科技强国梦。我国在很短的时间内有效控制住了疫情，充分说明了爱国主义、集体主义、利他主义等中华文化要素的优越性。

（2）在大数据处理与分析方面，利用 MapReduce 解决数据去重、数据挖掘等问题，用可视化的地图形式展示累计确诊疫情病例、累计治愈数量及当前疫情分布情况。84 岁的钟南山院士临危受命，开展实地考察，取得第一手调查资料，向决策层汇报对疫情的研判意见，尊重科学，实事求是。面对未知的病毒，钟南山院士不畏生死，以医者的妙手仁心挽救生命，不顾自身生命危险救治危重患者。

二、拓展学习

医学生是广大医疗机构人才的后备力量。由于医学教育的特殊性和医学信息的时效性，以对主动需求信息的快速获取、批判鉴别、整理分析，得到精准的统计结果，将成为每个医学生都应当具备的能力之一，也是未来从事临床医学工作的重要条件和基本素质。

来源：2021 年 1 月 18 日《人民日报》努力培养更多高素质的医学人才！

思考问题

如何成为新时代高素质的医学人才？

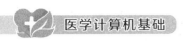

第一节　医疗大数据时代

　　随着现代科技的不断进步，信息技术呈现出跨越式大发展的格局。国家也开始大力支持大数据、人工智能等新一代信息技术在医疗行业的应用，促进新兴技术和医疗健康领域的深度融合，并陆续制定了一系列技术规范和数据标准。保障人工智能在医疗影像、智慧医院、新药研发等应用场景中的安全性、兼容性、可靠性等，规范医疗人工智能的发展。这些举措革命性地改变了政府机构和企业管理的运行模式，推动了医学大数据时代的发展。"大数据"的概念从问世到现在，在全世界掀起了一次又一次的热潮。如今，各行各业都或深或浅地涉足大数据的挖掘与研究，一个大规模生产、分享和应用数据的时代已然开启。与十年前相比，计算机的计算能力、存储能力等都有了飞跃性的提升。数据存储量发生了指数级增长，通过数据的采集、传输和存储等，最终促使大数据形成。基于互联网以及大数据技术，对医疗领域中各层次的医疗信息和数据进行挖掘和分析，这样的大数据在医疗行业的应用已逐步受到市场的关注。医疗大数据作为医疗健康发展的核心价值之一，是医疗向数字化转型的有力抓手，也是助力医疗前行不可小觑的驱动力。

一、大数据发展的基础

　　如果将单个或局部领域的数据及其挖掘处理视为小数据，那么关于某一主体的大数据就是由成千上万、相互关联、相互交织的小数据汇聚而成的。小数据的充分融合是大数据形成的基础。基础设施、数据服务、融合应用是大数据产业的三大组成部分，三者相互交融，形成完整的大数据产业生态。

　　基础设施是大数据产业的基础和底座，它涵盖了网络、存储和计算等硬件基础设施，资源管理平台以及各类与数据采集、预处理、分析和展示相关的方法和工具。大数据技术的迭代和演进是这一层发展的主旋律。华云数据作为中国领先的综合云计算服务商，近年来秉承国家战略，通过自身在大数据、云计算、信创领域的扎实创新能力，打造创新产品，搭建完善的国产化生态，还参与各地数字基建建设，牵头建设运营了"安徽信息技术应用创新适配验证中心""江苏省信息技术应用创新攻关基地"，打造了全国首个"信创云数据中心"，搭建"淮南云谷大数据产业园""信创工业云数据中心"，为各地党政机关、教育、金融、电信等行业提供安全可信的国产化云服务，加速信息技术应用创新产业的适配应用、解决方案测试等相关科研工作，加快推动政企上云。

　　如今的华云数据昂首迈入 3.0 时代，以国家战略为指引、以市场需求为导向，积极推动信息技术应用创新，紧抓机遇，以国产通用型云操作系统安超 OS 为核心构建完备的"华云信创 +"生态，并打造"信创云基座"解决方案，实现了"全芯全栈全生态"的技术战略升级。信创云基座是面向企业数字化转型与国产化替代一站式交付的信创云解决方案。融合了全芯全栈的通用型云操作系统、全芯全生态高性能的桌面云和支持混合 IT 架构的安超云套件，通过华云数据信创基地群的云生态适配工序，屏蔽底层基础设施的复杂性，为客户提供可信赖的信创数字化转型解决方案。

　　近年来，云计算、大数据产业积厚成势，为产业融合发展提供了有力支撑。华云数据作为信创云计算专家，将坚持自主创新，以搭建国产生态建设为己任，着力培育科技发展新动能，推动信创应用持续落地，为支撑经济高质量发展继续贡献力量。

　　大数据产业支撑能力日益增强，形成了大数据标准化工作机制，大数据标准体系初步形成，开展了大数据技术、交易、开放共享、工业大数据等国家标准的研制工作，部分标准在北京、上海、贵阳开展了试点示范。一批大数据技术研发实验室、工程中心、企业技术中心、产业创新平台、产业联盟、投资基金等形式的产业支撑平台相继建成。大数据安全保障体系和法律法规不断完善。

二、医疗大数据的现状

研究医疗大数据之前，首先要了解什么是个人健康大数据。个人健康大数据是指一个人从出生到死亡的全生命周期过程中因免疫、体检、门诊住院等健康活动所产生的大数据。按照数据的归属不同，可分为留存到医疗卫生领域的数据、金融保险领域的数据和公安领域的数据等。留存于医疗卫生领域的大数据，可理解为医疗大数据。通过对医疗大数据的分析和加工，可以挖掘出疾病诊断、治疗、公共卫生防治等方面的重要价值。

医疗大数据的应用并不是在信息化时代才出现的。早在 19 世纪，英国流行病学家、麻醉学家约翰·斯诺（John Snow）博士就运用近代早期的数据科学，记录每天的死亡人数和伤患人数，并将死亡者的地址标注在地图上，绘制了伦敦霍乱爆发的"群聚"地图。霍乱在过去普遍被认为是由"有害"空气导致的，斯诺通过调查数据并加以汇总，确定了霍乱的"元凶"是被污染的公共水井，这也奠定了疾病细菌理论的基础。

从最早的手工统计，到计算机的出现，再到各种传感器技术的普及，数据的收集和存储更加方便，变成了自动化、数字化、密集化的方式，来源也越来越广。在过去的十年里，随着电子病历的实施，医疗保健数据量呈指数级增长，再加上制药企业和学术研究机构档案，以及数万亿的数据流从智能化设备、可穿戴式设备的传感器中得到，医疗大数据洪流已经滚滚而来。

现阶段电子病历的广泛应用使得有价值的医疗大数据实现了快速增长，可供医生、研究者和患者使用的数据量极大地提升。大数据分析可以帮助医生确定治疗方案、药物种类和剂量、公共卫生防疫等临床指导，也可以帮助医院的管理者制定更好的管理方式，帮助保险方制定更好的医疗保险支付模式。医疗服务的提供者获取了更多的大数据信息之后，从经验医疗向循证医学转变。我们需要不断引入新技术、新概念，提升对这些数据的管理和分析能力，为管理者和临床医务人员做出准确的判断决策提供依据。

（一）医疗大数据的特征

医疗大数据呈现以下四个特点。

（1）数据量大。从 TB 到 PB 到 EB，再到 ZB，医疗大数据以 48% 的年增长率快速增长，这些数据早已超过了人力所能处理的极限。2020 年，全球数字达到 2 314 EB。

（2）数据种类多。医疗数据中既有结构化的数据，也有非结构化的数据。结构化数据包括 Oracle（甲骨文股份有限公司，是全球大型数据库软件公司）、MySQL 等数据库的数据，半结构化数据如 XML 文档，非结构化数据包括 Word、PDF 文档、音（视）频、影像等。

（3）数据产生快，处理快。医疗信息服务中会存在大量在线或实时数据分析处理的需求。需要对数据进行实时或准实时的处理，实现秒级的查询需求响应。例如，临床中的诊断和处方数据、健康指标预警等。

（4）数据价值密度低。各个区域内不同医疗机构中患者的基础信息和各种临床信息资源分散、重复、孤立，导致有效信息闲置、信息重复或不一致，很难得到有效利用。随着大数据的应用，上述问题将不复存在。

（二）医疗大数据的优势

有效整合和利用数字化的医疗大数据，对个体医生、康复中心、大型医院和医疗研究机构都有着显著的好处。其潜应用价值主要体现在以下三个方面。

（1）更多、更准确的数据，使得疾病能在早期被监测到，从而使治疗更容易和有效。

（2）通过对特定个体或群体的健康管理，快速有效地监测保健诈骗。

（3）基于大量历史数据，预测和估计特定疾病或人群的某些未来趋势。例如，预测特定患者的住院时间，哪些患者属于非急需性手术，哪些患者不会从手术治疗中受益，哪些患者会更容易出现并发症等。

三、医疗大数据的发展

（一）医疗大数据的发展历史

1. 萌芽时期（20 世纪 90 年代至 21 世纪初）

"大数据"概念最初起源于美国。早在 1980 年，著名未来学家阿尔文·托夫勒所著的《第三次浪潮》中就将"大数据"称颂为"第三次浪潮的华彩乐章"。随着 20 世纪 90 年代交叉性科学的兴起，其不仅给我们提供了复杂性、整体性的思维方式和科学研究方法，还给我们带来了有机的自然观。1997 年，NASA 阿姆斯研究中心的大卫·埃尔斯沃斯和迈克尔·考克斯在研究数据的可视化问题时首次使用了"大数据"的概念。他们当时坚信信息技术的飞速发展一定会带来数据冗杂的问题，数据处理技术必定会进一步发展。1998 年，一篇名为《大数据科学的可视化》的文章在美国《自然》杂志上发表，大数据正式作为一个专用名词出现在公共刊物之中。

这一阶段可以看作大数据发展的萌芽时期。在当时，大数据还只是作为一种构想或者假设被极少数的学者进行研究和讨论，其含义也仅限于数据量的巨大，并没有更进一步的探索有关数据的收集、处理和存储等问题。

2. 发展时期（21 世纪初至 2010 年）

21 世纪的前十年，互联网行业迎来了飞速发展，IT 技术也不断地推陈出新，大数据最先在互联网行业得到重视。2001 年，麦塔集团（META Group）（后被 Gartner 收购）分析师道格·莱尼提出数据增长的挑战和机遇有三个方向：量（volume，数据量大小）、速（velocity，数据输入/输出的速度）、类（variety，数据多样性），合称 3V。在此基础上，麦肯锡公司增加了价值密度（value），构成 4V 特征。

2005 年，大数据实现重大突破，Hadoop 技术诞生，并成为数据分析的主要技术。2007 年，数据密集型科学的出现，不仅为科学界提供了全新的研究范式，还为大数据的发展提供了科学上的基础。2008 年，美国《自然》杂志推出了一系列有关大数据的专刊，详细讨论了有关大数据的一系列问题，大数据开始引起人们的关注。2010 年，美国信息技术顾问委员会（PITAC）发布了一篇名为《规划数字化未来》的报告，详细叙述了政府工作中对大数据的收集和使用，美国政府已经高度关注大数据的发展。

这一阶段被看作大数据的发展时期，大数据作为一个新兴名词开始被理论界所关注，其概念和特点得到进一步的丰富，相关的数据处理技术相继出现，大数据开始展现活力。

3. 兴盛时期（2011 年至今）

2011 年，IBM 公司研制出了沃森超级计算机，以每秒扫描并分析 4 TB 的数据量打破世界纪录，大数据计算迈向了一个新的高度。紧接着，麦肯锡发布了题为《海量数据，创新、竞争和提高生成率的下一个新领域》的研究报告，详细介绍了大数据在各个领域中的应用情况，以及大数据的技术架构，提醒各国政府为应对大数据时代的到来，应尽快制定相应的战略。2012 年，世界经济论坛在瑞士达沃斯召开，会上讨论了大数据相关的系列问题，发布了名为《大数据，大影响》的报告，向全球正式宣布大数据时代的到来。另外，国内外学术界也针对大数据进行了一系列的研究，像《纽约时报》《自然》《人民日报》等都推出大篇幅对大数据的应用、现状和趋势进行报道，同时哲学与社会科学界也出现了许多有影响力的著作，像舍恩伯格的《大数据时代》、城田真琴的《大数据冲击》等。

（二）医疗大数据的未来发展趋势

电子化、结构化、标准化、区域化是医疗大数据未来发展的四个阶段，如图 12.1 所示。

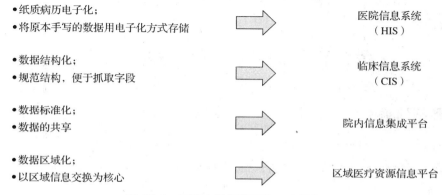

图 12.1　医疗大数据发展的四个阶段

第一阶段，纸质病历的电子化。在过去，纸质的病历必须由医生进行手工填写，只要有三处涂改，就要重写，耗时又耗力。数据的电子化把原本手写的数据用电子化的方式存储起来。这样一来，医生便能通过计算机快速实现所有操作。

第二阶段，数据结构化。由于不同医生书写的病历各不相同，因此病历数据的规范成为重中之重。结构化电子病历的出现，能够很好地解决这个问题。不仅方便医生抓取一些字段做科学分析，也规范了医生书写电子病历的习惯，便于后期查阅。

第三阶段，数据标准化。随着医院信息化的发展，临床信息数据化逐渐成形，但是由于系统模块众多、标准不统一，使数据无法有效串联，在院内成为孤岛。各个科室系统之间存在信息共享和相互利用的需求，而实现数据共享和互通的前提是各个系统之间的数据交互必须遵循标准的规范。对此，国家相继发布了《电子病历基本架构与数据标准》《电子病历共享文档规范》等指导性文件。不少医院信息系统参与互联互通成熟度测评，为日后的数据应用奠定基础。

第四阶段，数据区域化。建立区域医疗资源信息平台。过去，不同医院的电子病历系统各不相同。健康医疗大数据和云技术的发展可以让单个医院摆脱数据孤岛的情况，数据区域化成为这个阶段的核心。不同医院不仅需要互联互通，还需要为患者建立全生命周期的健康大数据。这样一来，患者在不同医院诊疗过的数据都可以融合在一起，如图 12.2 所示。

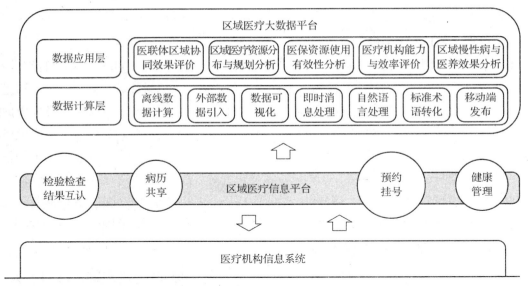

图 12.2　区域医疗大数据平台的架构

第二节　医疗大数据的采集与治理

一、医疗大数据的采集

通常和医疗行为相关的数据才被称为医疗大数据，但是现在这一概念已经扩展到健康人群的健康数据，以及和医疗健康相关的行为、物资数据。所以，医疗大数据按类型可以分为个人医疗健康数据和物资数据。

（一）医疗大数据的主要来源

医疗大数据主要来源于以下几个方面。

第一，患者就医过程中产生的信息。从患者进入医院开始，挂号环节便将个人姓名、年龄、住址、电话等信息输入完全了；随后在就医环节，患者的身体状况、医疗影像等信息也将被录入数据库；看病结束以后，患者缴费结算的过程中，又将费用信息、报销信息、医保使用情况等信息添加到医院的大数据库里面。这将形成医疗大数据最基础，也是最庞大的原始资源。

第二，临床医疗研究和实验室数据。临床和实验室数据整合在一起，使得医疗机构面临的数据增长非常快，一张普通 CT 图像含有大约 150 MB 的数据，一张标准的病理图则接近 5 GB。如果将这些数据量乘以人口数量和平均寿命，仅一个社区医院累积的数据量就可达数万亿字节甚至数千万亿字节（PB）之多。

第三，医疗大数据是因健康活动而产生的数据，从出生、免疫、体检、门诊、住院和其他活动中产生。从数据来源上看，可以将数据划分为三类，分别为全员人口数据库、电子健康档案数据库和电子病历数据库。

（1）全员人口数据库。此数据库主要包含人口信息，数据来源于各大部门（卫健委、公安、民政、统计、人力社保、教育等）交互共享。

（2）电子健康档案数据库。此数据库主要包含定期或不定期的健康体检记录、卫生服务过程中的各种服务记录、专题健康或疾病调查记录。数据来源于体检机构、医院和基层卫生机构。

（3）电子病历数据库。此数据库主要包含医院诊断治疗全过程的原始记录，数据来源于医院，其商业化价值最高。

除了以上三个传统来源之外，医疗大数据还包含通过物联网所收集的数据——医疗器械收集的健康数据，App、远程监控、传感器提供的连续临床数据。云端的临床数据让医生可以方便地获得远在 100 km 外的患者的信息，也可以和其他医生进行远程互助。

（二）医院基础数据

医院是医疗大数据的主要来源，而医院的基础数据可以分为以下三个类别。

（1）临床基础数据：包括疾病、临床路径、用药等。

（2）医院的资源数据：包括销售成本、治疗费用等人、财、物的资源数据。

（3）患者院内、院外数据：包括用户的行为数据、饮食数据、运动数据等相对零散的数据。

医疗大数据按场景分为院内数据和院外数据。院内数据是在医院所产生的数据。医院的信息化程度日趋成熟，HIS、EMR、PACS、LIS、病理系统（PS）、医疗器械等信息化系统和设备所记录下来的疾病、体征数据都属于院内数据。另外，还包括医院物资管理、医院运营系统所产生的数据。院外数据主要是人们在日常生活中所产生的数据。例如，通过体检机构、智能穿戴设备获取的人体体征数据，还包括医药流通数据、移动问诊等行为数据。物联网和互联网的发展也让和医药相关的行为数据量大大提升。

基因数据的产生环境可能在院内，也可能在院外，根据其产生的目的，用于疾病的诊断、预测，或者判定健康人群的个体特征。

国内医疗系统相对较为封闭，公立医院的医疗数据单独存储在院内，数据存储单元之间互不流通、不开放。大量优质的患者健康数据封闭在医院的围墙之内，难以有效利用。这固然有对患者健康信息安全性考虑的因素，但大量数据躺在医院，也造成了数据的浪费。

针对医院的资源数据，通过 HRP 系统进行管理。而针对患者行为数据，则可以通过各种移动终端或采集设备，进行数据的收集。例如，医生要关注某一疾病消耗了多少社会资源，国家应该在保险支付体系为它报销多少比例，这就涉及 HRP 系统的数据。利用互通互联的信息系统获取病种相关的临床与财务数据，根据临床路径对病种进行精准的成本测算，再将医院病种成本与医保支付标准进行比对，就能得出疾病的报销比例。如果医生关注的是临床的诊疗行为，想要提高糖尿病的治疗效果和临床疗效，那么更应该关注疾病的诊断、治疗、药物以及诊后随访的数据。这就需要 EMRS 等系统的支撑，利用病种成本分析，优化医院科室服务，为医院科室发展提供量化建议。

总之，针对不同的应用场景，医疗信息化（healthcare information technology，HIT）企业收集的数据内容与医疗研究者的研究内容是不同的。数据的价值大小，既取决于它的使用者，又取决于具体的应用场景。当数据积累到一定规模后，大数据产品可以被商业化，应用到医疗健康服务产业，最终提升医疗行业效率和医疗服务的精准度。

（三）医疗大数据采集来源

医疗大数据采集来源有以下几种。

1. 电子病历数据

电子病历数据是患者在就医过程中产生的数据，包括患者基本信息、疾病主诉、检验数据、影像数据、诊断数据、治疗数据等，这类数据一般产生及存储在医疗机构的电子病历中，这也是医疗数据最主要的产生地。电子化的医疗病历方便了病历的存储和传输，但并未达到进行数据分析的要求。大约80%的医疗数据是由自由文本构成的非结构化数据，其中不仅包括大段的文字描述，也包括包含非统一文字的表格字段。通过医学自然语言理解技术，将非结构化医疗数据转化为适合计算机分析的结构化形式，是医疗大数据分析的基础。

电子病历中所采集的数据是数据量最多、最有价值的医疗数据。在和临床信息系统进行整合后，其内容涵盖了医院内方方面面的临床数据集。在电子病历的互通互联上，出于各自的利益（限制患者转诊），各大电子病历企业也不愿意使数据互通互联。根据美国政府相关报告显示，美国的电子病历共享比例也仅为30%左右。

2. 检验数据

医院检验机构产生了大量患者的诊断、检测数据，也存在大量第三方医学检验中心产生的数据。虽然仅是医疗临床子系统中的一个细分小类，但是医生可以通过检验数据直接了解患者的疾病发展和变化。目前，临床检验设备得到迅速发展，通过 LIS 对检验数据进行收集，可以对疾病的早发现、早诊断，以及正确诊断做出贡献。

东软 LIS 由检验工作站系统、报告查询系统、采血系统、质量控制系统、微生物系统、试剂管理系统组成，以"服务临床"为核心，实现了基于 TAT 检验样本全流程管理，具备了智能化的临床支持和精细化的检验科室管理能力。东软 LIS 拥有 LIS、EMRS 等齐全的医疗信息化系统，并在其基础上组建了东软医疗大数据科研分析平台。借助这个平台，东软 LIS 可以整合全院来自不同医疗业务系统的各类临床数据，借助大数据平台的海量数据和处理能力，为科研医生提供一个集数据获取、探索、处理、分析、挖掘于一体的自助式分析平台，支持 PB 级医疗数据的存储管理、查询分析，特别适合大型三甲医院的科研用户使用。

3. 影像数据

随着数据库技术和计算机通信技术的发展，数字化影像传输和电子胶片应运而生。医疗影像数据是通过影像成像设备和影像信息化系统产生的，医院影像科和第三方独立影像中心存储了大量的数字化影像数据。医学影像大数据是由 DR、CT、MR 等医学影像设备所产生，并存储在 PACS 内的大规模、高增速、多结构、高价值和真实准确的影像数据集合。与 LIS 大数据和电子病历等同属于医疗大数据的核心范畴。

医学影像数据量非常庞大，增速快，标准化程度高。影像数据和临床其他数据比较起来，它的标准化、格式化、统一性是最好的，价值开发也最早。锐珂医疗的前身是美国柯达医疗集团。锐珂医疗推出了全新的云网信息化解决方案 care stream solution，涵盖了全面的专业影像处理和流程管理应用，为医院的所有医技临床科室提供"一站式"的全 Web 工作平台。锐珂医疗从 2011 年开始，就从传统 PACS 逐渐转型到影像云。迄今为止，锐珂在全球已经建设了 14 个影像云数据中心，管理的数据量高达 3 亿人次，而且数据量每天都在飞速增加。

4. 费用数据

费用数据包括医院门诊费用、住院费用、单病种费用、医保费用、检查和化验费用、卫生材料费用、诊疗费用、管理费用率、资产负债率等和经济相关的数据。除了医疗服务的收入费用之外，还包含医院所提供医疗服务的成本数据，包含药品、器械、卫生人员工资等成本数据。在疾病诊断相关分组（DRGs）按疾病诊断的付费模式中，需要详细的成本数据核算。通过大本量的测算，建立病种标准成本，加强病种成本核算和精细化成本管理。

东软望海作为 1 600 余家医院 HRP 与成本核算软件和服务的提供商，获得了 CN-DRG 官方授权，通过 DRG 智能管理平台帮助中国医疗在支付方式上进行改革。东软望海 DRG 平台可以灵活支持全国各地不同编码类型的病案数据进行分组，为医疗机构、支付方和卫生部门提供成本监管、绩效评估、审核等功能。DRGs 医院绩效评价通过目标管理、绩效方案、绩效考核和绩效分析等模块，可灵活设置绩效方案及其评价指标，促使医院提高医疗工作效率和整体医疗技术水平；DRGs 医院控费则依托大数据，建立病组医疗费用和成本的动态分析模型，提供区域、机构及病组有效控费指标及参考值；而 DRGs 财政补偿可以精准测算医院补偿金额和政策性亏损，有效防止重复补偿，提高补偿资金使用效率和投放准确性；DRGs 智能审核与支付可以实现从患者入院到出院的全程信息跟踪，可帮助社保和商保提升其基金使用的有效性，同时，其对基金使用情况进行实时监控，可针对异常病历进行深入挖掘分析和反馈。

5. 基因测序数据

基因检测技术通过基因组信息以及相关数据系统，预测个人罹患多种疾病的可能性。基因测序会产生大量的个人遗传基因数据，一次全面的基因测序产生的个人数据达到 300 GB。一家基因测序企业每月产生的数据量可以达到数百太字节甚至 1 PB。

测序技术的发展让基因数据以远超摩尔定律的速度在积累，海量的数据亟待深度解读和挖掘。基因大数据的价值非常大，但是现在的数据利用和解读还处在初级阶段。

资料显示，华大基因目前拥有超过 200 台测序仪，是世界上最大的基因测序机构。其中新生胎儿 NIPT 基因测序每天大约产生 10 000 个样本，需要与数万个正常胎儿几十太字节的基因组数据进行差异统计分析，数据计算量巨大。每月产生的基因数据高达 300 TB ～ 1 PB。

6. 医药研发数据

制药公司在新药研发及临床过程中产生大量数据。制药公司主要对临床试验数据进行系统分析，收集和解读非结构化数据，从而优化生产流程，最大限度地开发研发潜力。

拜耳公司依靠大数据分析，在 2017 年年底推出了既重点突出又多样化的开发战略，将 50 多个项目几乎同期投入临床开发，最大限度地利用了研发潜力。拜耳公司的重点研发项目在肿瘤学、心血管疾病和妇科学领域，同时在营销方面利用大数据进行推广的辅助决策。

7. 药品流通数据

药品流通数据是指药品和疫苗的运输、流通、存储、销售、接种数据。药品运输、销售数据虽然和疾病的诊治无关，但医药流通企业可以通过物流数据、库存数据、销售数据进行挖掘，获取药品流向、用户健康等关键信息，实现系统智能化引导，满足顾客准确选药、合理用药、健康保健的多元化服务需求。

国药集团通过大数据平台，搭建医药流通全过程的电子化追溯平台，探索实现医药产品从生产完成到销售终端机构（医院、药房、诊所等合法经营机构）之间的全程追踪、追溯与召回，有效地提高了医药流通的监管水平。同时，探索基于药品流通领域追溯大数据的应用，为药品紧急调拨配送、药品流动趋势、医药储备可视化等提供了数据支撑。

8. 智能穿戴数据

各种智能穿戴设备的出现使得对血压、心率、体重、体脂、血糖、心电图等健康体征数据的监测都变成可能。患者的单一体征健康数据以及运动数据能够被快速上传到云端，而且数据的采集频率和分析速度大大提升。除了生命体征之外，其他智能设备收集的健康行为数据还包括每天的卡路里摄入量、饮水量、步行数、运动时间、睡眠时间等。

智能穿戴设备虽然在这两年遇冷，很难形成用户黏性，但是并不意味着智能穿戴设备所产生的数据没有意义。提供健康数据和服务，可能是智能穿戴厂商未来的转型之路。健康大数据的收集必须依靠硬件载体，智能穿戴设备将会迎来"第二春"。

9. 移动问诊数据

移动问诊数据是指通过移动设备端或 PC 端连接到互联网医疗机构产生的问诊数据和行为数据。动脉网蛋壳研究院就曾经通过互联网问诊企业春雨医生的数据，分析各地医生互联网问诊的活跃度。对这些数据的分析，对行业发展、互联网问诊企业的决策有着非常重要的帮助。

10. 体检数据

体检数据是体检机构所产生的健康人群的身高、体重、检验和影像等数据。这部分数据来自医院或者第三方体检机构，大部分是健康人群的体征数据。随着亚健康人群、慢性病患者的增加，越来越多的体检者除了想从体检报告中了解自己的健康状况外，还想从体检结果中获得精准的健康风险评估，以及了解如何进行健康管理、慢性病管理。

美年大健康是中国知名的专业健康体检和医疗服务集团，在全国布局 400 余家体检中心，2017 年完成 2 160 万人次健康体检服务，2018 年体检人次突破 3 000 万大关。美年大健康是中国最大的个人体检数据平台，通过建立美年大健康研究院，开展基于健康大数据的科研创新和公共卫生服务，加强在人工智能、基因检测、肿瘤早筛、智能诊断、健康服务、健康保险等核心赛道的控制力。

2018 年 6 月，美年大健康和北大医学部共同发起成立"北京大学医学部美年公众健康研究院"，意在打造国际顶尖的公众健康与大数据研究和实践平台，通过这个数据研究平台，承担国家健康领域科研项目、开展健康大数据挖掘分析等工作。

二、医疗大数据的治理

医疗机构的信息化建设以业务流程、医保支付和医管政策为核心驱动力，产生的数据是有客观限制的。例如，医保处方规定的出院带药最长天数、跨科开药限制等因素导致开单医生不能如实开具反映实际情况的处方；分工细化，数据价值链路过长，导致前端缺乏数据生产动力；数据生产者缺乏对数据对象进行完整和精确描述的能力，导致关键信息缺失，以及标准化程度差的特点；信息系统难以学习和使用，缺少防错设计，导致人为差错问题。因此，在二次利用的价值充分体现之前，数据的完整性、准确性、一致性、关联性、规范性等方面的质量挑战将长期存在。

如果数据不能及时进行结构化、标准化的治理和分类存储，那么带来的存储成本将是巨大的。前面已经提到过，到 2020 年，数据存储将达到 44 ZB，而其中有价值的数据仅有 1.5%。如果不能及时发掘出其他数据的有效价值，那么垃圾数据将会过多地占据企业的存储成本。

（一）医疗数据治理的分类

医疗数据的治理分为两种，即后治理和前治理。

1. 后治理

后治理是将已经存储在数据平台的医疗数据质量问题，通过清洗、校验、脱敏等常见方法，结合二次应用需求，对数据的结构化、标准化进行数据质量的提升和优化。基于海量存储和计算平台的集成能力，大数据平台应覆盖元数据管理、文件管理、检索设计、节点任务、流程任务、任务调度、运行监控等功能，支持后治理过程中数据的基础处理。

在治理过程中，需要基于通用标准和临床基础字段集，把症状、疾病生命体征、家族史、婚育史、检验、检查、手术、输液、药品医嘱等文字内容进行结构化处理，对结构化和非结构化数据、集中式和分布式数据进行统一建模，提取临床、科研分析所需特征，同时完成重点概念的标准化和统一描述。后治理数据基础差、要求高、流程和环节复杂，涉及的自动化和人工处理的工作量极大，二次污染难以避免，需建立针对数据处理环节的质控流程和工具。通过溯源工具，可以追溯每个处理后数据与原生数据的血缘关系，以及定位和处理过程中引入的新问题。

2. 前治理

前治理是后治理能力、经验和治理工具到医疗机构的向前延伸，以原生数据质量问题的评价为基础，解决数据在医疗业务信息系统生产、传输、转化、存储等环节中产生的质量问题。前治理可以显著提升医疗数据质量。

（二）云医疗数据的治理

医渡云利用数据人工智能技术，构建了可追溯、可监管的医学数据智能平台，该平台数据处理量大、数据完整度高、开发流程透明，帮助政府、医院和整个产业界充分挖掘医疗大数据智能化政用和民用价值，建立可覆盖全国、统筹利用、统一接入的医疗行业大数据生态平台。医渡云已与全国700余家医疗机构、近100所顶级医院建立战略合作，为医院集成融合了跨越10余年的3亿多名患者、12亿人次的医学数据，覆盖了30余类重大病种，建立了3 000多个专科疾病模型、2 000万个标本。

在与数十家顶级医院的建设合作中，医渡云数据智能平台形成了一套成熟可控的方法论和一支经验丰富的数据抽取、清洗、汇聚的团队，能做到在完全可控的实施成本和周期的要求下，以人工和自动的方式适配多源异构的数据源，自定义数据处理流程以及智能映射等工作。

该平台支持并行计算基础架构或混合式架构，可以基于传统分布式网络和云计算平台等多种模式部署，支持大数据计算资源管理，支持资源预约、排队、按优先级抢占，支持资源占用分析、计算瓶颈分析，使资源得到更充分利用。另外，架构还配备了多种算法库，具备大数据存储访问及分布式计算任务调度等功能，支持多维索引数据的深度搜索、过滤、聚合、统计分析和全文检索等功能，支持图形化界面大数据查询引擎，方便非技术人员利用大数据平台进行统计分析工作。

海量的医疗大数据来自各个业务信息子系统，数据的标准化程度低，在完成数据收集之后，就转而面向后续的数据清洗和加工步骤。如何把这些海量数据按照统一的标准进行清洗，是很多行业和企业当下面临的最大困境。阿里云数据中台的数据ODS层设计包含了三个特性：其一，同步功能，支持结构化数据增量或全量同步到ODPS；其二，实现全结构化数据转换，能够将非结构化数据（如日志）进行结构化处理后再存储；其三，支持历史数据的积累和清洗，能根据数据业务需求及稽核审计要求保存信息。总结阿里云数据中台的作用和功能如下。

（1）全域数据采集与引入。以需求为驱动，以数据多样性的全域思想为指导，采集与引入全业务、多终端、多形态的数据。

（2）标准规范数据架构与研发。统一基础层、公共中间层、应用层的数据分层架构模式，通过数据指标结构化、规范化的方式实现指标口径统一。

（3）连接与深度萃取数据价值。形成以业务核心对象为中心的连接和标签体系，深度萃取数据价值。

（4）统一数据资产管理。构建元数据中心，通过资产分析、应用、优化、运营四方面看清数据资产、降低数据管理成本、追踪数据价值。

（5）统一主题式服务。构建服务元数据中心和数据服务查询引擎，面向业务统一数据出口与数据查询逻辑，屏蔽多数据源与多物理表。

三、医疗大数据沙漏模型

上文从数据采集、数据治理和数据应用三个方面描述医疗大数据的发展流向，绘制了医疗大数据的沙漏模型，如图 12.3 所示。数据的采集、治理和应用反映了大数据的状态变化，以及从数据形成知识、从知识指导行动的过程。

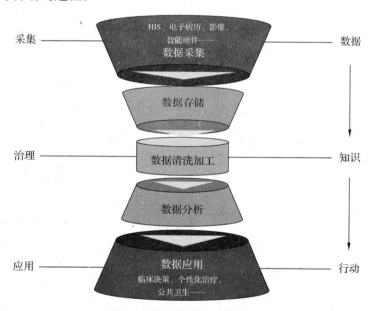

图 12.3　医疗大数据的沙漏模型

更细分一些，医疗大数据领域可以分成数据采集、数据存储、数据清洗加工、数据分析、数据应用五个方面。医疗大数据的输入端是各种信息化系统、传感器、智能设备所产生的医疗健康数据。庞大的医疗大数据在收集完成后被存储在数据中心，然后经过清洗加工，由各系统挖掘其内在有用的数据。最后，通过大数据分析后产生的知识来指导医疗行为，从而产生价值。

通常，人们可以认识到医疗大数据的数据来源越来越丰富，也认识到医疗大数据可以为医疗服务提供有价值的参考意见。前面已经提到，大数据量虽大，但是以垃圾数据居多，有价值的数据比例不高。医疗大数据如果能够经过中间步骤的清洗和加工，那么其所能发挥的价值会更大。所以，医疗大数据治理的三个重要步骤缺一不可。

医疗大数据行业不是一开始就形成的，在大数据解决方案出现之前，医疗大数据所能发挥的价值很低。随着信息化、物联网、云计算、人工智能等技术的发展，大数据的利用价值在增大。从数据获取时代，逐步向信息挖掘时代和价值输出时代过渡。而数据的价值也从医疗行为的总结，逐步升级为医疗决策的支持和全方位医疗辅助决策。

四、大数据在医疗中的应用需求

"健康中国"是中国医疗卫生事业发展的远景目标，是医疗产业内各环节努力和奋斗的宏大愿景。国内医疗大数据研究与应用起步稍晚，总体来看还未形成整体力量，但近几年也出现了蓬勃发展的态势，医疗大数据分析逐渐成为医疗模式转型的应用需求。现阶段，我国的数据采集、分类和基础分析已处于世界领先水平，医疗大数据的开发及应用已成为医疗事业加速前进的驱动力。但若想实现医疗大数据在医疗及相关上下游领域的实际促进作用，为医疗卫生事业提供实质性帮助，其关键在于"应用"。

2018 年 2 月，中国卫生信息与健康医疗大数据学会会长在首届健康医疗大数据应用大会上表示："健康医疗大数据的核心在于应用。在政、产、学、研多方的推动下，中国健康医疗大数据已步入'建设与应用并重'的快速发展期，将进一步激发深化医药卫生体制改革的动力和活力，提升健康医疗服务效率和质量，培育新的业态和经济增长点。"

数据的价值取决于使用者和应用场景。医疗大数据主要是为以下四个方面服务：一是为医务人员服务，包括临床辅助决策、单种大宗病例统计分析、治疗方法与疗效比较、最小有效治疗研究、精准诊疗与个性化治疗、不良反应与差错分析提醒等；二是为患者服务，包括全生命周期的健康档案、自我健康管理、健康预测与预警等；三是为管理者服务，包括精细化管理决策支持、数据服务与数据经济、感染与暴发监控、疾病与疫情监测等；四是为研究人员服务，包括科研服务、用药分析与药物研发等。

大数据在医疗领域的应用需求主要表现在以下几个方面。

（1）临床辅助决策。常规应用如医嘱处方安全用药提醒、简单的诊疗方案提示等。目前，一些大医院广泛采用的临床路径管理系统是一种典型的临床辅助决策应用，其使医疗活动能够按照医学的规律，做到按规范治疗。此外，针对医学影像类的非结构化大数据，可以采用同类影像搜索比较、病灶特征分析等方法辅助诊断。

（2）诊疗方有效性支持。对同一名患者来说，医疗服务提供方不同，医疗护理方法和效果不同，成本上也存在很大的差异。通过基于疗效的比较效果研究（comparative effectiveness research，CER），全面分析患者特征数据和疗效数据，然后比较多种干预措施的有效性，可以找到针对特定患者的最佳治疗途径，并减少医疗费用。医疗护理系统实现 CER，将有可能减少过度治疗；采集分析的数据样本越大，比较效果可能会越好。

（3）自我健康管理。通过医疗物联网与移动互联网等技术，利用信息系统对个人健康状态进行连续观测，医务人员可以对健康信息进行集成整合，为在线远程诊断和治疗提供数据证据，对个人健康状况进行有效分析和干预。例如，用户可以将自己的血压、呼吸、血糖、体温等健康信息存储在签约医院的医疗云平台上，由医院的医疗专家进行监控分析，提出健康管理建议。

（4）疾病危险因素分析和预防。研究疾病风险模型，设计疾病风险评估算法，利用该算法计算个体患病的相对风险；利用采集的健康大数据危险因素数据，对健康危险因素进行比对关联分析；针对不同区域、人群，评估和选择健康相关危险因素及制作健康监测评估图谱和知识库；通过全基因组测序数据分析，明确个体的患病风险。

（5）医院感染与暴发监测。医院感染严重危害人类健康，一旦暴发，如果没有采取积极有效的控制措施，将给患者和医院带来巨大的痛苦和损失。减少医院感染暴发危害的核心是"早防范、早发现、早控制"。通过对医院感染数据的全面分析，医务人员能做到在医院层级进行有效的前瞻预警，增强干预措施的时效性，从而显著地提高医院感染的管防控效能，维护患者的健康。

（6）数据服务与数据经济。用户的医疗健康数据既包括在医疗机构的诊疗过程数据，还包括在社区的电子健康档案数据、自我检测的健康管理数据。医院建设医疗服务云平台，为用户提供医疗与健康云数据存储、管理、监控、分析与自主利用等服务，让这些数据产生经济价值。

通过人工智能和医疗大数据，我们可以重新想象医学。例如，计算机可以通过基因、基因组、实验室、健康史和其他数据来预测患者可能出现的药物不良事件、中风或心脏病发作风险；分析构成单个患者疾病的数千个数据点，预测疾病轨迹，并进行针对性治疗；使用复杂的分析方法来监测早产儿的心率，发现细微的变化（这可能预示着感染的发生）；大数据的应用让医院可以自动生成图形化量表和监测结果，让医护团队能有更多的时间专注于患者的护理。

以上这些都不是对未来的幻想。

美国计算机科学公司（CSC）的一项针对 23 家大公司的 590 名信息技术主管的调查发现，大约 75% 的公司正在大量投资医疗大数据。他们相信医疗大数据有能力推动医疗保健的生产力转变，改善临床结果、患者满意度和盈利能力。其中，90% 的人认为大数据已经对医疗过程产生了积极的影响。在另一项针对 150 名医疗保健公司决策者的调查中，82% 的人报告使用数据分析使得患者的护理得到了改善；63% 的人报告减少了再次入院率；62% 的人报告改善了整体健康状况；还有大约 50% 的人报告改善了医院的经营业绩、财务报告能力和管理决策能力。

相关专家介绍，若医疗大数据在应用层面走向产业化，那么未来将带动诸如医学疾病预防、医药生产、医疗保险等若干个万亿级市场。

Tableau 是一家致力于通过图表的形式帮助人们更好地认识、理解和分析数据的公司。简而言之，该公司的目标是实现数据的可视化（data visualization），帮助客户更为直观地分析理解大数据。得益于自身强大的数据分析能力，Tableau 可以为各个行业提供数据分析支持，已成为最好的数据分析平台之一。医院、诊所、保险公司等从来都不缺乏数据，然而直到最近，一些有远见的企业才开始意识到利用这一丰富的资源，大数据分析也成为互联网医疗的一个热门领域。

（一）利用数据分析加速患者分流

患者对一家医院的印象往往都来自急诊科，所以医院必须要确保服务能够满足患者的要求，因而利用医院已有的数据来分析、简化分流就显得很重要。这样能够保证急诊过程的每一分钟都能得到有效利用，也让患者与家属都能有一个良好的诊疗体验。Tableau 通过分析患者到达时间等数据，可以让你清晰地看到患者每天、每小时的来院情况，这可以让医院适时保证有足够的值班人员，并合理分配医疗资源。Tableau 还能帮助建立急诊科患者的个人档案，根据人口统计学提出相关建议。此外，Tableau 可以分析医院急诊科的应诊能力，并在患者数量达到极值时做出反应。

（二）实现统一访问医疗记录和患者信息

据估计，超过 50% 的患者信息都被杂乱保存，这使得开发利用这些重要的数据变得十分困难。而在 Tableau 的帮助下，医生可以很方便地查阅患者的医疗记录等相关信息。Tableau 极大地增强了患者信息的可视化程度，方便对医疗记录和患者信息进行统一管理和访问。通过对患者的住址、治疗进展以及其他深入的记录进行分析，Tableau 可以为各级医疗卫生服务人员提供相关建议，帮助他们分析和改进服务。

（三）轻松研究医疗保险支出情况

Tableau 可以提供可视化的图表，分析医疗保险支出的区域分布、每个患者的平均医疗保险支付差异，还可以看到不同的保险公司的地区差异以及价格差异。

（四）医疗服务监控

医院和保险公司都需要了解在一定的人群中有什么流行疾病、什么年龄段的人更容易受到感染、治疗的成本等情况。Tableau 可以帮助医疗保险公司评估特定申请人的患病风险，分析申请人最可能患的疾病以及所需的治疗费用。在得到这些分析结果之后，保险公司可以选择制定相应的保险方案。

（五）减少等待时间，提高患者满意度

等待的时间过长将有可能引起患者的不满，追踪一个患者从被接待到接受诊疗所花费的时间，可以让医院采取有效措施，减少患者的等待时间，提高服务的满意度。Tableau 可以追踪患者诊疗期间的等待时间等数据，为医院提供相应的建议，制订计划改进诊疗流程，以减少患者在候诊室等待的时间。

第三节　医疗大数据综合应用的新兴领域

随着健康医疗信息化的广泛应用，在医疗服务、健康保健和卫生管理过程中产生了海量数据集。医疗大数据平台以医疗卫生行业的整体数据架构（数据模型、数据构成、数据关系）设定基础和标准，以相应的医疗卫生业务数据为入口，通过大数据技术，形成针对医疗诊治过程中各个机构、角色和业务活动的智能化应用，提供及时、可预见、可互动、可洞察的体验，从而实现智慧医疗的目标。

因此，掌握医疗大数据中提取关键信息的能力正快速成为战略性发展的方向。通过分析大数据信息，分辨、挖掘有价值的部分，对疾病的控制、管理和医疗科学研究都有着非常高的价值。

一、人工智能的核心包括医疗大数据

医疗大数据的催生源于临床医疗数据的爆炸式增长，当信息时代非标准、非结构化的海量医疗数据汹涌而来，也唯有 AI 能够抽丝剥茧，筑房架屋，令千头万绪的健康数据结构化、数字化、可视化，成为推动临床与科研进步的数字基因，正所谓"润物无声，大巧不工"。人工智能持续火热，国家层面开启了人工智能应用于健康研究的大门。

2017 年被称为人工智能发展的转折点，标志之一就是人工智能医疗技术的加速产品化。行业内资本投入相当火热，人工智能相关企业相继获得大额融资。仅在 2017 年第三季度，人工智能行业

公布的融资总额就超过 5 025 万美元。

根据 2017 年 9 月动脉网发布的《2017 年医疗大数据和人工智能产业报告》，健康管理配合智能硬件理论上能实现人体的全面健康管理。但限于目前的传感器、硬件发展水平，以及相关疾病数据积累不足等因素，其主要应用范围是糖尿病、慢性病管理、血压管理、乳腺健康管理、胎心监测等。

2018 年 5 月 17 日，由中国卫生信息和健康医疗大数据学会主办的"2018 中国卫生信息技术 / 健康医疗大数据应用交流大会"在济南隆重召开。国家卫健委有关司局与直属单位领导，各省市卫生计生委领导，中国卫生信息与健康医疗大数据学会及相关领域专家学者，医疗卫生机构和 IT 企业代表等 1 5000 余人出席了会议，就推动健康医疗大数据的应用发展、产业的深度融合、数据开放共享等话题展开深入讨论。

中国卫生信息技术交流大会是国内卫生行业规模最大、内容最丰富、最具权威性及影响力的高水平信息技术与学术交流盛会。作为医疗人工智能行业目前唯一提出医学全链路 AI 产品矩阵的人工智能公司，依图医疗产品总监受邀参会，发表题为《基于人工智能的医疗大数据应用之路》的主旨演讲并指出：人工智能是医疗大数据的基础，只有经过人工智能解析、处理的医疗数据才能被称为真正意义上的医疗大数据，只有以此为基础，采用人工智能技术，才能开发出智能科研、临床质控、远程医疗等更多顶层应用，如图 12.4 所示。

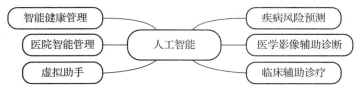

图 12.4　人工智能在医疗中的应用

健康医疗大数据是一种高附加值的信息资产，关乎国计民生，具有重大的战略性意义。目前，国家已陆续出台关于扶持医疗大数据发展的相关政策，初步做好顶层设计并构建出医疗大数据发展的宏伟蓝图。

长久以来，AI 行业一直将医疗大数据视作人工智能的基础，期待以海量的临床数据"喂饱"人工智能。但事实上，在当前的医疗信息化水平下，中国绝大部分医疗数据仍然处于非标准、非结构化状态，海量的医疗数据尚处于沉睡状态，临床数据中的"噪声"极大，尚且不论"喂养"人工智能，共享互通都尚未实现，深度的解析利用更无从谈起。想要充分挖掘中国海量医疗数据的优势，就必须以人工智能为基础，推动临床数据的解析、清洗、结构化，唤醒沉睡的文本数据，打通信息孤岛下的影像数据，建设真正意义上的医疗大数据网络，并通过人工智能，充分挖掘医疗大数据的潜在价值，最终造福于患者。

人工智能应用于临床的产品已经屡见不鲜，渐呈"红海"之势，然而在数据处理和场景化应用构建方面，人工智能又能做哪些工作？对于纷繁复杂的健康数据，如临床数据、人口健康数据、公共卫生数据，人工智能可以充分发挥其强大的对于复杂文本数据的解析能力、医学影像数据的降维与结构化能力（图 12.5）、质量分析与控制的提纯能力、多样化治理的数据标准化能力，摘出米饭中的"沙子"，洗净"菜叶"上的"灰尘"，以合适的温度，高超的厨艺，将杂乱无章的数据原料荟萃成一桌井然有序、赏心悦目的医疗大数据盛宴。

在完成对数据的解析和处理之后，人工智能还具备强大的场景化应用构建能力，如全维度的临床科研数据制备、诊疗标准化程度的提升、中基层医疗供给的扩大等，不断提升医疗机构的临床服务和科研能力，最终将医院建设成为智能医院。

人工智能在提高健康医疗服务的效率和疾病诊断准确率等方面具有天然优势，在深度学习算法和大数据技术等的强力推动下，各种旨在提高医疗体验以及降低医疗成本的先进应用应运而生。但是，目前还有很多应用尚处在开发阶段，医疗虽是保守的，但从未改变其主动变革的脚步。

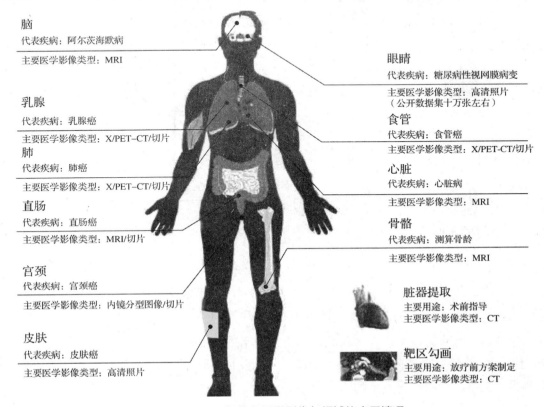

脑
代表疾病：阿尔茨海默病
主要医学影像类型：MRI

眼睛
代表疾病：糖尿病性视网膜病变
主要医学影像类型：高清照片
（公开数据集十万张左右）

乳腺
代表疾病：乳腺癌
主要医学影像类型：X/PET–CT/切片

食管
代表疾病：食管癌
主要医学影像类型：X/PET–CT/切片

肺
代表疾病：肺癌
主要医学影像类型：X/PET–CT/切片

心脏
代表疾病：心脏病
主要医学影像类型：MRI

直肠
代表疾病：直肠癌
主要医学影像类型：MRI/切片

骨骼
代表疾病：测算骨龄
主要医学影像类型：MRI

宫颈
代表疾病：宫颈癌
主要医学影像类型：内镜分型图像/切片

脏器提取
主要用途：术前指导
主要医学影像类型：CT

皮肤
代表疾病：皮肤癌
主要医学影像类型：高清照片

靶区勾画
主要用途：放疗前方案制定
主要医学影像类型：CT

图 12.5　人工智能在医学影像各领域的应用情况

二、区块链技术辅助医疗大数据安全

当下"互联网 +"、5G、大数据等的高速发展引领了一场数据管理变革，但挖掘数据价值的浪潮也滋生出大量数据安全问题。2018 年，我国印发的《国家健康医疗大数据标准、安全和服务管理办法（试行）》就提出把医疗大数据定性为国家重要基础性战略资源，并把安全管理放到了重要位置。可国内外现有对医疗大数据采集、存储、共享等环节的安全管理已不能满足需求。仅仅在 2019 年 7 月中旬至 2019 年 9 月初，德国漏洞分析和管理公司 Greenbone Networks 的专家就发现，单医学放射图像这一个类型的数据有 600 个未受保护的服务器暴露于互联网，其中包含 7.37 亿个放射图像，涉及 2 000 多万人，直接影响 52 个国家的患者。其泄露的医疗数据非常详细，包括患者姓名、检查日期、主治医师等。由此不难发现，对医疗数据的安全管理迫在眉睫，急需更有效的技术手段来保护个人隐私，管理医疗大数据。

区块链恰恰能很好地解决此问题。区块链（图 12.6）本是比特币的底层技术，其本质上是一个去中心化的分布式数据库，可实现数据信息的分布式记录与分布式存储，且所生成的数据具有自治性、信息不可篡改、匿名性、可信任等多重核心特征，为确保数字资产的安全性提供了一种全新的思维和途径。通过区块链技术与其他行业的跨界融合，不仅能够有效追踪供应链全部或关键环节，确保产品的安全性与真实性，达到真正的溯源防伪，能维护和管理敏感数据的保真保全及数字资产的版权确权。

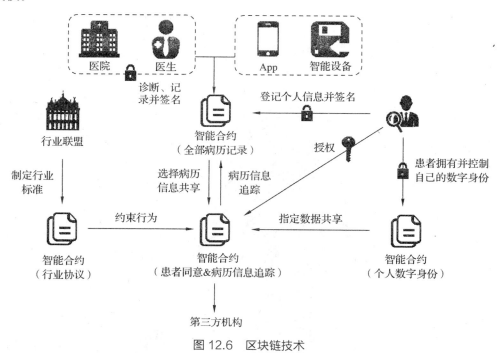

图 12.6　区块链技术

在医疗领域，区块链技术正与物联网、机器学习等技术碰撞、融合，并逐步成为行业进步的一股新鲜力量。可以预见的是，未来的 5 ~ 10 年，医疗机构将会采用一系列基于上述技术的综合信息管理平台，提高医疗管理的效率和质量。

第一，区块链技术使数字医疗平台互通更安全和便捷。随着更多敏感数据在更大数量的设备、组织、平台和机器学习应用程序之间更快速地切换对接，区块链能够提供一种更简单、更全面的策略，以确保不同平台之间的互信、数据的完整性，以及更好地控制它们利用信息的方式。

蓬勃发展的各类互联医疗设备和防止数据泄露的需要，使得区块链技术及其安全基础设施成为新兴的数字医疗工作流程和高级医疗互操作性得以实现的基础。区块链通过独特的分布式网络，使用加密技术来减少网络威胁，并创建了一道附加的信任层。

第二，区块链可提供标准化、全面化、高完整化的数据集。区块链能够统一不同的数据集，打破那些让机器学习算法难以访问的数据"竖井"，为机器学习提供其执行高级分析所需的标准化、全面化、高完整化的数据集。

如果区块链技术可以让医疗组织相信它们所持有的数据是通用、准确、无掺杂的，就能在全国甚至更大的范围内更有效地应用机器学习进行预测分析、临床决策支持和医学研究。

IBM 在调查中表示，只有当数据受到信任和保护时，各方才能真正开始合作。区块链可以取代那些曾经用来保护这些数据的中间环节。即使是规模较小的医疗组织，也可以通过加入这样的生态系统来对抗更大的竞争对手。私营公司也可以通过区块链技术获取、创建新的数据来源。例如，那些从个人设备收集的健康数据和从家庭护理人员处收集的信息等。

为了实现这些目标，医疗行业从业者需要迅速联合起来，定义区块链技术和它的采用标准。然而，在医疗数字化刚刚兴起并开始采用电子健康记录时，各利益相关方在 EHR 的定义和标准上就未完全达成共识。

IBM 调查发现，全球 16% 的医疗机构（包括付款人和医疗供应商）已明确将在未来采用区块链工具。

第三，区块链、机器学习和物联网数据正在融合。机器学习和物联网数据正日益成为医疗大数据分析的基本要求，而区块链则可以提供创新有效的方式，以确保正确使用和存储所有大数据。

如果业内人士对区块链的光明前景预测成真，那么可能在数年之内，区块链、机器学习、物联网和其他大数据分析领域就可以融合成无缝、可互操作和可信任的强大工具，为医疗行业带来各种颇具可行性的意见，并确保高质量的患者护理服务。医疗大数据服务成为医疗人工智能的数据入口，在底层硬件和软件的支持下，在政策和资本的引导下，最后实现 toB 和 toC 的服务输出。

区块链革命已经进入医疗领域，具体应用可以从以下几个方面入手。

（一）电子病历

在就诊时，每家医院都会发放病历本，患者可以在 A 医院领取一本病历，又在 B 医院领取一本病历，而这些病历之间是各不相通的，如果患者不主动提供在其他医院的过往病历，医院是没办法知道患者的过往病情的，这可能会导致医院的诊疗结果出现偏差。

而利用区块链技术可以使每个人的医疗数据上链，保存在一个专属的电子病历中。只要患者提供自己的签名私钥，医生用自己的私钥就可以看到患者完整的诊疗数据。区块链上数据公开透明且不可篡改，保证了数据的真实可信，多私钥复杂保管权限有效地保护了患者的隐私。

如果急救患者被送到医院，医生通过查看区块链病历本，就能知道该患者有没有过敏病史或其他病情等，而且通过查看患者过往病史，也许还会发现患者此次患病的原因，帮助医生更好地诊断治疗。

（二）药品防伪

假疫苗、假药问题屡屡发生，区块链技术可以很好地解决药品防伪的问题。可以通过利用区块链不可篡改、可溯源的特点，给药品源头打上唯一的编码，就像人的身份证一样，可以证明药品的真伪，让造假者无法钻空子。

对药品而言，通过上链并加入智能合约，如果在链上出现非法事件（如药品偷换等），将会自动进行记录并实时通报，不仅可以保证药品的真实性，还可以将医疗领域的一些检查环节去掉，从而大大简化整个流通环节，降低了监督成本。

（三）医疗数据

据了解，在 2017—2018 年，大约有 1.4 亿个病历被破坏，而且这些真实病例的数据丢失后再也无法找回，造成医疗行业的数据缺失。

医疗数据是个人的隐私数据，而现在中心化管理的医疗数据库数据泄露的事情常有发生，且规模巨大。2017 年 10 月 10 日，亚马逊数据库存储的 47 GB 医疗数据泄露，预计至少有 15 万名患者受此影响。2016 年，深圳妇幼保健院上千名孕妇产检信息遭泄露，涉事受害者的信息，被明码标价售卖，一条最高卖到 300 元。区块链技术具备的高冗余度能够防止黑客以点破面实现系统入侵。

搭建区块链平台可以永久保存医疗数据，而且可以通过区块链技术安全存储数据，只有私人密钥可以查看数据，保证数据的私密性与安全性。除此之外，患者的医疗记录经本人同意后，可以匿名提供给研究人员进行医学研究，从而帮助医学领域攻克现有难题，造福人类社会。

（四）智能合约

区块链智能合约最大的作用是自动化执行相关程序和流程，减少人员参与环节，提高效率。区块链系统能够实现大部分计费、支付程序的自动化，从而跳过中间人，降低行政成本，为病患和医疗机构双方节省时间。这一系列的资金以及过程数据可以为后期的保险理赔以及账单管理提供有效的依据，一方面可以减少医疗健康领域的骗保、报假账等灰色花费，另一方面也可以提高验证的效率。

区块链技术在医疗领域迈出了万里长征的第一步。随着近年来国家连续出台政策推动智慧医疗、智能技术的发展和应用，区块链技术正在重塑医疗行业。无论对个人还是医疗机构，"区块链＋医疗"在卫生行业的深层开发应用有效盘活了医疗数据，链接了有需求的医患、医疗机构药企、保险商等，同时简化流程、降低成本，对改善医疗等各行业环境具有现实意义，无疑是一个多方共赢的新探索。

三、云计算、大数据与医疗的结合

云计算是一种基于因特网的超级计算模式，它依赖的不是个人计算机，也不是独立的服务器，而是用户无须关心其内部结构的"云"。云计算将计算任务分布在大量的分布式计算机上，在远程的数据中心，几万台甚至几千万台计算机和服务器连接成一片，将处理器计算能力和数据资源整合在一起协同工作。因此，云计算甚至可以让用户体验每秒超过10万亿次的运算能力，如此强大的运算能力几乎无所不能。用户通过台式计算机、笔记本电脑、手机等方式接入数据中心，按各自的需求进行存储和运算。

数据技术（data technology，DT）时代来临，云计算成为互联网医疗生态的服务者。2014年，阿里云启动"云合计划"，平台上汇聚50多个行业解决方案，而医疗是其重头之一。仅2015年上半年，就有400多家互联网医疗企业在其云医疗平台上线。阿里云已开始在人体数据方面布局，携手深圳中瑞奇、杭州金卫健康宣布，三方将合作组建"云上安心"联盟。

国家卫健委制订的《全国医院信息化建设标准与规范（试行）》（以下简称《建设标准》）中，对于云计算的具体内容和要求如图12.7所示。

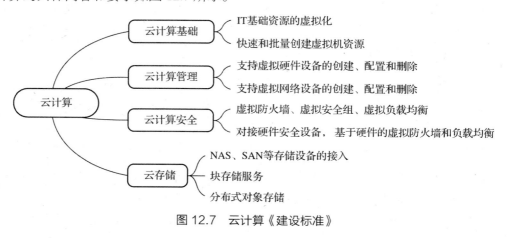

图12.7 云计算《建设标准》

在大数据时代背景下，云计算技术已经被广泛应用于各个行业领域，对于行业的发展以及管理发挥着积极作用，这里从以下几个方面对云计算技术的应用进行分析。

（1）云计算技术在区域医疗信息化管理中的应用。区域医疗一般指的是在某一地区，如市、县等所构建的医疗卫生体系，区域内所进行的一切医疗活动均由统一的平台进行管理。随着医疗行业的快速发展，各种医疗手段和内容都在不断创新，依托于大数据时代背景，医疗行业所产生的数据容量也在飞速增长，并远远超过了硬件与软件的革新速度，因而对医疗服务数据的处理和存储提出了更高的要求。云计算技术的出现能够充分满足当前区域医疗信息化管理的多样化需求，为其中所生成的海量数据提供计算与存储的支持。结合实际来看，区域医疗信息平台的构建包括三个层次：一为基础设施层，其主要为医疗机构提供网络服务及存储服务等，按照不同的用途又将其分为私有云和公有云，分别负责对医疗机构业务协同、数据协同以及对医疗资源的保密；二为云平台支撑层，是区域医疗信息平台最主要的功能模块，为区域内各医疗机构提供功能服务，包括病案管理、信息查阅、药品管理和远程医疗等；三为应用服务提供层，即各个医疗机构可以借助终端系统或者终端设备对权限内的服务资源等进行访问和获取。

（2）云计算技术在区域教育发展中的作用。区域教育指的是区域内各个学校的教育，其发展过程中主要强调两个方面，即个体与整体的发展，不仅要推动单个学校的发展，而且要保障区域内各学校之间的均衡发展，因此区域教育的发展与规划管理是极具系统特点的工作任务，对此需借助信息化的技术手段进行管理，为区域教育的整体发展提供稳定保障。大数据环境能够充分反映出区域教育的全方位信息，并且随着信息化的发展，依托于服务平台的区域教育逐渐完善，其中所汇集的信息也越来越多。为实现对这些数据信息的有效应用与管理，采用云计算技术进行控制，如对区域教育资源的合理配置、对区域教育的协调发展等，需要在数据收集和分析的基础上进行，而云计算技术则可以满足这一需要。又如，云计算技术还被应用在教育评价中，当通过大数据将学生相关信息存储和分析之后，则可以在其基础上进行具体的计算，更准确地判断学生的学习取向，并为后续教育规划提供指导。

（3）云计算技术在企业财务管理中的应用。大数据时代背景下的云计算技术也被应用在企业财务管理中，并极大地提升了企业财务管理的效率和质量，对企业的时代化发展也起到积极作用。传统财务数据搜集方式存在一定的局限性，通过对云计算技术的应用，能够从更大范围内搜集财务数据，不只包括经济效益相关的数据，也可以搜集文化信息和社会信息，为企业的财务数据分析工作提供更多信息支持。另外，大数据时代的云计算技术还能够直接对客户与供应商的数据信息进行分析，并由此推断客户的购买需求，以及其需求变化趋势，同时可以精准预测企业的成本费用，促使企业掌握更加全面的市场信息和动态，有利于企业未来发展决策的合理确定。

（4）云计算技术在媒介发展中的应用。大数据时代云计算技术的出现和应用也对媒介的发展产生了一定的影响，推动了媒介的发展脚步，使其能够更适应大数据时代的发展频率。传统媒介以文字叙述居多，如报纸、杂志等，随着移动客户端的出现，人们也可以更加自由地获取更广泛的信息资源，且伴随着信息技术的革新，也不再仅限制于文字与图片的信息形式，而是发展为视频、音频等多种形式，由结构化数据转为非结构化数据，也体现了大数据时代的发展特征。云计算技术的出现和应用又将媒介发展带入了新的发展阶段，借此技术媒体可以在更广范围内获取信息资源，并可以有针对性地分析数据内容，从中选择有效部分的信息进行整合与加工，最终呈现给用户的也是具有个性化的信息。

（5）云计算技术在物联网设备中的应用。例如，近年来出现的基于云平台的医用物联网打印机，其所用的一物一码功能，即每一个物品对应一个码，码指向该物品的信息页；患者的病历信息也与此相同。像此类打印机，基于云计算技术，可以实现基本的打印、存储图片的功能，可以借助云计算技术使硬件设备能与云平台相连实现文件的上传、下载，同时具有扫描模块，能识别二维码。而云平台除基本功能外，还有信息录入、数据分类、数据处理，并为单一物品建立信息页，生成指向该信息页的二维码功能等。

当前，信息技术进入了云计算、大数据时代。云计算与大数据的关系就像硬币的正反两面一样密不可分。云计算作为大数据的技术基础，它使搜索、处理和分析大数据成为可能。在医院管理领域，通过云计算进行的大数据处理已经成为未来的一种趋势。总之，云计算、大数据时代的医院信息化面临着重大的转变，即基础架构平台向云计算的转变，信息管理向数据集成平台的转变，终端多样化的转变。医院只有跟上时代的步伐，借助最先进云计算技术才能获得更好的发展。

四、医疗物联网与大数据服务

（一）医疗物联网

1. 医疗物联网概述

医疗信息化最初在物联网解决的思路是移动，需要移动计算，需要智能识别。2004年以后，医疗行业兴起移动医疗的热潮，移动医疗的核心是管理观念的转变，从业务系统转向对象管理，这也是物联网发展的原动力。人们通过对医疗物联网的研究应用得出了非常重要的结论，即所有的系统要基于对象。在医疗行业最重要的对象就是患者，围绕患者的是医生、护士、药品、器械，如果把所有与患者有关的系统有序地按照一定的标准和管理规范进行有序的管理，得到的基本的效果是所有的对象都将有序地进行，在控制下进行运作，这样医院的基本医疗安全和质量就得到了保障，这是简约数字医疗战略的物联网。所以，无论是应用物联网技术，还是对象管理的技术，其应具备的特性第一是简单，第二是标准化，第三是可靠性。

医疗物联网（图12.8）可分成以下三个方面。

（1）"物"就是对象，指医生、患者、机械等。

（2）"联"就是信息交互，物联网标准的定义对象是可感知的、可互动的、可控制的。

（3）"网"就是流程，物联网的概念必须提升到一个流程，医疗物联网必须是基于标准的流程。

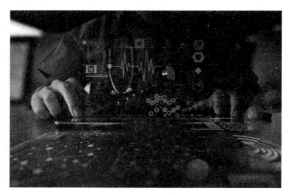

图 12.8　医疗物联网

2. 医疗物联网建设标准

在国家卫健委制订的《建设标准》中，对物联网的具体内容和要求如图 12.9 所示。

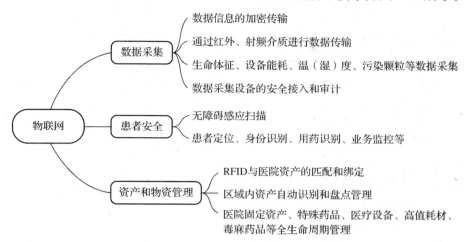

图 12.9　物联网的具体内容和要求

2010 年 11 月，国家标准化管理委员会、国家发展和改革委员会联合成立了国家物联网基础标准工作组。该工作组的主要职责为研究符合中国国情的物联网技术架构和标准体系的建议、提出物联网关键技术和基础通用技术标准、修订项目建议并开展标准研制等。

国家物联网基础标准工作组成立后，推动了物联网国家标准第一批立项 47 项，其中与医疗相关的共有 11 项，具体如表 12.1 所示。

表 12.1　医疗健康物联网标准

序　　号	标 准 名 称
1	应用系统体系结构和通用技术要求
2	人体感知信息融合模型
3	可信电子病案沿溯管理技术规范
4	感知设备数据命名表第 1 部分：总则
5	感知设备数据命名表第 2 部分：体温计
6	感知设备数据命名表第 3 部分：血氧仪
7	感知设备数据命名表第 4 部分：心电测试仪
8	感知设备数据命名表第 5 部分：血压计
9	感知设备数据命名表第 6 部分：血糖仪
10	感知设备数据命名表第 7 部分：能量检测仪
11	感知设备数据命名表第 8 部分：位置标识

3. 医疗物联网应用场景

《建设标准》的公布，有望改善行业现状。标准明确了物联网的 21 个场景应用，具体如图 12.10 所示。

根据其产品应用场景的不同特性，动脉网将物联网与医疗结合的场景分为两大属性，分别是定位类和数据监测类。

综合了医院信息科主任和企业技术或项目负责人的匿名调查表后，动脉网以技术成熟度、复杂度和发展潜力值得出了评分判断，如表 12.2 所示。

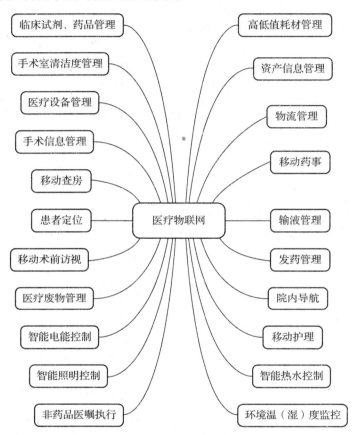

图 12.10　物联网的 21 个场景应用

表 12.2　物联网场景应用分析

医疗物联网场景（满分5分）	系统成熟度	部署复杂度	体验效果	潜 力 值
临床试剂、药品管理	4	4	4	4
手术室清洁度管理	3	3	3	4
医疗设备管理	5	5	5	5
手术信息管理	3	4	4	4
移动查房	4	4	4	4
患者定位	5	4	5	5

医疗物联网场景（满分5分）	系统成熟度	部署复杂度	体验效果	潜 力 值
移动术前访视	3	4	4	4
医疗废物管理	5	3	5	5
智能电能控制	4	3	4	4
智能照明控制	4	3	5	4
非药品医嘱执行	4	4	4	4
高值耗材管理	5	5	5	5
资产信息管理	4	5	5	5
物流管理	3	4	4	5
移动药事	4	4	4	4
输液管理	5	5	5	5
发药管理	3	3	4	3
院内导航	5	3	5	5
移动护理	4	4	4	4
智能热水控制	3	3	4	4
环境温（湿）度监控	4	3	4	4

从调查结果可以看出，业内对医院耗材设备、院内定位和人员定位等场景最为看好。《建设标准》明确了具体的落地方向，对企业未来 5 ～ 10 年医疗物联网的落地起到非常重要的指导作用。

（二）大数据服务

1. 大数据服务概述

大数据服务是通过底层可伸缩的大数据平台和上层各种大数据应用，支持机构或个人对海量、异构、快速变化数据采集、传输、存储、处理（包括计算、分析、可视化等）、交换、销毁等覆盖数据生命周期相关活动的各种数据服务。

2. 大数据服务平台

（1）锐捷医疗物联网解决方案。目前行业现状：患者安全、资产和物资管理是物联网方案比较多的方向，而数据采集相关的解决方案比较少见。在医疗环境中，患者安全课题一直都是人们最关心的，包括输液监控、婴儿防盗、精神病患者定位等解决方案层出不穷，患者关怀做得越多，就越能减少医患矛盾，创造良性的就医环境。对于资产和物资管理方面的解决方案，随着"十四五"医改、"健康2030"等一系列健康卫生方面的政策发布，智慧化、信息化的医院正在高速建设中，大量的医疗器械、信息化产品、高值耗材等被投入医疗业务中，成为医院重要的生产力和财产，有效地管理这些重要资产将成为医院的一项主要工作。患者安全、物资和资产的管理是物联网医疗企业非常值得切入的业务板块。锐捷网未来的探索方向将是医院特殊患者管理、医护工作人员管理、医疗废物管理、药品管理等板块的解决方案。

（2）医惠科技大数据服务平台。首先，人、财、物的定位是物联网在医疗应用场景的基础；其次，通过各类传感器收集数据，将数据汇总之后，医院便可以利用数据实现进一步的分析和规划。例如，设备资产，医院通过物联网的传感技术，可以发现某种设备经常在某一楼层使用，并且使用时间较长。设备管理科通过数据分析，便可以将这一情况告知医院的采购部门，考虑对这类设备进行加购。

对于未来的发展，由于医疗物联网设备标准差异较大，目前，在数据采集方面，各厂商之间各自为政，封闭性较强。医惠科技目前正在推行物联网共性平台，希望通过企业的市场优势，打破物联网在医疗领域的局限性，最终形成智慧病房的概念。

传统的病房偏向于临床使用，核心是医护人员，他们需要什么放什么。但智慧病房意味着要以患者为中心，通过传感器、红外、RFID 标签等方式，将集治疗、光照、空气、温湿度、娱乐于一体的病房服务形式提供给患者。

人员定位管理是 WiFi 技术和 RFID 技术在医疗行业的典型应用，通过加强对特殊患者位置及动态的监管，能够真正做到以患者管理为中心。

医惠科技的系统实现了对医院各类人群的精细化和智能化管理，精确的 RoomLevel 级和 BedLevel 级定位服务、自定义事件机制及多样化提醒方式，更加切合医院实际应用场景，物联网产生的感知信息在丰富医疗信息数据的同时也为医护人员的日常工作带来了极大的便利。

常见定位人员包含医生、患者、医疗人员、护士以及配送人员等，如图 12.11 所示。

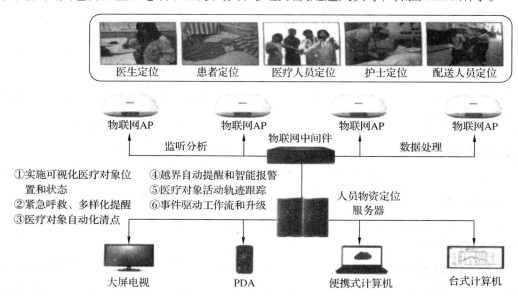

图 12.11　医惠科技的物联网医疗系统

此外，三甲医院的新生儿普遍较多，如果不采用有效的标识，往往会造成婴儿错抱及被盗等问题，给医院及婴儿家庭带来灾难性的后果。

医惠科技的婴儿防盗系统通过为婴儿和母亲佩戴有源的 RFID 远距离标签，实现母亲和婴儿的匹配。其中，母婴身份信息匹配管理功能包含在母亲标签中，婴儿标签一旦被佩戴至婴儿脚踝后，私自取下，系统将自动产生报警信息。同时，系统可在婴儿活动空间内布置物联网 AP，用于采集婴儿的信息。在病区出入口安装监视器，从而实现对婴儿进行全方位、全时段的监控。

（3）联新医疗大数据服务平台。和锐捷网络、医惠科技不同，联新医疗产品的质量和安全是医疗行业永恒的重点，也是提高效率、改善体验的必要前提。医院管理的核心将逐渐由"医疗质量"向全流程的"患者安全管理"拓展。

患者在就医住院期间，其安全风险存在于诊断、用药、手术、护理等各个方面，其中有将近70% 的时间在与护理人员打交道。因此，联新医疗的"优质护理"被提升到政策高度，国家也通过建立和表彰优质护理示范病房等措施来加速推进护理模式改革。

另外，护理工作的特性——烦琐、重复、机械性劳动较多，导致间接护理时数较高而直接护理时数偏低，护理价值难以体现，患者体验也较差。而物联网技术能够为护理人员解决相关问题。其中，以智能化信息识别和匹配为基础实现的数据采集传输（如输液监测、体征采集等）最能突出成效，对保障患者的安全管理有显著作用，同时是智慧医院品牌建设的最佳着力点。

因此，联新医疗的重点是以智能化护理为核心，为医院提供智慧病房整体解决方案。而智慧病房整体方案包括患者定位、身份识别、输液远程监控、患者安全用药、患者生命体征采集等。这些场景都是以物联网的手段实现优质护理的。提高护理质量是医院智能化升级过程中需求优先级别最高的方面，也是目前最值得去切入的点。

第四节 医疗大数据的价值输出

随着万物行为逐渐被数据量化，医疗大数据的形式和数量将大大丰富。整个医疗领域将迎来一个新的时期，即一场持久而深远的大数据革命。医疗大数据治理之后，下一步是将有用的知识转化为行动指南，使诊疗过程变得更加准确。医疗大数据可以辅助医生进行诊疗，辅助医院进行管理，或者辅助居民进行健康管理。

医疗大数据的价值取决于使用者和应用场景。如果从对象来看，医疗大数据的使用者主要包含五个对象。现阶段，医生、医疗机构是医疗大数据的主要产生者和使用者。

一是为医生服务。改善他们的诊疗行为，优化诊疗决策。

二是为医疗机构的管理者服务。帮助他们进行人员、物资管理，辅助管理决策。

三是为个人服务。通过疾病和健康大数据，结合患者的基因学数据，针对不同疾病提供个性化的治疗方式，为患者提供健康行为指导。

四是为药企服务。药企通过医疗大数据和销售大数据，降低医药研发成本，制定精准的市场营销方案。

五是为保险服务。在通过医疗大数据、医疗费用大数据，建立保险模型、降低保费的同时，提高利润率，扩大保险覆盖范围。

医疗大数据的价值还取决于数据，从数据的采集、存储、治理、分析，到让终端用户进行应用。产业链条中的每个步骤都能产生相应的盈利模式，不同环节上的企业都可以向上下游延伸发展，并形成对应的医疗大数据解决方案。

医疗大数据可以用来做什么？我们总结了以下内容。

一、临床诊断辅助系统

通过收集医院各信息化子系统的临床数据，将疾病的表征、患者体征和治疗方式的数据存储起来，建立特定疾病的数据库，再根据数据的智能分析，可以对患者进行多种诊疗措施比较分析，制定有效的诊疗路径，帮助医生进行决策。在临床诊断辅助系统中，人工智能技术是一项非常重要的辅助技术，它可以通过对知识进行学习进一步提炼数据的价值。

临床数据首先反映的是人的疾病特征，再辅以以往的医生诊疗数据，就可以实现辅助诊疗。医疗大数据最大的价值输出是在临床诊断辅助系统方面。因为医疗大数据的应用可以明显提高医疗服务水平，降低失误率。这类应用和医生、医院所追求的目标是一致的，所以医院的付费意愿较强。医院内部的临床数据是存在数据孤岛的，系统和系统之间、医院和医院之间、医院和社会公众之间均存在不同程度的数据壁垒。现在，医院在政策、技术的推动下，有强烈的意愿消除内部的数据壁垒，建立医院临床数据中心，所以对临床数据的集成和应用有较为强烈的需求。

医生在诊疗过程中需要很多相关信息的辅助，最重要的信息来源是患者的各种临床检验、检查数据。这些数据汇入疾病数据库之后，能够形成疾病辅助决策支持，进一步指导医生的工作，从而准确判断疾病，给出诊疗方案。

临床数据反映了患者的疾病情况，但是疾病千变万化、种类繁多，医生必须借助计算机系统提供的患者综合信息，判断患者可能存在的疾病，避免漏诊、误诊和医疗纠纷。医生在开出医嘱时，利用规则引擎推出相应诊断的治疗方案，并对用药、手术、护理等治疗方案进行详细指导，减少技术上的失误。

二、医生辅助工具

医疗大数据企业对于整个医疗行业的赋能，关键在于以下两点。一是技术能力，包括建立真实世界数据库、搭建大数据处理系统／平台、人工智能平台等；二是医学能力，包括主导疾病数据库设计，进行标准、规范化数据处理和质量控制，以及真实世界科研设计，数据管理、标准严谨的数据统计分析等。

医疗大数据能够辅助医生研发临床科研工作，提供有价值、真正帮助医生乃至患者的医学解决方案。如果将这种服务看作一种赋能，那么这种赋能是一种结合了技术和医学双重维度的价值体现，即以专业的技术和医学能力为基础，给医疗机构、医生、药企、保险机构等一整套医疗解决方案，最终帮助患者治疗，提升患者的就医体验。而要实现这个过程，技术能力是基础，专业医学能力是核心。

通过对医疗大数据的整理，形成医生的辅助工具，帮助医生在诊疗过程中更好地进行处方管理、病历管理、手术规划，诊疗结束后对患者进行管理，或者加快科研数据分析进程，提高工作效率，促进转化医学研究。

在单一病种的垂直领域中，临床科室往往缺少针对具体疾病的专业信息化工具，将患者的多源头医疗数据、治疗方案、用药情况、治疗效果等信息全面整合起来。在繁忙的诊疗工作中，医生要抽出时间整理相关医疗数据、进行临床研究并不容易。

临床中，还有一个常见的现象是由于行业标准不统一，不同医院、不同医生在书写病历时会有差异，这就给数据录入和分析造成了困难。因此，要获取高质量的数据，就要建立统一病历填写标准和规范，从源头保证数据的真实性和准确性。有企业对医疗机构所产生的电子病历进行数据治理，形成有科研价值的结构化数据。虽然利用的仍然是临床数据，使用者都是医生，但是医生辅助工具的应用对象和临床辅助决策不同。临床辅助决策是医生为患者服务，而医生辅助工具是为医生服务。

三、慢性病管理

近年来，大数据在零售业、制造业和科技行业的应用越来越广泛，不论是复杂精细的数据分析平台，还是报告工具或是应用程序，每天都能从大数据中挖掘各种信息。

通常慢性病的管理行为是在院外发生的，通过智能终端、数据管理系统、移动医疗设备和医疗健康应用软件，实现多项检测数据的网络接入，同时对患者的行为习惯、用药记录进行智能的监护和跟踪。通过数据监控，医务人员可以了解患者当前的体征状况，及其是否遵医嘱按时吃药。

慢性病管理类型的医疗大数据企业，其数据来源有两种：一种来自临床医疗机构，另一种来自患者所使用的智能设备。根据患者的当前体征数据、行为数据，结合慢性病大数据，为患者提供定制化用药及治疗方案。通过对慢性病患者的院外管理，可以延长他们的生命，减少并发症。

四、保险

保险机构非常依赖于医疗大数据，在大量的疾病发病率、治疗效果、费用等数据的帮助下，才能制定合适的保险产品，降低保险公司成本。特别是对火热的健康险，更需要依托医疗大数据和智能化的管理系统，将保险机构、医院、药房的数据进行整合，对目标人群进行精细管理，有效控制医保费用。

（一）大数据让医保防患于未然

Clover Health 公司于 2012 年成立于美国旧金山。该公司旨在通过精准的医疗大数据分析来判断患者可能存在的健康隐患。该公司团队从医疗保险理赔数据中收集用户的患病史与数据库中建立的模型匹配，找到高风险患者人群，并帮助他们改善健康状况。在患者患病前就对其健康情况进行干预，由此可以降低公司在医疗保险项目中支付的费用。

Clover Health 公司的目标用户主要是老年人和收入水平较低的人群。当数据库分析总结患病可能性较高的用户名单后，公司会安排护理人员定期为其上门体检，或者在用户中断了某项治疗后提醒他们继续进行诊疗，以帮助用户避免住院治疗。在每位用户的诊疗过程中，这项措施为其节省了平均 1 万美元的费用支出。Clover Health 公司通过采取预防护理措施，降低了用户的住院率。Clover Health 公司想在用户需要看医生之前就识别出其潜在的健康问题，并向用户建议最适合他们的健康生活方式。而这一切都是从个人医保的数据中得出的，颠覆了传统的医疗保险模式。

（二）互联网医疗保险战略

2016 年 12 月 23 日，平安与动脉网、蛋壳研究院、君联资本等产业基础和资本服务机构共同发起"未来医疗产业加速计划"。该计划一方面面向创新医疗企业，另一方面面向支持服务机构，以"服务未来医疗企业加速医疗产业变革"为核心，为创业公司提供包括投资/债权金融服务、保险/药企合作服务在内的多种类别服务。换句话说，平安所设想的"互联网医疗+保险"生态圈，一方面要与医疗创业公司联合设计保险产品，共建渠道；另一方面还要为这些企业提供各项产业服务。

这是一种双向互利的合作模式，对于新创业公司来说，宛如"背靠大树好乘凉"。

平安与医疗企业合力开发新保险。结合双方平台的特性、场景，开发专属的场景化、碎片化产品，下面大致列出几项。

（1）挂号问诊：挂号费用补充保险。

（2）医生集团：医患关系保险、医生责任保险。

（3）医药电商：单病种重疾保险、药品质量保险。

（4）医疗器械：产品质量保险、产品责任保险。

（5）医疗机构：医生责任保险、手术意外保险。

（6）慢性病管理：慢性病管理保险。

（7）智能穿戴设备：运动保险、特定部位手术保险。

如果医疗大数据与保险大数据可以形成协同合作，将对平安保险的保险设计、精算定价、理赔运营等有极大的促进，从而开发真正满足消费层需求的精准产品。而对医疗企业来说，既可以满足平台用户的安全需求，又可以从支付方培养用户消费习惯的养成。因此，大数据的共享可以促进医疗和保险两个行业的共同进步。

从政策角度来说，医保控费（医疗支付与保险控费）仍然是中国现阶段医疗最为迫切的需求。平安对"互联网医疗 + 保险"的探索并非仅仅是一种维持利润增长的手段，两者的加速融合可以加快推动医疗支付、医疗大数据和保险大数据的共享和发展的进程。只有保险创新与医疗资源相整合，才能有效控制医疗费用合理支出，优化医疗资源。

（三）用大数据实现医保智能控费

高昂的医疗医药费用支出是困扰我国医保控费的主要问题。从 2009 年新医改开始，我国政府在全国各地开展试点工作期间涌现了诸如三明模式、湛江模式等成功案例。目前，大部分医改采取的是限制药价和支付环节等方式；在医院的信息孤岛面前，没有足够的大数据支撑，很难真正触及核心矛盾。医疗大数据技术的兴起让智能医保控费审核成为可能，以此催生的是高达千亿级别的市场。因此，采用 PPP 模式，引入具有医疗信息背景的专业公司，联合共建智能监控的第三方服务平台，逐渐成为行业主流。

（四）医药研发

通过医疗、医药大数据，利用人工智能深度学习能力的算法系统，对研发药物中各种不同的化合物以及化学物质进行分析，预测药品研发过程中的安全性、有效性、副作用等，可以有效降低药品研发成本，缩短研发周期，降低药品价格。常见医药数据库包含临床数据、药物疾病信息、临床医学实验数据、研发情报、医药专利信息、市场销售数据等类别。

2016 年 10 月，制药公司梯瓦（Teva）与 IBM 联合开展了为期 3 年的研究合作，将与 IBM Watson 健康云平台集成。该项目建立在两家公司之间的现有联盟之上，将侧重于医疗保健的两个关键领域：开发系统方法（以便发现现有药物的新用途）以及改善慢性病管理。

基于机器学习的 IBM Watson 健康云平台是一种基于用户健康数据的平台即服务（PaaS），旨在帮助医疗机构获得针对患者的定制化见解，全面了解影响人类健康的诸多因素。此次在慢性病管理方面的联合源自之前梯瓦公司与 IBM Watson 健康云合作成立的基础生命科学合作伙伴联盟。使用梯瓦公司的治疗技术和 IBM Watson 健康云的认知计算，努力帮助医生、患者和付款人更好地管理慢性病（如哮喘），可以更好地跟踪后期治疗效果。

在 FDA 近年来审批通过的申请中，有 30% 针对的是已获批准的药物和疫苗的新用法。通过再利用方法进行药物发现和开发，可解决新疗法面世耗时长、成本高的问题。此前这一过程可长达 20 年，成本超过 25 亿美元。

梯瓦公司和 IBM 在声明中表示，新的研究合作旨在为药物的再利用设计、打造并推行一个可供全行业使用的系统流程。该流程结合了人类的洞察力、独特的机器算法和经过 IBM Waston 健康云评估的现实依据。声明指出，IBM Waston 健康云技术将得到"大规模"应用，旨在揭示药物分子和卫生条件之间的未知关系。这不是梯瓦公司第一次进入慢性病管理领域。2017 年，该公司收购了智能吸入器公司 Gecko Health Innovations，制造出了特殊的传感器设备、数据分析平台和可访问的友好用户界面，帮助哮喘和慢性阻塞性肺疾病患者管理他们的病情发展状况。此次与 IBM 的合作，将使用来自这些吸入器传感器的数据作为元数据。

"梯瓦设想了一个未来，我们可以帮助患者及其家属更好地了解疾病，如哮喘，并以更系统的数据驱动的主动方式应对健康挑战，而不是被动性治疗疾病。"梯瓦公司的全球特殊医学 CEO 罗布·科尔曼斯在一份声明中说，"我们这样做的目标是通过为患者、付款人、医疗服务提供者和护理人员提供相关的数据，从而降低治疗成本，为患者的全面疾病管理计划提供行动和见解。"

与 IBM 合作，通过云端将药物交付和应用技术与 IBM Watson 健康云处理的超过 60 亿个数据点相结合，同时与相关公司数据集成，能够为患者和医生提供可操作的见解和辅助。利用这些数据，可以配合 IBM Watson 健康云强大的认知处理和算法功能来预测疾病的风险，如哮喘发作等。

（五）医院管理决策辅助

医院管理是指以医院为对象的管理科学，它根据医院工作的客观规律，运用现代的管理理论和方法，对人、财、物、信息、时间等资源进行计划、组织、协调、控制，充分利用医院的现有资源，实现医疗效用的最大化。通过对医院的临床数据、运营数据、物资数据进行挖掘，解决医院管理中的各种问题，提高设备的使用效率，降低医院运营成本。

在医院管理运营中，已经较早通过数据分析实现了商务智能（business intelligence，BI）。在医疗信息化系统中，BI 已经是一个非常重要的部分，将医院信息化系统中的多源数据抽取、清洗后关联整合，可以建立医疗 BI 决策系统。通过数据分析，实现人力资源、成本、绩效、医保、药事、门诊、住院、手术等多项管理，实时监控医院的运营状态，并为医院的发展方向和运营做出决策支持的依据。

医疗大数据在医院管理应用上主要有两个方向，第一个是优化医疗资源配置，人工智能根据医院的情况，制定实时的工作安排，其目的在于优化医院的服务流程，最大限度地利用现有的医疗资源；第二个是弥补医院管理漏洞，通过大数据分析总结医院存在的问题，并给出解决方案，降低医院成本，提高医院的营收。

在药物的再利用方面，梯瓦公司和 IBM 希望减少将现有药物的新治疗用途推向市场的耗时，以及降低昂贵的成本。之前，药物新用途的发现不仅需要几十年的时间，花费数十亿美元，而且更多的是罕见病领域和孤立的研究。梯瓦公司和 IBM 之间的合作关系将大规模利用 IBM Watson 健康云，将人类洞察力、机器学习和真实数据相结合。

（六）健康管理

随着社会对健康生活方式的倡导，基层大众也逐渐加强了日常保健意识，医疗健康行业目前的做法还未能跟上人们需求的脚步。首先，我们越来越提倡防患于未然，无须治疗干预就能维护好健康，但医疗行业最重要的收入来源还是治病、用药；其次，医疗体系"用户友好"程度还有待提升。在面对体检、就医、日常营养保健等健康需求时，普通人因为信息的不对称性，大多数做法是依靠搜索引擎或者经验，结果产生了不少诸如过度体检或医疗、漏检、盲目健康消费、自诊等现象。

之前所描述的医疗大数据应用大多和疾病相关，是对患者的疾病体征、治疗方案等进行数据搜集。而健康大数据还关注健康人的体检数据、心理数据、运动数据、营养数据以及基因大数据。通过数据的分析实现健康人的管理。让人不生病、少生病，这是医疗大数据应用的终极方向。借助物联网、智能医疗器械、智能穿戴设备，实时收集居民的健康大数据，通过对体征数据的监控，可以实现健康管理。

（七）智慧养老

智慧养老与慢性病管理相结合，但智慧养老更关心健康的老年人。该领域的企业在大数据方面的实践仍比较粗浅，大部分企业通过智能穿戴设备或者其他传感器收集老年人的体征数据、状态，然后通过数据评估和监管老年人的身体状况。结合老年人对亲情、紧急救助、健康检测服务多方面的需求，通过后台大数据处理推送相应的资源，搭建共同的信息协作平台，为老年人和子女等家人建立交流的空间。其数据价值略低，更多的是通过智能穿戴、物联网设备进行一些简单的数据传输。

（八）药企市场营销

通过对医疗大数据、医药大数据进行深度挖掘，可以从产业纵向及横向整合医院、药品生产、批发、零售全产业链资源，为医药行业提供集药品分销、零售品牌连锁、运营指导、医保对接等全方位的数字化市场营销方案。

（九）基因大数据

基因测序技术的发展让基因测序成本迅速降低，数据也得到了大量的积累。海量的基因数据让医学界了解了相当多人类的祖源、个体特征，罹患疾病的可能性，基因缺陷、病变基因等知识。人类对基因数据的研究虽然还只是沧海一粟，但是也已经在疾病筛查、疾病诊断、精准治疗等方面开始展现实力。在基因检测行业中，上游是测序仪器、耗材的研发和生产商，被美国 Illumina 等公司所垄断；中游是提供测序服务和基因分析的公司；下游是为用户解读测序数据报告输出的公司。大多数基因数据被保留在提供测序服务和解读数据服务的公司中。基因公司更像是一家数据公司，而不是医疗企业，是通过数据的分析和比对提供报告的。

基因大数据在应用层面主要分成两个部分。一部分是疾病的早期筛查、预防和诊断、动态监测、用药指导、预后评估及生物信息学大数据分析等领域。这类业务主要是在医院中展开，以肿瘤、NIPT 为主；另一部分是健康人群的基因检测，对祖源、生理心理特征、遗传病、易感基因、健康管理、个性化用药等方面进行解读，主要是面向个人用户，检测地点在院外。

学习小结

医疗数据是医生对患者诊疗和治疗过程中产生的数据，包括患者基本数据、入出转数据、电子病历、诊疗数据、医学影像数据、医学管理、经济数据等，"以患者为中心"成为医疗信息的来源的基本要领。随着医疗卫生信息化建设进程的不断加快，医疗数据的类型和规模正以前所未有的速度快速增长，以至于无法利用目前主流软件工具，在合理的时间内达到撷取、管理并整合成为能够帮助医院经营决策的有用信息。规模巨大的临床试验数据、疾病诊断数据以及居民行为健康数据等汇聚在一起形成了医疗大数据。

伴随万物的行为逐步被数据所量化，医疗大数据的形式和数量将极大地丰富起来，整个医疗领域会迎来持久而深远的大数据革命。健康医疗大数据作为国家的基础性战略资源和重要的生产要素，对它的深度挖掘能够为医疗健康领域的发展贡献非常大的价值，是一笔巨大的财富。医疗健康大数据已经在医疗辅助决策、疾病治疗、医院管理、医药研发等领域发挥价值，带动产业的发展。医疗大数据行业的发展并不是一蹴而就的。自医疗信息化时代来临，我们就开始产生和积累健康医疗数据，但当时并没有大数据的概念，数据的应用价值低。那时的数据量小、数据来源少、采样频率低、数据颗粒粗，还没有对医疗数据的下一步应用做好打算。医疗信息化行业主要解决的是数据的集成和共享问题，让系统之间实现互联互通。随着信息化、物联网、传感器、云计算、人工智能等技术的进步，存储成本的降低，数据的价值逐步被挖掘出来，应用范围和领域也在扩展。汇集在医疗领域的数据就像一座矿山，在采集和冶炼之后，就变成了财富。

本章从医疗大数据的行业发展现状、医疗大数据的应用场景、企业布局、政策监管等方面进行探讨，对医疗大数据的行业发展做了全面的分析和展示。伴随着国家大数据战略的实施，医疗大数据领域迎来了前所未有的发展机遇，医疗商业闭环也逐步形成，最终达到提高医疗服务效率、降低医疗成本、提高医疗服务水平的目的。

课后练习

一、选择题

1. 下列（　　）不属于主导 21 世纪发展的代表技术。

A. 云计算　　　　　　　B. 物联网　　　　　　C. 大数据　　　　　　D. 门户网站

2. 下列（　　）不属于云计算的特点。

A. 服务可租用　　　　　B. 服务可计算　　　　C. 不可按需服务　　　D. 高性价比

3. 医疗健康数据的基本情况不包括（　　　　）。

A. 个人健康管理数据　　B. 健康档案数据　　　C. 公共安全数据　　　D. 诊疗数据

4. （　　　　）提供的支撑技术有效解决了大数据分析、研发的问题，如虚拟化技术、并行计算、海量存储和海量管理等。

A. 点计算　　　　　　　B. 面计算　　　　　　C. 线计算　　　　　　D. 云计算

5.促进大数据发展部际联席会议在（　　　）年4月13日召开了第一次会议。

A. 2016　　　　　　　　B. 2017　　　　　　　　C. 2018　　　　　　　　D. 2019

6.大数据系统体系建设规划包括（　　　）。

A.搭平台　　　　　　　　B.采数据　　　　　　　　C.建模型　　　　　　　　D.编代码

7.信息时代的三大定律是指（　　　）。

A.吉尔德定律　　　　　　B.摩尔定律　　　　　　　C.麦特卡尔定律　　　　D.牛顿定律

8.医疗领域通过（　　　）来利用大数据。

A.个性化医疗　　　　　　B.临床决策支持　　　　　C.社保资金安全　　　　D.用户行为分析

9.医疗健康领域的大数据来源包括（　　　）。

A.普通药店　　　　　　　B.临床数据　　　　　　　C.社会基金利用率　　　D.患者的数据

10.建立大数据需要设计一个（　　　）的大型系统。

A.能够存储数据　　　　　　　　　　　　　　　　B.能够处理数据

C.能够开发出相应应用　　　　　　　　　　　　　D.能够把应用放到合适的平台上

二、简答题

1.简述医疗大数据的优势。

2.为什么人工智能的核心是医疗大数据？

3.简述医疗物联网的应用场景。

4.大数据可应用于医疗的哪些方面？

三、操作题

简单模拟一个大数据医药应用方案，包括临床辅助决策、自我健康管理、医院感染与暴发监测和数据服务与数据经济。

参 考 文 献

［1］赵丽霞，王学艳，张健．计算机基础［M］．北京：北京理工大学出版社，2020.

［2］张帆，赵莉，谭玲丽．计算机基础［M］．北京：北京理工大学出版社，2021.

［3］李亚，任立顺，李欢．计算机应用基础［M］．北京：中国铁道出版社有限公司，2021.

［4］张宇，胡晓燕，敬国东．计算机应用基础：Windows 7+Office 2016［M］．4 版．北京：高等教育出版社，2021.

［5］胡选子．计算机应用基础［M］．3 版．北京：清华大学出版社，2020.

［6］孙涌，李月峰，张明慧．计算机应用基础［M］．苏州：苏州大学出版社，2021.

［7］李睿，郭兴华．医学计算机应用基础［M］．北京：北京大学医学出版社，2019.

［8］陈忠科，韩晓磊．医学影像学［M］．2 版．西安：西安交通大学出版社，2019.